实用中医食疗药膳

主编·金黑鹰　沈　佳　程喜荣

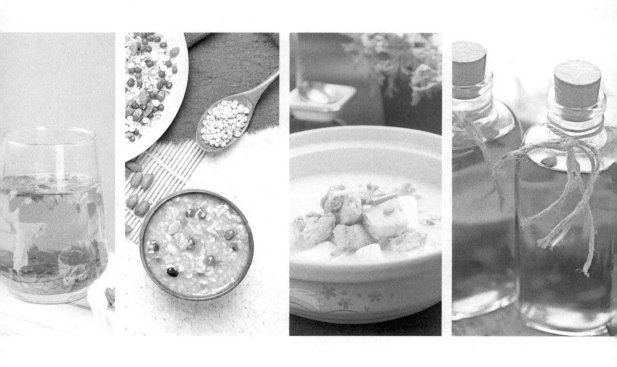

东南大学出版社
SOUTHEAST UNIVERSITY PRESS
·南京·

图书在版编目(CIP)数据

实用中医食疗药膳 / 金黑鹰，沈佳，程喜荣主编.
南京 ：东南大学出版社，2025. 1. — ISBN 978-7
-5766-1795-5

Ⅰ. R247.1；TS972.161

中国国家版本馆 CIP 数据核字第 2024G9R204 号

实用中医食疗药膳

Shiyong Zhongyi Shiliao Yaoshan

主　　编	金黑鹰　沈　佳　程喜荣	
责任编辑	褚　蔚	
责任校对	子雪莲　**封面设计**　王　玥　**责任印制**　周荣虎	
出版发行	东南大学出版社	
出版人	白云飞	
社　　址	南京市四牌楼 2 号(邮编:210096　电话:025－83793330)	
经　　销	全国各地新华书店	
印　　刷	苏州市古得堡数码印刷有限公司	
开　　本	700 mm×1000 mm　1/16	
印　　张	21.5	
字　　数	363 千字	
版　　次	2025 年 1 月第 1 版	
印　　次	2025 年 1 月第 1 次印刷	
书　　号	ISBN　978-7-5766-1795-5	
定　　价	128.00 元	

本社图书若有印装质量问题,请直接与营销部联系,电话:025－83791830。

编 委 会

主　编： 金黑鹰　沈　佳　程喜荣

编　委（按姓氏笔画排序）：

丁　玲	马　捷	王　旺	王　栋	王媛媛
王　霞	毛　洁	左　婧	石雅男	叶和松
田秋月	主父瑶	毕红萍	朱　凡	朱晓琳
朱益敏	朱　雅	孙俊山	孙惠洁	陈　燕
杨　旭	杨　祁	李　彤	李雅静	肖　雄
何晓朦	邹雄飞	张　丹	张兰坤	张春霞
张美琪	陈泓静	苗梦露	罗　超	周健文
郑　亮	赵裕沛	柏志芳	胥晓雯	顾小文
高雪琴	黄　凯	闫　涵	彭　雯	戴　扬

学术秘书　胥晓雯

前言

食疗,顾名思义,就是通过饮食来治疗或预防疾病,具体是指通过利用食物帮助某些病证的治疗或辅助治疗,进行防病治病或促进病体康复。在中华传统文化中,饮食在人体健康中发挥着重要作用,不当饮食可以导致疾病,在民间就有"病从口入"的谚语。《素问·奇病论》云:"夫五味入口,藏于胃,脾为之行其精气,津液在脾,故令人口甘也;此肥美之所发也,此人必数食甘美而多肥也,肥者令人内热,甘者令人中满,故其气上溢,转为消渴。治之以兰,除陈气也。"这是饮食导致糖尿病并加以治疗的最早记载。

除不当饮食可以导致疾病以外,恰当饮食可以预防和治疗疾病。关于食疗记载,《黄帝内经》中曾经明确提出膳食配伍的原则:"五谷为养,五果为助,五畜为益,五菜为充,气味合而服之,以补精益气。"五谷,为米、麦及其他杂粮类食物的泛称,五果、五菜则分别指古代的五种蔬菜和果品,五畜泛指肉类食品。

近年来,食疗的研究取得了长足的进步,许多中药被列为药食两用,既可作为药物又可作为食物使用。尽管食疗和中药治疗有一定的差别,但是也有很紧密的联系——"药疗是食疗的极致、食疗是药疗的大众化"。

尽管中医食疗取得了长足的进步,但是如何规范、合理、有效地使用中医食疗方案仍然是一个较大的问题!目前虽然食疗的专著很多,对食疗的使用却往往并不准确,因此探索合理规范有效地使用中医食疗仍然是一个重要的课题。我们在前期研究的基础上,提出了"依时施膳、依人施膳、依病施膳、依证施膳"的原则,为规范、合理、有效使用中医食疗方案探索了一条可行道路。

"依时施膳"是指根据春、夏、长夏、秋、冬"五季"的气候特征进行合理施膳,据此设计出春季养肝和胃茶、夏季解暑宁心茶、长夏化湿健脾茶、秋季润燥养肺茶和冬季补肾养颜茶等五季茶饮。

"依人施膳"是指根据不同的体质类型,给予患者相应的食疗方、茶饮方和药膳调理方。

"依病施膳"是根据同一疾病的不同阶段的不同证型给予患者不同食疗方案和中药调理方案,体现中医治疗中的"同病异治"的理念。

"依证施膳"是根据不同证型给予患者食疗方案和中药调理方案,体现中医治疗中的"异病同治"的理念。

在中医治疗过程中,特别是在中医辨证施膳过程中,对于证型的正确认识非常关键,可是在中医临床实践中,通过传统"望闻问切"四诊来进行辨证差异较大,因此在传统中医辨证基础上,使用一些标准化的中医辨证的手段如经络体质辨识仪、中医四诊仪等进行标准化的辨证,是非常关键的。

另外,在中医食疗过程中,如何进行效果的评估非常重要。中医食疗常常应用于治未病范畴,其疗效比较缓慢、改变并不是很突出,如何进行疗效的评估呢?进行恰当的疗效评估既可以提高辨证施膳的准确性,又可以增强人们对于中医食疗的信心。对于中医食疗的疗效判定,仍然需要进行较为客观的中医四诊的评估,比如通过较为客观的疗效评估,可以判断疗效或者根据证型的变化来调整中医食疗的方案。

本书编者为南京中医药大学第二附属医院各个专业的专家,在长期进行中医临床基础上再根据经验梳理文献进行总结,编写而成此书,以供食疗研究专家、临床医师、食疗爱好者参考使用。

金黑鹰
2024 年 6 月

CONTENTS | 目 录

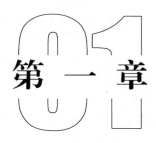

第 一 章

总 论

　　中医食疗是指在中医学理论指导下，采用膳食作为治疗疾病的手段，即饮食疗法。与食疗类似，药膳则是在中医学理论指导下，将不同食物与药物进行合理组方，采用传统方法或现代科学技术加工制作，具有独特的色、香、味、形，且有保健、防病、治病等作用的特殊膳食。

　　中医自古有"药食同源"之说，在《备急千金要方》一书中就有"食治"专篇，《黄帝内经》中也记载了大量饮食与健康、疾病关系的内容，其13首治疗方剂中，食疗方就有数首，如《灵枢·痈疽》中记载的豕膏等。

　　严格说来，食疗与药膳的含义有区别。前者主要用食物合理选择、搭配进行治疗疾病，而后者则将膳食与中药有机结合，从而达到滋补五脏、治疗病痛的目的。当然，在我国公布的名单里，有100多种中药属于食药两宜，所以在现代社会经常将两者合称。

第一节　中医食疗药膳简史

俗话说"民以食为天"，远古人类以生存为第一要义，人们经常食不果腹，因此，寻找食物，甚至抢夺食物就成为人类日常的主要内容。在得以饱腹的基础上，先民们逐渐发现了不少可以果腹的食物，对于一些病痛有着缓解甚至治疗的作用。如《淮南子》描写神农"尝百草之滋味，水泉之甘苦，令民知所避就。当此之时，一日而遇七十毒"，这反映了先民中有许多智者，为了人类的健康生存而勇于尝试。这可能就是"药食同源"最早的由来。

殷商宰相伊尹所著《汤液经》一书记载了以烹调技术制药治病的过程，书中所载姜、桂，既是食物又是药物。《山海经》一书也是如此。《五十二病方》所载食物类药物占四分之一之多，书中50余种疾病，有一半左右可以采用食疗方法。据考证，酒起源于上古禹的时代。以酒为饮料，如《战国策》之"帝女令仪狄作酒醪，禹尝之而美"；以酒为药物，如《素问·汤液醪醴论》之"上古圣人作汤液醪醴"。

《内经》分《素问》与《灵枢》两部分，无论是《灵枢》中直接以五味为篇章之名的"五味""五味论""五音五味"，还是在《素问》中的"生气通天论""阴阳应象大论""六节藏象论""五脏生成""奇病论""天元纪大论""至真要大论"等篇，以及在《灵枢》中的"终始""经别""脉度"等篇论及五味内容者，均可见《内经》对于饮食五味的重视程度。《内经》既重视饮食调养的作用，也重视饮食疗疾。如《素问·五常政大论》的"谷肉果菜，食养尽之，无使过之，伤其正也"，表明了饮食以调养为主。而在《内经》记载的13首治疗方剂中，食疗方也有不少，如前文述及的汤液和醪醴。《素问·五常政大论》中的论述更强调食养的重要性："大毒治病，十去其六；常毒治病，十去其七；小毒治病，十去其八；无毒治病，十去其九。谷肉果菜，食养尽之，无使过之，伤其正也。"而这也是我们编写这本《实用中医食疗药膳》的理论依据与信念所在。

其后东汉医圣张仲景在其巨著《伤寒杂病论》中，不仅建立了六经模型（一种辨病脉证治的疾病通用模型），也特别重视食疗药膳的创制与运用。无论是经方之首桂枝汤，还是治疗更年期抑郁症的甘麦大枣汤，以及至今仍得到广泛运用，并被食疗药膳专著大量引用的当归生姜羊肉汤，都体现了医圣对食疗药膳的重视与贡献。

到了唐代，一代药王孙思邈所著《备急千金要方》与《千金翼方》，不仅有专篇论述食养食疗，还创制了很多药膳名方，如妊娠一月用乌雌鸡汤、妊娠三月用雄鸡汤、产后受风用鹿肉汤、羊肉汤，产后腹痛用羊肉生地黄汤等，并提出了诸多食养食治的原则。其所载"夫为医者，当须先洞晓病源，知其所犯，以食治之；食疗不愈，然后命药"与"若能用食平疴，释情遣疾者，可谓良工"对当今社会，医者只知药治，不晓食养食疗，有着重要的警醒作用。

唐代孟诜在药王《备急千金要方·食治》的基础上，广泛搜集同行、民间的食疗资料，加上自己的体会，著为《食疗本草》，是我国第一部食疗专著。其后，无论是王焘的《外台秘要》用谷皮煮粥防脚气病，还是昝殷以食疗为主的《食医心鉴》，以及南唐陈士良汇编的食疗专著《食性本草》，都对中医食疗做出了重要贡献。

宋代大型方书《太平圣惠方》《圣济总录》收载了大量的药膳名方，如"芪婆汤""乏力气方"等。其中《太平圣惠方》将食疗保健的作用归纳为"病时治病，平时养身"，所列软食之粥、羹，硬食之索饼，饮料之酒、茶，菜肴之肚、肝，点心之灌藕等对后世食疗发展影响极大；而在《圣济总录》中又增加了散、饮、汁、煎、面等食膳类型。南宋林洪所著《山家清供》载各类食品102种，各有特色，兼具治疗、口感与观赏功能，如苍耳饭可疗风疾，酥琼叶能止痰化食。曾任泰州兴化县令的陈直所著《养老奉亲书》更是针对老年群体的治疗保健专著，其中有老年食疗方162首。

金元四大家中李东垣重视饮食与脾胃关系，张子和虽是攻下派，但所论"养生当论食补""精血不足当补之以食"等，与孙思邈所论以及《黄帝内经》所述，可谓一脉相承。我国第一部营养学专著《饮膳正要》，不仅详细记载了治疗胃弱呕吐不能进食的椒羹面以及治疗肾弱、骨败伤、瘦弱无力的黑牛髓煎的制作方法，还是一部富有地方民族饮食特色的专著。余如《饮食须知》《日用本草》《食治通说》《食鉴》等，均从不同角度丰富了中医食疗的内容。

明代药学巨著《本草纲目》几乎收集了历代药膳的种种成就；《食物本草》作为药膳专著，内容极其丰富；《救荒本草》则是契合了兵祸与天灾，让普通百姓都可以享受食疗的福利。高濂《遵生八笺》的食养部分收录了 32 种汤类，35 种粥类，对于现代临床仍有参考意义。

到了清代，食疗药膳得到进一步发展。如康熙年间沈李龙编写的《食物本草会纂》就汇集了历代食疗药膳的精华，既有《备急千金要方·食治》，也有《食疗本草》，还精选了《本草纲目》以及清代一些食疗药膳的成果。清代江苏吴县的叶天士与淮安市的吴鞠通，都是著名的温病学家，他们创制的五汁饮、牛乳饮等食疗方，对于急性热病有着很好的辅助治疗作用。撰写《温热经纬》的王孟英，不仅是清代著名的温病学家，还是一位对食疗药膳有卓著贡献的医者，所著《随息居饮食谱》一书，创制的香橙饼可生津、舒郁、辟臭、解醒、化浊痰、御岚瘴、调和肝胃、定痛止呕，是一款口感较好的食疗药膳佳品。书中还对海参作了详细的记载，认为海参温补性食，但"脾弱不运、痰多、便滑、客邪未净"者不宜，这对于现代社会过度宣传有着警示作用。至于《调疾饮食辩》《费氏食养三种》《随园食单》《本草饮食谱》《古今治验食物单方》等，均各有擅长，大大丰富了中医食疗药膳宝库，而黄云鹄的《粥谱》则是药粥方集大成者。

近现代，有关食疗药膳的著作大量出版，尤其是诸多临床大家投身于食疗药膳事业，编写了不少著作，如叶橘泉的《食物中药与便方》、窦国祥的《饮食治疗指南》《中华食物疗法大全》、王者悦主编的《中国药膳大辞典》，以及钱伯文、孟仲法的《中国食疗学》，还有姚海洋的《中国食疗大典》、施奠邦的《中医食疗营养学》、顾绍年等著的《中医食疗药膳》丛书、翁维健的《中医饮食营养学》、谭兴贵主编的第一版《中医药膳学》、倪世美的《中医食疗学》等，都对中医食疗药膳事业做出很大贡献。尤其是随着"十三五""十四五"规划教材《中医食疗学》与《中医药膳学》的出版，标示着中医食疗药膳已经成为中医高等教育的一部分，这对于中医食疗药膳的发展有着里程碑式的意义。

当然，近现代国内外对于食疗药膳除了理论的总结整理，并形成专著，甚至高校规划教材外，还进行了很多实验、临床研究，同时相关产业正蓬勃发展，标志着中医食疗药膳事业正呈现出欣欣向荣的景象。

（沈佳）

第二节　中医食疗药膳的原则

食疗药膳是属于中医的特色品牌，所以在实施食疗药膳时，也要注意遵循中医的理法规律。这里介绍几个基本的原则，以让食疗药膳更好服务于相关人群。

一、三因制宜原则

1. 因时制宜

《素问·宝命全形论》中称"人生于地，悬命于天"，所以我们机体的健康受到天时的影响，而且在《素问·四季调神大论》中也明确记载了四时养生有异，所以食疗药膳也要因时而变、随时而用。如夏季食膳多选竹叶茶、绿豆汤类防暑降温，秋季可用枇杷百合、冰糖蒸梨等润肺防燥，冬季应多食仲景当归生姜羊肉汤以祛冬寒。此外，若遇气候突然变化，比如气温骤升，则机体易受火热影响而耗伤津液，那么即使阳虚之体，也应及时服用具有生津清热的食疗药膳之品来适应环境气候的变化。

2. 因地制宜

《素问·异法方宜论》讲过不同方位其治不同，所以食疗药膳也要因地制宜。我国地理辽阔，不同地区的生活环境和饮食结构不尽相同。元代饮膳太医忽思慧在《饮膳正要》中就记载了西域及少数民族的不少食品，如果品中的必思达、八檐仁，料物中的咱夫兰、回回青、马思答吉等，所以，在运用食疗药膳调理身体时，也要注意结合不同地区的饮食习惯，如东南沿海地区潮湿温暖，适合在药膳中添加长于除湿的食物，而东北地区寒冷干燥，可以在药膳中添加长于散寒润燥的食物或药物。

3. 因人制宜

理论上来说，不同性别、年龄、体质，其脏腑阴阳气血功能有异，亦当有其更为适合的食疗药膳，因此，孙思邈著作中针对女性的雄鸡汤、羊肉汤，以及陈直《养老奉亲书》针对老年群体的施食药膳方法，仍然值得我们效仿。

二、食膳为本原则

因为食疗药膳是将食物与药食两宜之品，或者中药进行有机的融合，所以在保证一定的疗效基础上，更要注意食物或者膳食的基本功能。尽可能兼顾食物的"色、香、味、形"。食疗因为是用食物搭配，这个问题不大，主要是药膳，在选材、制作等方面，不仅要中医师把关以保证一定疗效，还要懂厨艺者参与，保证做出的药膳能吃，更要好吃。所以不能将药膳作为药物进行呈现，而应该呈现出膳食的味、形、色来，药物与食物的功效只是暗藏在其内。当然，这种理想状态，需要一代代中医人以及熟悉厨艺者的共同努力。

三、平衡膳食原则

平衡膳食原则，主要是指要关注食疗药膳的均衡性、营养性。因为食疗药膳是针对不同个体，如果长时间给予同一类食疗药膳，固然有其针对性，但也免不了矫枉过正，同时也可能造成膳食营养的单一性。

这有点像中医临床，在针对肝火上炎开出清肝泻火的处方后，后面复诊时也得观察患者，如果肝火上炎得到了明显的控制，那么清肝泻火的药物就得减量，同时根据中医水生木的思想，增加滋水养肾的中药，以固其本。

所以，我们在食疗药膳使用过程中，也要观察对象的身体状况、病情变化，尽可能将食疗和药膳进行有机组合，或者按先后次序使用。比如针对气虚体质者，可以选择黄芪童子鸡，同时双参固元粥、人参莲肉汤、健胃益气糕、黄芪猴头汤、神仙鸭、牛肉炖海带等也可经常使用，这样就使得药膳种类齐全，避免偏食之弊，而且谷物、肉类、蔬菜、果品、菌类等，在膳食中都能得到充分的呈现，同时也不至于长期食用单一药膳而造成心理厌食。所以，在依时、依人、依病、依证施膳的时候，可尽量提供药茶、药粥、药膳、药酒等不同形态的食疗药膳品类，以供选择。另外，在针对痰湿的食疗药膳使用一段时间后，经再次评估如果痰湿明显好转了，这个时候就得转用以健脾为主的食疗药膳，因为脾为生痰之源，脾可运化水湿。

（沈佳）

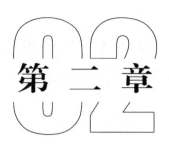

第二章

依时施膳

《黄帝内经素问·四季调神大论》记载："春三月，此谓发陈，天地俱生，万物以荣，夜卧早起，广步于庭，被发缓形，以使志生，生而勿杀，予而勿夺，赏而勿罚，此春气之应，养生之道也。逆之则伤肝，夏为寒变，奉长者少。夏三月，此谓蕃秀，天地气交，万物华实，夜卧早起，无厌于日，使志无怒，使华英成秀，使气得泄，若所爱在外，此夏气之应，养长之道也。逆之则伤心，秋为痎疟，奉收者少，冬至重病。秋三月，此谓容平，天气以急，地气以明，早卧早起，与鸡俱兴，使志安宁，以缓秋刑，收敛神气，使秋气平，无外其志，使肺气清，此秋气之应，养收之道也。逆之则伤肺，冬为飧泄，奉藏者少。冬三月，此谓闭藏，水冰地坼，无扰乎阳，早卧晚起，必待日光，使志若伏若匿，若有私意，若已有得，去寒就温，无泄皮肤，使气亟夺，此冬气之应，养藏之道也。逆之则伤肾，春为痿厥，奉生者少。"

这里讲到了春三月如何养生、夏三月如何养长、秋三月如何养收、冬三月如何养藏，该篇后面又进一步说："夫四时阴阳者，万物之根本也。所以圣人春夏养阳，秋冬养阴，以从其根，故与万物沉浮于生长之门"。这就是中医与四时同步养生的起源。正是基于这种思想，因此有了我们的依时施膳。

第一节　春季

一、药茶

养肝和胃茶

【食材配料】菊花、陈皮、大枣各3～5克。

【制法用法】每次取一份，用开水冲泡，盖好杯盖，焖半小时左右，待温后即饮，随时加水饮用。

【功效应用】养肝清肝，补血和胃。春季养生饮用。

【补充说明】张仲景云"见肝之病，知肝传脾，当先实脾"，春季养肝，故用菊花清肝；肝木克土，故用陈皮和胃、大枣健脾，同时大枣补血，有助养肝。此款药茶，可适用于大多数人。

二、药粥

芹菜粥(《本草纲目》)

【食材配料】新鲜芹菜60克，粳米100克。

【制法用法】将新鲜芹菜洗净切碎，与粳米同放砂锅内，加水（井水最佳）如常法煮粥。每日早晚温热服食即可。

【功效应用】平肝清热，固肾利尿。除可养生外，尚用于头晕脑胀、高血压、神经衰弱，以及女性月经不调、崩中带下等辅助食疗。

【补充说明】作为治疗时宜频服久食，并应现煮现吃，不宜久放。芹菜有一定稳定血糖的作用，而糖尿病患者主张少食粥，故本品对糖尿病患者可以少量、适量食用。

三、药膳

酱醋羊肝（《食医心鉴》）

【食材配料】羊肝 500 克，酱油、醋、白糖、黄酒、葱、姜、生粉、植物油各适量。

【制法用法】羊肝洗净，切成薄片，放入碗内，撒上干生粉拌匀。烧热锅，放植物油，烧至油九成熟时将羊肝倒入，爆炒片刻，加酱油、醋、白糖、黄酒、葱、姜，炒熟即成。

【功效应用】养肝明目。可以用于肝虚体弱，视力减退，夜盲等症。

【补充说明】本款药膳主食材料为动物内脏，对有高血脂、糖尿病、冠心病、高血压者不宜。

四、药酒

菊花酒

【食材配料】白菊花 100 克，米酒 500 克。

【制法用法】将白菊花洗净切碎，用米酒浸泡 15 天。每次服用 10 毫升，1 日 2 次。

【功效应用】清肝明目。可用于头晕头痛，目赤眼花。

【补充说明】江苏新医学院所编《中药大辞典》上载有徐嗣伯之菊花酒，与本品稍有不同，其法：甘菊花暴干，作末，浸米酒中，蒸作酒服。动手能力强者，可自己试验。

（沈佳）

第二节　夏季

一、药茶

解暑宁心茶

【食材配料】淡竹叶、菊花、陈皮各5克。

【制法用法】每次取一份，用开水冲泡，盖好杯盖，焖半小时左右，待温后即饮，或随时加水饮用。

【功效应用】解暑和胃，清心安神。用于夏季养生。

【补充说明】虽有陈皮，但药茶整体偏寒，脾胃虚弱者慎用。

二、药粥

绿豆粥（《普济方》）

【食材配料】粳米100克，绿豆10克。

【制法用法】绿豆先以温水浸泡2小时，粳米加水后和绿豆同煮，豆烂汤稠时即可。每日可服2～3次。

【功效应用】清热、解毒、解暑、止渴、消肿。用于暑热烦渴、疮毒疔肿、食物中毒；兼可解附子、巴豆等药物中毒以及毒蕈中毒；预防中暑，用于高热、口渴辅助治疗。

【补充说明】因绿豆性寒，故对脾胃虚寒腹泻者不宜。

三、药膳

清络饮

【食材配料】鲜荷叶边，鲜银花，西瓜翠衣，鲜扁豆花，丝瓜皮，鲜竹叶心各6克。

【制法用法】西瓜翠衣洗净，切成薄片。荷叶、银花、扁豆花、丝瓜皮均洗净，同放入锅内，加清水适量，用武火烧沸后，转用文火煮沸5～10分钟，留汁约两大碗。分两次饮，每次1大杯。

【功效应用】清热解暑。

【补充说明】本饮可用于暑热季节，感受暑邪后头部微胀等症。

四、药酒

竹叶酒（《验方》）

【食材配料】竹叶500克，糯米1000克。

【制法用法】竹叶加水煎取汁，糯米蒸煮成饭，加竹叶汁和酒曲拌匀酿酒。每服50毫升，1日2次。

【功效应用】清心畅意。治疗心热烦闷，小便不利。

【补充说明】药酒虽好，也不可贪杯。

（沈佳　孙惠洁）

第三节　长夏

　　众所周知，一年有四季，春夏秋冬。但中医里还有一个"长夏"，四季变成"五季"。其原因有二：一为中医借鉴了五行学说，木、火、土、金、水分别对应着春季、夏季、长夏、秋季与冬季，正好是五行相生的顺序。二来，所谓"长夏"季节在长江中下游地区等降雨量多，空气湿度大、气温高，与中医所称的"湿热"有关，如果太阴脾虚之人感受湿热之邪发病，李杲的清暑益气汤此季应用机会较多。

　　长夏季节的食疗药膳要结合气候特点和所在地区合理应用。

一、药茶

(一)化湿健脾一号

【食材配料】藿香、玉米须、车前子各5克。

【制法用法】每次取一份，用开水冲泡，盖好杯盖，焖半小时左右，待温后即饮，随时加水饮用。

【功效应用】化湿和胃，利水消肿。用于长夏养生。

【补充说明】用于对口感要求不高者。

(二)化湿健脾二号

【食材配料】淡竹叶、佩兰、芦根各 5 克。

【制法用法】每次取一份，用开水冲泡，盖好杯盖，焖半小时左右，待温后即饮，随时加水饮用。

【功效应用】化湿和胃，利水清心。用于长夏养生。

【补充说明】二号茶比一号茶的口感要好，对口感要求较高者更适合。

二、药粥

赤小豆粥(《日用本草》)

【食材配料】粳米 50 克，赤小豆 50 克。

【制法用法】赤小豆先用温水浸泡 2～3 小时，然后加水煮烂，再倒入粳米同煮。早晚温热顿服。

【功效应用】利水消肿，健脾，止泻痢。用治小便不利，脚湿气，手足浮肿，老年性肥胖症，以及大便溏薄等。

【补充说明】赤小豆粥，宜加糖调味；若加盐则会引起水钠潴留，影响水分排泄。

三、药膳

苦瓜茶饮(《福建中草药》)

【食材配料】鲜苦瓜 1 个，绿茶适量。

【制法用法】把苦瓜上端切开，去瓜瓤，装入绿茶，把瓜挂于通风处，阴干后，将外部洗净，擦干，连同荷叶切碎，混匀。每次取 10 克，放入保温杯中，以沸水冲泡，盖上盖温浸半小时，频频饮用。

【功效应用】清热除烦，生津止渴，利尿。

【补充说明】本饮品除用于长夏养生外，尚可治疗中暑发热，烦渴，小便不利等。因苦瓜有降糖效果，糖尿病患者可饮用。

四、药酒

竹叶酒

【补充说明】参考"夏季"药酒，可用竹叶 100 克与白酒 500 克，常规浸泡两周后饮用。

（沈佳　孙惠洁）

第四节　秋季

一、药茶

润燥养肺茶

【食材配料】桑叶、杏仁、大枣各 3～5 克。

【制法用法】每次取一份，用开水冲泡，盖好杯盖，焖半小时左右，待温后即饮。可随时饮用。

【功效应用】润肺止咳，养血健脾。用于秋季养生。

【补充说明】秋季天气干燥，燥邪易入里伤肺，则取桑叶清热润肺，杏仁止咳平喘，大枣补中益气、养血安神。

二、药粥

百合粥（《本草纲目》）

【食材配料】百合 30 克，糯米 50 克。

【制法用法】将百合剥皮去须，洗净切碎，与糯米同放砂锅内，加水 400 毫升，煮至米烂汤稠，加冰糖适量。每日早晚温热服食即可。

【功效应用】润肺止咳，宁心安神。除可养生外，亦可用于慢性支气管炎、肺气肿、支气管扩张以及更年期综合征等辅助食疗。

【补充说明】作为治疗用药时宜频服久食，并应现煮现吃，不宜久放。百合对肺癌有较好的抑制作用。若将方中冰糖改用红糖，还有补中益气暖胃的效果。因百合含有微量秋水仙碱，故可辅助调节尿酸水平，对于兼有痛风、高尿酸血症者更为适合。

三、药膳

罗汉果煲猪肺

【食材配料】罗汉果1个，猪肺250克。

【制法用法】先将猪肺切成小块，挤出泡沫，与罗汉果一起，加清水适量调汤，调味服食。

【功效应用】清肺、解热、止咳、补血。用于肺热咳嗽、咽干口燥、长时间咳嗽、血燥便秘等症，平素肺气虚弱者更适宜。

【补充说明】本款药膳主食材为动物内脏，对有高血脂、高尿酸、冠心病、高血压者不宜。

四、药酒

苏桑酒（《证治准绳》、《太平圣惠方》）

【食材配料】紫苏子600克，桑白皮200克。

【制法用法】将紫苏子微炒，布袋盛放，桑白皮切碎，用米酒或黄酒2千克浸7天。每次服用10毫升，1日2次。

【功效应用】清肺止咳定喘。可用于痰涎壅盛之肺热咳喘。

【补充说明】紫苏子有润肠之效、桑白皮性寒味甘，滑肠久泻及肺寒咳嗽者不宜服用。

（胥晓雯）

第五节 冬季

一、药茶

补肾养颜茶

【食材配料】枸杞、大枣、陈皮各 3～5 克。

【制法用法】用开水冲泡，盖好杯盖，焖半小时左右，待温后即饮。可随时加水饮用。

【功效应用】益肾填精，补血养颜。用于冬季养生。

【补充说明】冬季自然界阳气内藏，最利于人体阳气与肾精的闭藏。枸杞滋补肾阴、大枣补血养颜、陈皮理气健脾，使得先天与后天之本相互资生为用。

二、药粥

韭菜粥

【食材配料】鲜韭菜 60 克，粳米 100 克。

【制法用法】将韭菜洗净切断，粳米加水如常法煮粥，加精盐少许，待粥成时加入韭菜稍煮片刻，见汤稠即可食用。每日 2～3 次。

【功效应用】补肾壮阳，固精止遗，健脾暖胃，行气散血。可用于腹中冷痛，虚寒久痢，阳痿早泄，腰膝酸冷，经漏不止等症。

【补充说明】因韭菜性温味辛甘，故对阴虚内热、身有疮疡以及患有目疾者，均不宜食。

三、药膳

当归生姜羊肉汤(《金匮要略》)

【食材配料】当归 30 克，生姜 15 克，羊肉 250 克。

【制法用法】羊肉切块，洗净，在开水中滚一下，取出。当归、生姜用纱布包好，与羊肉一起放入炖锅内，隔水炖熟即可食用。

【功效应用】温中补血。可以用于虚寒腹痛，血虚头晕，面色苍白，腰痛，血枯经闭等病症。

【补充说明】本款药膳主食材料为羊肉，甘温大热，阴虚火旺证、实热证患者及肝病患者不宜服用。

四、药酒

羊羔酒

【食材配料】羊肉 2500 克，梨 7 只。

【制法用法】将羊肉切成小块，蒸极烂，用米酒浸泡一夜，加入梨 7 只，同捣取汁，和曲末酿酒，随意饮服。

【功效应用】健脾温肾，大补元气。治疗虚劳瘦弱，腹痛寒疝，产后虚冷。

【补充说明】羊肉甘温大热，富含丰富蛋白质和脂肪，患有肝病、阴虚火旺以及疮疡患者不宜服用。

（胥晓雯）

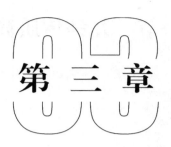

第 三 章

依人施膳

　　体质差异的形成是先天禀赋和后天影响共同作用的结果，这是中医学重视个体差异的依据所在。古今医家从不同角度对体质进行不同的分类。自《黄帝内经》到东汉张仲景，再到明代张介宾、清代叶天士等，均有不同论述。现代医家多遵从国医大师王琦院士团队提出的体质九分法，即平和质、气虚质、阳虚质、阴虚质、痰湿质、湿热质、血瘀质、气郁质、特禀质，九种体质已写入中华中医药学会的标准，在临床应用最为广泛。

　　"依人施膳"是指根据不同的体质类型，给予患者相应的食疗方、茶饮方和药膳调理方。

第一节　九种体质简介

一、平和质

总体特征：阴阳气血调和，以体态适中、面色红润、精力充沛等为主要特征。

形体特征：体形匀称健壮。

常见表现：面色、肤色润泽，头发稠密有光泽，目光有神，鼻色明润，嗅觉通利，唇色红润，不易疲劳，精力充沛，耐受寒热，睡眠良好，胃纳佳，二便正常，舌色淡红，苔薄白，脉和缓有力。

心理特征：性格随和开朗。

发病倾向：平素患病较少。

对外界环境适应能力：对自然环境和社会环境适应能力较强。

二、气虚质

总体特征：元气不足，以疲乏、气短、自汗等气虚表现为主要特征。

形体特征：肌肉松软不实。

常见表现：平素语音低弱，气短懒言，容易疲乏，精神不振，易出汗，舌淡红，舌边有齿痕，脉弱。

发病倾向：易患感冒、内脏下垂等病；病后康复缓慢。

对外界环境适应能力：不耐受风、寒、暑、湿邪。

三、阳虚质

总体特征：阳气不足，以畏寒怕冷、手足不温等虚寒表现为主要特征。

形体特征：肌肉松软不实。

常见表现：平素畏冷，手足不温，喜热饮食，精神不振，舌淡胖嫩，脉沉迟。

发病倾向：易患痰饮、肿胀、泄泻等病；感邪易从寒化。

对外界环境适应能力：耐夏不耐冬；易感风、寒、湿邪。

四、阴虚质

总体特征：阴液亏少，以口燥咽干、手足心热等虚热表现为主要特征。

形体特征：体形偏瘦。

常见表现：手足心热，口燥咽干，鼻微干，喜冷饮，大便干燥，舌红少津，脉细数。

发病倾向：易患虚劳、失精、不寐等病；感邪易从热化。

对外界环境适应能力：耐冬不耐夏；不耐受暑、热、燥邪。

五、痰湿质

总体特征：痰湿凝聚，以形体肥胖、腹部肥满、口黏苔腻等痰湿表现为主要特征。

形体特征：体形肥胖，腹部肥满松软。

常见表现：面部皮肤油脂较多，多汗且黏，胸闷，痰多，口黏腻或甜，喜食肥甘甜黏，苔腻，脉滑。

发病倾向：易患消渴、中风、胸痹等病。

对外界环境适应能力：对梅雨季节及湿重环境适应能力差。

六、湿热质

总体特征：湿热内蕴，以面垢油光、口苦、苔黄腻等湿热表现为主要特征。

形体特征：形体中等或偏瘦。

常见表现：面垢油光，易生痤疮，口苦口干，身重困倦，大便黏滞不畅或燥结，小便短黄，男性易阴囊潮湿，女性易带下增多，舌质偏红，苔黄腻，脉滑数。

发病倾向：易患疮疖、黄疸、热淋等病。

对外界环境适应能力：对夏末秋初湿热气候，湿重或气温偏高环境较难适应。

七、血瘀质

总体特征：血行不畅，以肤色晦暗、舌质紫黯等血瘀表现为主要特征。

形体特征：胖瘦均见。

常见表现：肤色晦暗，色素沉着，容易出现瘀斑，口唇黯淡，舌黯或有瘀点，舌下络脉紫黯或增粗，脉涩。

发病倾向：易患癥瘕及痛证、血证等。

对外界环境适应能力：不耐受寒邪。

八、气郁质

总体特征：气机郁滞，以神情抑郁、忧虑脆弱等气郁表现为主要特征。

形体特征：形体瘦者为多。

常见表现：神情抑郁，情感脆弱，烦闷不乐，舌淡红，苔薄白，脉弦。

心理特征：性格内向不稳定、敏感多虑。

发病倾向：易患脏躁、梅核气、百合病及郁证等。

对外界环境适应能力：对精神刺激适应能力较差；不适应阴雨天气。

九、特禀质

总体特征：先天失常，以生理缺陷、过敏反应等为主要特征。

形体特征：过敏体质者一般无特殊；先天禀赋异常者或有畸形，或有生理缺陷。

常见表现：过敏体质者常见哮喘、风团、咽痒、鼻塞、喷嚏等；患遗传性疾病者有垂直遗传、先天性、家族性特征；患胎传性疾病者具有母体影响胎儿个体生长发育及相关疾病特征。

心理特征：随禀质不同情况各异。

发病倾向：过敏体质者易患哮喘、荨麻疹、花粉症及药物过敏等；遗传性疾病如血友病等；胎传性疾病如五迟（立迟、行迟、发迟、齿迟和语迟）、五软（头软、项软、手足软、肌肉软、口软）、解颅、胎惊等。

对外界环境适应能力：适应能力差，如过敏体质者对易致过敏季节适应能力差，易引发宿疾。

（沈佳）

第二节　平和质

对于平和质人群，所选食疗药膳，尽量兼顾五脏六腑的气血阴阳，不要过于偏颇即可。其余药茶、药粥、药酒等，均根据这个原则进行选择、设计。这里先介绍一款常用的药膳。

杞枣山药排骨汤

【食材配料】枸杞子 10 克，山药 50 克，排骨 250 克，大枣 5 枚，食盐适量。

【制法用法】将排骨洗净，加入冷水煮约 10 分钟后去血沫，重新加水炖 30 分钟左右，加入枸杞子、山药、大枣同煮约 20 分钟，加适量食盐调味后食用。

【功效应用】健脾益气，养阴固元。

【补充说明】本款药膳易于消化，贵在平补，不易上火，不仅适合平和体质者，也适合多数人群食用。

（沈佳）

第三节　气虚质

一、药茶

人参茶《药茶与药露》）

【食材配料】生晒参 3 克。

【制法用法】将生晒参洗净，切成薄片，放入保温杯内，用白开水浸泡半小时。频频饮用。

【功效应用】大补元气。用于气虚质见气短，乏力明显者。

【补充说明】服此茶同时忌萝卜、浓茶、螃蟹、绿豆。血压高者慎用。

二、药粥

黄芪人参粥（《圣济总录》）

【食材配料】黄芪 30 克，人参 10 克，粳米 90 克，白糖适量。

【制法用法】将黄芪、人参切片，用冷水浸泡 30 分钟，入砂锅煎沸，煎出浓汁后去渣取汁，再把渣加入冷水如上法再煎，并取汁。将两煎药汁合并后分两等份，早、晚各用 1 份，同粳米加水煮粥，粥成后入白糖。早、晚空腹服用。

【功效应用】补中益气。用于体倦，五脏虚衰，年老体弱，久病羸弱，心慌气短，体虚自汗，慢性泄泻，脾虚久痢，食欲不振，气虚浮肿。

【补充说明】内有积滞、阴虚阳亢、疮疡阳证、实证者均不宜使用。有糖尿病史及血糖偏高者不宜，或在专科医师指导下使用。

三、药膳

灵芝蒸鸡（《家族药膳》）

【食材配料】灵芝 30 克，母鸡 1 只，生姜、葱、食盐、料酒、胡椒粉适量。

【制法用法】将母鸡去毛及内脏，放入蒸钵，加入灵芝及姜、葱、食盐、料酒、胡椒粉各适量，注入清水 500 毫升，大火蒸约 3 小时至鸡肉熟烂，加入味精即成。

【功效应用】益气健脾。用于脾胃气虚，饮食减少，消化不良，反胃，腹泻等。

【补充说明】实证慎用。

四、药酒

黄芪酒（《备急千金要方》）

【食材配料】黄芪 120 克，米酒 1000 克。

【制法用法】将黄芪研碎，用米酒浸泡 7 天。每服 20 毫升，每日 2 次。

【功效应用】益气健脾升提固表。用于气虚食少纳呆，心悸气短，四肢无力，体虚多汗，气虚脱肛。

【补充说明】内有积滞，阴虚阳亢，疮疡阳证、实证，有肝脏疾病或酒精过敏者，均不宜使用。

（沈佳）

第四节　阳虚质

一、药茶

(一)糖糟茶（《种福堂公选良方》）

【食材配料】糖糟 500 克，鲜生姜 120 克。

【制法用法】取糖坊内上好糖糟打烂，和姜再捣，做小饼晒干，放瓷瓶中收贮。每日清晨，取饼 1 块，泡白开水，15 分钟后，当茶饮。

【功效应用】益气暖胃。用于中焦虚寒，脘腹冷痛，泛吐清涎，面浮足肿。

【补充说明】血糖高者慎用。

(二)虾米茶（《大众医学》）

【食材配料】鲜虾 500 克，盐少许。

【制法用法】鲜虾洗净，拌少许盐，待水烧开，把鲜虾放入锅内煮熟，捞出晒干，去掉虾壳，即为虾米。每服 10 克，放入杯内，可加适量白糖，焖泡 5 分钟，边喝边品杯中虾米味，每日 2 次。

【功效应用】温肾壮阳，生津止渴。用于阳虚质见肾亏阳痿者。

【补充说明】对虾类过敏者不宜。

二、药粥

(一)韭菜粥(《食医心镜》)

【食材配料】鲜韭菜 60 克，粳米 100 克，盐少许。

【制法用法】将鲜韭菜洗净切断，粳米加水如常法煮粥，入精盐少许。待粥将成时，加入韭菜，稍煮片刻，见米花汤稠即可食用。每日 2～3 次。

【功效应用】补肾壮阳，固精止遗，健脾暖胃，行气散血。用于脾肾阳虚之腹中冷痛，泄泻或便秘，虚寒久痢，噎膈反胃，阳痿，早泄，遗精，白浊，小便频数，小儿遗尿，妇女白带过多，腰膝酸冷，行经腹痛及经漏不止等症。

【补充说明】《本草纲目》载："韭菜粥，温中暖下。"因韭菜性温味辛甘，故对阴虚内热，身有疮疡以及患有目疾的病人，均不宜食。

(二)海参粥(《老老恒言》)

【食材配料】海参 5～10 克，粳米或糯米 100 克。

【制法用法】将海参用温水浸泡数小时，剖洗切片。粳米或糯米加水如常法煮粥，煮至参烂粥稠为度，每日晨起空腹温热食之。

【功效应用】补肾益精，壮阳疗痿，补血润燥，调经养胎利产。用于精血亏损，体质虚弱，性功能减退，遗精，小便频数等。

【补充说明】海参性滑，凡脾弱不运，痰多便滑者不宜食用。

三、药膳

(一)草果煲牛肉(《饮食疗法》)

【食材配料】草果 6 克，牛肉 200 克，食盐少量。

【制法用法】草果洗净，牛肉洗净切成小块，一起放入锅内，加清水适量煨汤，熟后加少量食盐调味。饮汤食牛肉。

【功效应用】温脾暖胃，祛寒除湿，消食止痛。用于虚寒性胃痛，胃寒饮食停滞，腹胀满，脾虚食欲不振，手足冷感等。

【补充说明】草果味重，故本品不宜每日食用，可每周食用 2～3 次。

(二)当归生姜羊肉汤(《金匮要略·腹满寒疝宿食》)

【食材配料】当归 30 克，生姜 15 克，羊肉 250 克。

【制法用法】羊肉切块，洗净，在开水中滚一下，取出。当归、生姜用纱布包好，与羊肉一起放入炖锅内，隔水炖熟即可食用。

【功效应用】本方至今仍为常用食疗之方，有温补作用，用于气血不足、体寒腹痛等症。当归养血活血；生姜温中散寒，且去羊肉之膻；而羊肉为血肉有情之品，大补气血，温阳祛寒。

【补充说明】本款药膳对于女性阳虚体寒，或宫寒不孕者较为适合。

四、药酒

(一)蛤蚧酒(《中国药膳学》)

【食材配料】蛤蚧 1 对，黄酒 500 毫升。

【制法用法】将蛤蚧去头、足与鳞，用黄酒浸泡 7 日即成。每日 2 次，每次饮 1～2 匙。

【功效应用】温补肾阳，兴痿缩尿。用于阳虚质见阳痿、尿频者。

【补充说明】研究发现，蛤蚧能延长正常雌性小鼠的动情期，有雄、雌激素样作用。

(二)虫草黑枣酒(《冬虫夏草》)

【食材配料】冬虫夏草 50 克，黑枣 50 克，白酒 1000 毫升。

【制法用法】将冬虫夏草与黑枣以白酒浸泡密封 60 天。每次 20 毫升，每日服 2 次。

【功效应用】补肺温肾。用于身体虚弱，病后久虚不复，虚喘，吐血，贫血及食欲不振等。

【补充说明】冬虫夏草当用真品，但价高。

（沈佳）

第五节　阴虚质

一、药茶

(一)生津茶(《慈禧光绪医方选议》)

【食材配料】青果 5 个，金石斛、甘菊、竹菇各 6 克，麦冬、桑叶各 9 克，鲜藕 10 片，黄梨 2 个，荸荠 5 个，鲜芦根 2 支。

【制法用法】将上述原料分别洗净，水煎代茶。每日 1 剂，不拘时服。

【功效应用】生津润燥。用于阴虚质见肺胃阴伤，口渴咽干者。

【补充说明】血糖高者慎用。

(二)雪梨饮(《温病条辨》)

【食材配料】梨 200 克，冰糖少许。

【制法用法】将梨去皮、核，切成薄片，放入冰镇的凉开水内。将白糖放入梨水中，搅匀，盖上盖，浸泡 4 小时即成。代茶饮。

【功效应用】养阴清热止渴。用于肺阴不足或外感温热病引起的津伤口渴等。

【补充说明】血糖高者慎用。

二、药粥

(一)桑椹粥《粥谱》

【食材配料】新鲜紫色桑椹果实 30 克（干品为 20 克），糯米 50 克，冰糖适量。

【制法用法】将新鲜紫色桑椹果实去掉长柄（干品先浸泡片刻），用糯米、冰糖置砂锅内，加水 400 毫升，用文火慢煮至微滚直至沸腾，以粥黏稠为度。每日晨起空腹，温热顿服。

【功效应用】补肝益肾，滋阴补血，润肠明目。用于阴血不足，头晕目眩，失眠耳鸣，视力减退，目昏，须发早白，血虚便秘，神经衰弱，贫血，阴虚型的高血压等。

【补充说明】研究发现，桑椹在胃中能补胃液之缺乏，可以增强胃的消化能力；入肠则刺激肠黏膜，使肠液分泌增加，并帮助肠蠕动。然脾虚便溏者不宜。

(二)百合粥《本草纲目》

【食材配料】百合适量，糯米 50 克。

【制法用法】先把百合剥皮去须，洗净切碎，每次 30 克（或干百合粉 20 克，粥成和入），选好糯米 50 克，加水 400 毫升，同入砂锅内，煮至米烂汤稠。

食用时，加冰糖适量，分早晚温热食用。20 天为一个疗程。

【功效应用】润肺清心，止咳安神。用于肺阴不足诸症。

【补充说明】李时珍云："百合粥润肺调中"，可广泛用于热病后期余热未清，神志恍惚，心神不宁，慢性支气管炎、肺气肿、肺结核、癔病等。因百合甘寒质润，故凡风寒咳嗽、大便溏泄、脾胃虚弱、寒湿交滞、肾阳衰退者，均宜忌用。

三、药膳

(一)生地煲鸭蛋

【食材配料】生地30～50克，鸭蛋2个，冰糖少许。

【制法用法】生地、鸭蛋，加清水一碗半同煲，蛋熟后去壳再煎片刻，饮汤食蛋，加冰糖调味。

【功效应用】滋阴养血，清热生津。用于阴虚手心足发热，虚火牙痛等。

【补充说明】《别录》记载，生地能"补五脏，内伤不足，通血脉，益气力，利耳目"，《本草备要》里记载鸭蛋能"滋阴"，两者合用，对阴虚体质有较好的调养效果。

(二)鲜芦根炖冰糖

【食材配料】鲜芦根100克，冰糖30克。

【制法用法】鲜芦根切成小段，放碗内，加入冰糖及清水半碗，放锅内，隔水炖。去渣代茶饮。

【功效应用】润肺养阴，清热生津，和胃止呕。用于肺胃阴虚烦渴、呃逆、呕吐等。

【补充说明】血糖高者不宜。

四、药酒

山药酒(《补药和补品》)

【食材配料】山药、山萸肉、五味子、灵芝各15克，白酒1000克。

【制法用法】将上四味用白酒浸泡1个月。每服10毫升，1日2次。

【功效应用】养阴补肺补肾。用于肺肾阴亏，虚劳咳嗽，口干津少，盗汗遗精。

【补充说明】虽药用养阴，然酒易助热伤阴，故不应过量饮用。

（沈佳）

第六节 痰湿质

一、药茶

痰湿体质者可使用代茶饮的方式进行调理，代茶饮以药食同源的材料为主，根据个体情况进行调配，装入茶袋中进行冲泡饮用，亦可放入养生壶中，煮水代茶饮。喝代茶饮期间不宜同时饮用茶水，不宜食用油腻、寒凉食物和饮酒，不宜食用萝卜、槟榔、生蒜、生葱等刺激性食物。

(一)健脾祛湿茶

【食材配料】生黄芪5克，茯苓5克，冬瓜皮3克，陈皮2克。

【制法用法】取上述干品，开水冲泡，代茶饮用。

【功效应用】健脾祛湿，理气化痰。用于痰湿质见腹部胀满、舌边齿印者。

【补充说明】高血压患者慎用。

(二)温脾祛湿茶

【食材配料】党参5克，炒白术3克，炙甘草2克，干姜2克，茯苓3克。

【制法用法】取上述干品，开水冲泡，代茶饮。

【功效应用】温中健脾，散寒祛湿。用于痰湿质见脘胀便溏者。

【补充说明】阴虚火旺或实热患者慎用。

二、药粥

(一)生姜炒米粥

【食材配料】生姜30克，炒米50克。

【制法用法】生姜切片，加水按常法煮粥，食盐少许调味。

【功效应用】温中驱寒，化寒痰，健脾胃。用于痰湿质脘腹喜温者。

【补充说明】实热、湿热、阴虚火旺患者慎用。

(二)山药鸡子黄粥

【食材配料】山药30克，熟鸡子黄3枚。

【制法用法】生山药打粉，将山药粉和凉开水调入锅中，以筷搅动，成粥后加入鸡子黄调食。

【功效应用】健脾和中，固肠止泻。用于痰湿质以便溏为主者。

【补充说明】邪滞相间或大肠湿热忌用。

三、药膳

(一)薏米排骨冬瓜汤

【食材配料】冬瓜200克，排骨200克，薏米50克，油盐适量。

【制法用法】将冬瓜洗净，去皮，切成块状。将排骨斩块，焯水后捞出。油热加入冬瓜进行煸炒，然后加入排骨、薏米和适量水进行炖煮。加入适量的盐调味即可。

【功效应用】清热利水、健脾祛湿。用于痰湿质见腹大苔腻者。

【补充说明】对于消化不良者，宜少量取食，待适应后再继续常规食用。

(二)豌豆玉米虾仁

【食材配料】豌豆100克，玉米50克，北极虾400克，油、盐、葱姜适量，胡椒粉、料酒少许。

【制法用法】熟北极虾化冻后剥成虾仁，加胡椒粉、料酒腌制片刻。锅中水烧开后，放入豌豆和玉米，煮1分钟，取出过凉。热水中放入虾仁焯烫变色紧缩后，捞出沥干水分，加入少许糖，盐和淀粉拌均匀备用。炒锅倒油爆香葱姜。倒入虾仁滑油盛出备用，再倒入豌豆和玉米翻炒片刻。

【功效应用】健脾祛湿化痰。用于痰湿质者的辅助调理。

【补充说明】海鲜过敏者慎用。

（三）蚝油扁豆炒魔芋

【食材配料】扁豆 200 克，魔芋 100 克，青椒 1 个，油、盐、白糖、蚝油、生抽适量。

【制法用法】扁豆洗净，与魔芋块分别切菱形片。油热后爆香葱姜，倒入扁豆翻炒，加入蚝油、生抽、白糖后继续翻炒片刻。加入扁豆翻炒至变色后，再倒入魔芋块。最后加入青椒块继续翻炒片刻，加少许盐后即可装盘。

【功效应用】健脾利湿。用于痰湿质见便溏舌胖者。

【补充说明】海鲜过敏者慎用。

四、药酒

（一）紫苏子酒

【食材配料】紫苏子 60 克，黄酒 2500 克。

【制法用法】将紫苏子放入锅中用文火微炒，装入布袋，放入小坛内倒入黄酒浸泡，加盖密封。7 天后开封，弃去药袋即成。每日 2 次，每次饮服 10 毫升。

【功效应用】止咳平喘，降气消痰。用于痰湿质痰涎壅盛，肺气上逆作喘等症。

【补充说明】热性咳喘不宜服用。

（二）橘红酒

【食材配料】橘红 30 克，白酒 500 克。

【制法用法】将橘红加工粗碎，浸入白酒中封固 7 天即可饮用。每日晚睡前服 10～15 毫升。

【功效应用】理气散寒，化痰止嗽。适用于肺脾不和，湿痰久蕴而引起的喘嗽久痰，每逢感寒即复发不愈者，即可辅饮此酒。如长年慢性气管炎，哮喘病之寒湿偏盛者。

【补充说明】每次不可多饮，多饮反助湿邪。

（王栋）

第七节　湿热质

一、药茶

(一)藿香清暑祛湿茶

【食材配料】藿香 5 克，薄荷 3 克，紫苏叶 3 克。

【制法用法】取上述干品，开水冲泡，代茶频饮。

【功效应用】清暑祛湿，行气和胃。用于湿热质暑季身重咽痛者。

【补充说明】中暑或苔黄厚腻者不宜。

(二)荷叶薏仁茶

【食材配料】荷叶 6 克，生薏苡仁 6 克，陈皮 3 克。

【制法用法】取上述干品，开水冲泡，代茶饮用。

【功效应用】清热利湿，健脾理气。用于湿热质见体胖头晕头重便黏者。

【补充说明】荷叶性味苦、平，归肝脾胃经。功能清热解暑，升发清阳。其气清香，善解夏季之暑邪以化秽浊，对于暑湿导致头晕、头重、泄泻效佳，同时具有降血压、降血脂、减肥之效。荷叶适合湿热质人的常用药食，可做代茶饮，亦可煮粥或与肉食配合，有解油腻之功。

二、药粥

(一)莲子扁豆薏米粥

【食材配料】炒扁豆 50 克，莲子 50 克，薏米 100 克，红枣 10 颗，陈皮 3 片，大米适量。

【制法用法】材料清洗干净，将炒扁豆等浸泡两小时，莲子不去心。所有材料加水煮粥。

【功效应用】清热祛湿，养心安神。用于湿热质见心烦不寐、便黏腹胀者。

【补充说明】糖尿病、高血糖患者慎用。

(二)陈皮车前草粥

【食材配料】陈皮 10 克，鲜车前草 100 克，粳米 150 克。

【制法用法】陈皮切丝，鲜车前草洗净切段，粳米洗净，一起放入砂锅，大火煮沸，小火熬成粥即成。

【功效应用】清热利湿止泻。用于湿热质见腹泻便黏臭秽者。

【补充说明】邪滞相间寒热者忌用。

三、药膳

(一)苦瓜牛肉

【食材配料】苦瓜 2 根，牛肉 250 克，鸡蛋 1 个，盐、葱、姜、料酒适量。

【制法用法】牛肉清洗干净，切成肉片，加入适量盐和料酒、淀粉，抓拌均匀后腌制 10 分钟。苦瓜清洗干净后切片，焯水一分钟后捞起放出凉水中浸泡，捞出沥干。炒锅里放油，油热后，将牛肉下锅快速滑炒。放入葱姜末，加入苦瓜翻炒后，装盘即可。

【功效应用】清热燥湿，滋补。用于湿热质纳差者。

【补充说明】苦瓜有轻微降糖作用，故本品可用于糖尿病湿热质辅助调理。

(二)白灼芦笋

【食材配料】芦笋 250 克，蒸鱼豉油、蒜泥、香菜、蚝油、热油适量。

【制法用法】芦笋去掉老根部分，留作煮汤，将上段拍松切成等长段。开水加入少量的盐油，倒入切段的芦笋，焯水 2 分钟。捞起过冷开水，有冰水口感更佳。根据个人口味，将红辣椒、蒜、香菜等切细放在碗中，加入蒸鱼豉油、蚝油、糖，热油淋上，制作酱汁。将芦笋摆好，淋上酱汁即可。

【功效应用】清热利湿。用于湿热质辅助调理。

【补充说明】血脂高者慎用。

(三)荠菜冬笋炒年糕

【食材配料】荠菜 250 克，冬笋 1 个，年糕 400 克，香菇 3 个，五花肉 70 克，油、盐适量。

【制法用法】冬笋去壳洗净，一切二，放入锅内清水煮开后小火煮 5 分钟，取出浸入冷水。将冬笋、五花肉、香菇切丝，荠菜切小碎粒，年糕切片。炒锅内放少许油，倒入肉丝煸炒至肉丝呈白色，放入冬笋丝翻炒，放入香菇丝翻炒至香菇变软，起锅盛入碗内。另用一锅放入清水，水开后放入年糕片，煮至年糕变软，捞出年糕用凉水过凉，沥干水。起油锅，放入荠菜煸炒，再放入年糕煸炒一会儿，放入炒好的冬笋丝、肉丝、香菇丝，翻炒一会，放少许盐炒匀，起锅装盘。

【功效应用】清热化痰利湿。用于湿热质痰多者。

【补充说明】脾胃虚弱者慎用。

(四)丝瓜鲫鱼汤

【食材配料】鲫鱼 1 条，丝瓜 2 条，油、盐、葱、姜、黄酒适量。

【制法用法】鲫鱼去除鱼鳞、鱼鳃和内脏，冲洗干净。在鱼背的两面都斜切几刀，抹上盐，淋上少许黄酒，进行腌制。热锅冷油，大火加热，将鲫鱼放入锅内，煎至两面呈焦黄色。将锅中倒入没过鱼身的水（热水为佳），大火煮至鱼汤发白，加入一汤匙黄酒，水开后转中小火，盖上锅盖。丝瓜去皮切掉两端，切成滚刀块后放入锅内，继续煮 10 分钟，加入适量盐调味即可。

【功效应用】清热利湿，健脾开胃。用于湿热质食欲不振者。

【补充说明】鲫鱼有利水消肿作用，故对湿热质兼下肢水肿者有辅助调理作用。

四、药酒

桑白皮酒

【食材配料】桑白皮 200 克，米酒 1000 克。

【制法用法】桑白皮切碎，浸入米酒中封口，置于阴凉处，每日摇动 1～2 次，7 天后开封即成。每日 3 次，每次饮服 15～20 毫升。

【功效应用】泻肺平喘。适用于湿热质见肺热咳喘痰多等症。

【补充说明】肺寒咳嗽者忌用。

（王栋）

第八节　血瘀质

一、药茶

(一)山楂冰糖饮

【食材配料】山楂 300 克，冰糖 100 克，冰糖适量。

【制法用法】取上述药品干品，开水冲泡，代茶饮。

【功效应用】活血化瘀，消食开胃。用于血瘀质见高血脂、食欲不振者。

【补充说明】糖尿病者忌用。

(二)当归红花饮

【食材配料】当归 3 克，红花 2 克，玫瑰花 10 粒，红枣 5 枚。

【制法用法】取上述药品干品，开水冲泡，代茶饮。

【功效应用】理气活血，祛瘀调经。可用于血瘀质见行经腹痛，经血紫暗者。

【补充说明】脾胃虚弱，有出血倾向忌用。

(三)三七橘皮饮

【食材配料】三七 3 克，陈皮 3 克，桃仁 3 克，佛手 1 克，大枣 5 枚。

【制法用法】取上述药品干品，开水冲泡，代茶饮。

【功效应用】理气活血祛瘀。可用于血瘀质大便偏干者。

【补充说明】脾胃虚弱，有出血倾向忌用。

二、药粥

(一)桃花粥

【食材配料】干桃花2克（鲜桃花4克），粳米100克。

【制法用法】取干桃花2克（鲜桃花4克），粳米100克，将粳米煮成粥，放入桃花稍沸即可，也在粥中加入适量红糖。

【功效应用】既可养颜，又可调理血瘀之证。可用于血瘀质面色晦暗，大便偏干者。

【补充说明】糖尿病、高血糖及有出血倾向患者慎用。

(二)黑豆川芎粥

【食材配料】川芎10克，生山楂15克，黑豆25克，粳米50克。

【制法用法】川芎用纱布包裹，与生山楂、黑豆、粳米一起入水煎煮熟，加适量红糖，分次温服。

【功效应用】活血补血。用于血瘀质见冠心病、高血脂者。

【补充说明】糖尿病、高血糖及有出血倾向患者慎用。

三、药膳

(一)香菇油菜

【食材配料】油菜500克，香菇100克，猪肉150克，大蒜、姜、盐、老抽等适量。

【制法用法】香菇洗净，与大蒜、大姜切丁备用。肉切成小丁，准备好水淀粉。油菜洗净，切去头，将根茎切十字刀，成花托状。锅里加水将油菜焯水，过凉控干后，放入少许盐腌制入味。将油菜盘，根向下，切面向上。锅里加油烧热，放上肉丁炒至断生，再放上姜蒜丁，加老抽、盐调味，水淀粉勾芡。将炒好的肉丁摆放到油菜的花心中，将汤汁均匀淋在油菜上即可。

【功效应用】理气化瘀。用于血瘀质伴气机郁滞者。

【补充说明】血脂高者慎用。

(二)三文鱼洋葱汤

【食材配料】三文鱼鱼腩200克，三文鱼头、鱼骨共400克，洋葱320克，橄榄油、鱼露、盐适量。

【制法用法】洋葱去皮、洗净切块，三文鱼腩切厚片，头、骨洗净。油热后，将三文鱼腩及头骨煎至双面变色。加入热水，大火烧开，小火煮40分钟。放入洋葱，大火煮10分钟，加入适量鱼露、盐调味即可。

【功效应用】活血化瘀，补虚和胃。可用于血瘀质有脑梗病史者。

【补充说明】因为三文鱼中含有DHA，因此可以用来辅助治疗和预防脑中风、视力减退等疾病。

(三)三七胡萝卜烧排骨

【食材配料】小排500克，胡萝卜150克，三七15克，油、盐、姜、葱、料酒、老抽适量。

【制法用法】小排剁小段，胡萝卜切滚刀块，洗净备用。三七加入适量水炖煮半小时。小排焯水沥干备用。油热后，倒入焯水后的小排，翻炒变色后加入胡萝卜，然后倒入料酒和老抽上色。将三七及三七汤倒入锅中。收汤后加入少量食盐调味。

【功效应用】活血化瘀，健脾消脂。用于血瘀质冠心病、脑梗辅助调养。

【补充说明】血脂高者慎用。

四、药酒

桃红四物酒

【食材配料】熟地30克，赤芍30克，当归30克，桃仁30克，川芎20克，藏红花10克（草红花20克）。

【制法用法】 熟地、赤芍、当归、桃仁、川芎洗净、沥干，与红花一起装入无纺
布纱袋中；将药包放进酒罐中，倒入黄酒。黄酒与药材的比例为
5：1。泡酒分为冷浸法与热浸法。冷浸法将药材泡入酒中 7～10 天
即可；热浸法将药材与酒密封后放到锅中蒸或炖，待冷却后饮用。
每次饮用 10～50 毫升，根据自己的酒量确定药酒饮用量。

【功效应用】 活血化瘀，祛湿散寒。用于血瘀质兼血虚者。

【补充说明】 想要活血化瘀需要长期坚持，饮用时温着喝效果更好；药酒不宜
佐餐饮用，否则会影响药物的吸收。

（王栋）

第九节　气郁质

一、药茶

(一)玫瑰菊花饮

【食材配料】 玫瑰花 10 粒，菊花 6 朵，红枣 2 枚，冰糖适量。

【制法用法】 取上述药品干品，开水冲泡，代茶饮。

【功效应用】 疏肝理气，养血明目。用于气郁质见两胁胀痛，头晕目涩者。

【补充说明】 糖尿病、高血糖者不用冰糖。

(二)柴橼栀心茶

【食材配料】 柴胡、香橼各 3 克，栀子、莲子心各 2 克，冰糖适量。

【制法用法】 取上述药品干品，开水冲泡，代茶饮。

【功效应用】 疏肝解郁、泻火清心。用于气郁质见情绪波动，心烦不寐者。

【补充说明】 糖尿病、高血糖者不用糖。

(三)益肾疏肝茶

【食材配料】酒黄精6克，佛手3克，陈皮2克，白梅花1克，红枣2粒，红糖适量。

【制法用法】取上述药品干品，开水冲泡，代茶饮。

【功效应用】益肾养血，舒肝和胃。用于气郁质见两胁上腹胀痛者。

【补充说明】糖尿病、高血糖者不用糖。

二、药粥

(一)橘皮粳米粥

【食材配料】橘皮15～20克（或鲜橘皮30克），粳米100克。

【制法用法】橘皮加适量水放入锅中煎取药液，去渣取汁，粳米淘洗干净，与橘皮汁一同放入锅中煮粥。也可将橘皮晒干，研为细末，每次用3～5克，调入已煮沸的稀粥中，再同煮成粥。

【功效应用】顺气、健脾、化痰、止咳。用于气郁质见脘胀纳呆、咳嗽痰多者。

【补充说明】糖尿病、高血糖者慎用。

(二)木香陈皮猪肉粥

【食材配料】木香5克，陈皮15克，瘦猪肉50克，粳米60克。

【制法用法】将猪肉洗净切块，粳米淘洗干净，备用。将木香、陈皮煎水去渣，加入猪肉块、粳米煮粥食用。每日1次。

【功效应用】滋阴健脾，行气止痛。适用于气郁质见胸胁胀满，两胁尤甚，嗳气吞酸，烦躁易怒等。

【补充说明】糖尿病、高血糖、出血倾向患者慎用。

三、药膳

(一)黄花木耳炒肉丝

【食材配料】猪肉 200 克,干黄花菜 50 克,泡发木耳 50 克,青辣椒 2 个,油、盐、葱姜适量。

【制法用法】肉清洗干净切成丝,调入盐、糖、老抽、生抽及白胡椒粉、淀粉适量,拌匀腌制。事先泡发的黄花菜清洗干净,摘去花梗,撕成丝。青椒和泡发木耳清洗干净切丝,蒜姜切末,葱斜切条。热油先将黄花菜、青椒和木耳下锅炒变色,加少量盐拌炒均盛出。原锅加油,油热先下葱姜蒜,爆香后再下肉丝。肉丝炒变色断生后,将前面炒好的蔬菜下锅,翻拌炒匀,勾一层薄淀粉芡汁起锅。

【功效应用】理气宽膈,活血安神。用于气郁质见胸闷、喜叹息、夜寐不安者。

【补充说明】有高脂血症、动脉斑块者慎用,或在专业医师指导下应用。

(二)沙茶牛肉

【食材配料】牛肉 350 克,油、盐、糖、蚝油、姜、蒜、沙茶酱适量。

【制法用法】牛肉切片,加入适量的盐糖、生粉、胡椒粉、食用油,腌制 5 分钟。葱姜蒜改刀,青红椒切小块。起油锅,爆香葱姜蒜,把沙茶酱放入煸出香味,加入牛肉,加入适量料酒。牛肉变色后,放入青红椒。翻炒均匀,出锅即可。

【功效应用】补气健脾,理气解郁。用于气郁质见情绪抑郁,食欲不振者。

【补充说明】高血糖、容易上火者慎用。

四、药酒

(一)玫瑰露酒

【食材配料】鲜玫瑰花 350 克,白酒 15 升,冰糖 2 千克。

【制法用法】将花浸酒中，冰糖同时放入，浸月余，使用瓷坛或玻璃瓶存贮。佐餐食用，每次饮1~2盅。

【功效应用】疏肝养胃，和血活血。可治肝胃不和所致胃脘胀痛或刺痛，连及两胁，嗳气频繁，食欲不振等。

【补充说明】孕妇忌用，阴虚津亏者不宜服用。

（二）佛手酒

【食材配料】佛手30克，白酒500克（1斤）。

【制法用法】将佛手洗净、用清水浸透后切片，再切成3厘米正方形小块，经风吹略收水气后，放入坛（瓶）内，然后注入1斤白酒，封口浸泡。每隔5天，将坛搅拌或摇动一次，10天后即可开坛，滤去药渣即成。佐餐食用。根据自己的酒量，每次可服用3~5毫升。

【功效应用】疏肝理气，和脾温胃。用于气郁质辅助调理。

【补充说明】孕妇忌用，阴虚津亏者不宜服用。

（王栋）

第十节　特禀质

一、药茶

（一）乌防代茶饮

【食材配料】防风5克，乌梅6克，柴胡3克，五味子1克，生甘草2克。

【制法用法】取上述药品干品，开水冲泡，代茶频饮。

【功效应用】调和肺气、益气固卫、脱敏。用于特禀质见过敏性鼻炎者。

【补充说明】冬季以及春季来临时对冷空气和花粉过敏的过敏性鼻炎人员，可以通过五味药食达到抗过敏之效，适合在易过敏季节前即开始饮用，增强抵抗力，避免过敏。

(二)银花荷萍代茶饮

【食材配料】金银花5克，薄荷3克，浮萍3克，生甘草2克。

【制法用法】取上述药品干品，开水冲泡，代茶频饮。

【功效应用】清热疏风，解毒舒敏。用于特禀质见风团频发者。

【补充说明】对于风团色红者较宜。

(三)黄桂舒敏茶

【食材配料】生黄芪10克，桂枝3克，白芍3克，辛夷5朵，生姜3片，大枣3枚。

【制法用法】取上述药品干品，开水冲泡，代茶频饮。

【功效应用】温补脾肺，舒敏通窍。可用于特禀质见过敏性鼻炎者。

【补充说明】对于过敏性鼻炎频发者有一定防治作用。高血压者慎用。

二、药粥

(一)黄芪山药粥

【食材配料】黄芪10克，山药50克，大米100克。

【制法用法】粳米淘洗干净，与黄芪一同放入锅中煮粥。

【功效应用】健脾益气。用于特禀质偏脾肾两虚者。

【补充说明】糖尿病、高血压患者慎用。

(二)玉屏风粥

【食材配料】黄芪15～30克，白术12克，防风6克，粳米100克，白糖适量。

【制法用法】将上药加水煎煮，取汁去渣，再加入粳米一并煮粥，加白糖少许即可。

【功效应用】健脾化湿，疏风止痒。用于特禀质过敏性鼻炎者的预防。

【补充说明】糖尿病、高血糖患者慎用。

三、药膳

(一)彩丝金针菇

【食材配料】金针菇 80 克，黑木耳 50 克，西芹 50 克，青红椒、油、盐、姜适量。

【制法用法】金针菇、黑木耳焯水后控干水分备用。黑木耳、青红椒、西芹切丝，姜蒜切末。锅中放油，青红椒和西芹段炒香，放入黑木耳和金针菇，加入盐调味，翻炒均匀即可。

【功效应用】扶正防敏、清热活血。用于特禀质者辅助调理。

【补充说明】对于特禀质伴心脑血管病者更为适合。

(二)紫苏烧黄瓜

【食材配料】紫苏 10 克，黄瓜 300 克，油盐姜蒜生抽少许。

【制法用法】紫苏洗净切碎，黄瓜去皮切厚片。锅内放油烧热，入蒜和干辣椒、姜丝爆香，加入黄瓜片炒至两面微焦，加少量生抽。加入蒜、紫苏碎、盐和适量水，将黄瓜焖软。收汤出锅装盘。

【功效应用】行气宽中、解毒消敏。用于特禀质偏热者。

【补充说明】对伴消化不良者更为适合。

(三)苹果鸡米粒

【食材配料】鸡胸肉 50 克，苹果 1 个，胡萝卜 50 克，芹菜 20 克，香菇 30 克，油、盐、蚝油、葱、蒜适量。

【制法用法】鸡肉切小丁用盐、淀粉、蛋清、油抓匀备用。苹果削皮后切小丁，用盐水浸泡防止氧化变黑，香菇、胡萝卜、芹菜切小丁、葱蒜切末。热锅倒稍多的油，油温五成热下鸡肉过一下油，鸡肉变白马上捞出。热锅倒少许油爆香葱蒜末，倒入胡萝卜丁翻炒，倒入香菇翻炒至八分熟后倒入芹菜、鸡肉丁翻炒几下，加少许蚝油、盐调味，倒入苹果丁翻炒几下即可。

【功效应用】益气健脾，扶正舒敏。用于特禀质偏脾虚者。

【补充说明】舌红苔厚者不宜食用。

(四)西兰花扒杏鲍菇

【食材配料】 西兰花 150 克，杏鲍菇 200 克，胡萝卜 50 克，瘦肉 20 克，盐、蚝油、姜、淀粉适量。

【制法用法】 西兰花洗净掰小朵，杏鲍菇、胡萝卜切成片，瘦肉切片用盐与淀粉稍加腌制。掰成小朵的西兰花和胡萝卜片入沸水中焯一下，水中放入少许食盐，保持两种食材色泽鲜艳。焯过水的西兰花捞出，摆放在盘子四周，胡萝卜片备用。锅中放底油，爆香葱姜末，加入肉片，放入杏鲍菇煸炒至软，加入蚝油、生抽调味，加入适量水煮 5 分钟，再加入胡萝卜片煸炒收汤，水淀粉勾芡装盘放入西兰花中，将芡汁均匀淋洒在西兰花上。

【功效应用】 健脾和胃，解毒舒敏。用于特禀质者辅助调理。

【补充说明】 西兰花含有丰富的维生素 K，能维护血管的韧性，不易破裂。还含有丰富的维生素 C，具有很强的清除自由基作用，尤其对致癌物——亚硝酸胺的形成有明显的阻断作用。西兰花能增强肝脏的解毒能力，提高机体免疫力。杏鲍菇具有降血脂、降胆固醇、促进胃肠消化、增强机体免疫能力、防止心血管病等功效。因此，本款药膳对于特禀质免疫力低下、高脂血症、消化不良，或伴心血管病者均有良好的辅助调理作用。

四、药酒

为防有酒精过敏者，不建议特禀体质饮用药酒。

（王栋）

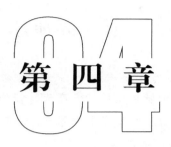

第四章

依病施膳

高血压	脂肪肝	慢性肾炎	黄褐斑
冠心病	胆石症	尿路结石	痤疮
慢性支气管炎	糖尿病	贫血	荨麻疹
哮喘	肥胖病	慢性鼻炎	银屑病
慢性胃炎	高尿酸血症	慢性咽炎	湿疹
胃溃疡	高脂血症	痛经	慢性疲劳综合征
肠易激综合征	偏头痛	月经过少	颈肩腰腿痛
炎症性肠病	眩晕	月经后期	肿瘤化疗后骨髓抑制
便秘	失眠	更年期综合征	肿瘤化疗后消化道反应
肝硬化	中风后遗症	男性勃起功能障碍	肿瘤化疗后肝功能异常

第一节　高血压

　　高血压是一种以外周动脉血压持续升高为特征的心血管综合征，长期血压升高可以导致心、脑、肾、眼等多个靶器官的不可逆损害，是导致脑卒中（包括脑梗死和脑出血）和冠心病的主要原因之一，必须引起足够的重视。根据《中国居民营养与慢性病状况报告（2020年）》显示，我国18岁及以上居民高血压患病率为27.5%，这意味着我国大约有3亿以上的高血压患者。

　　原发性高血压并没有明确和单一的病因，它的发病与遗传和环境因素密切相关，我们无法改变遗传因素，但可以通过生活方式的干预降低和推迟自己加入"高血压大军"的概率和时间。高血压的发生与不良的生活习惯如吸烟、过量饮酒、缺乏锻炼等都有不可分割的关系，与不合理的膳食更是密切相关，比如高钠、低钾的饮食习惯，以及与膳食相关的超重和肥胖。

　　膳食干预是国内外公认的高血压防治措施，对血压改善极为重要。针对不同体质的高血压患者，选取不同特性的食物或食药物质食用，可改善患者血压水平。高血压患者的膳食首先需要遵从清淡少盐、食物多样的原则，食物以谷物为主，蔬菜水果充足，鱼虾等水产品以及奶类、豆类丰富，限制高油、高糖饮食的摄入，并保持一定的活动量，维持健康体重。钠盐摄入过多可增加高血压风险，除了食盐，酱油等调味品以及加工食品也含有钠盐，高血压患者应当限制钠盐的摄入，应当使每人每日食盐摄入量逐步降至5克以下，同时增加富钾食物，如新鲜蔬菜、水果和豆类等的摄入。肾功能良好的高血压患者可选择高钾低钠盐，但不建议服用钾补充剂（包括药物）来降低血压；而肾功能不全者补钾前应当咨询医生，切不可盲目补钾。

一、药茶

(一)杞菊决明茶

【食材配料】枸杞子10克，菊花5克，炒决明子15克。

【制法用法】取干品，用开水冲泡，盖好杯盖，焖半小时左右，待温后即饮，或使用养生壶炖煮亦可。

【功效应用】清肝泻火明目。用于高血压辅助治疗。

【补充说明】血糖正常者可适量调入冰糖，以改善口感。

(二)苦丁菊花茶

【食材配料】苦丁茶10克，菊花5克。

【制法用法】取干品，用开水冲泡，盖好杯盖，焖半小时左右，待温后即饮。

【功效应用】平肝潜阳。可用于高血压辅助治疗。

【补充说明】血糖正常者可适量调入冰糖适量，以改善口感。

(三)桑菊芦根茶

【食材配料】桑叶5克，菊花5克，芦根5克。

【制法用法】取干品，用开水冲泡，盖好杯盖，焖半小时左右，待温后即饮。

【功效应用】平肝潜阳，养阴润燥。可用于高血压辅助治疗。

【补充说明】血糖正常者可适量调入冰糖适量以改善口感。

二、药粥

(一)芹菜海参粳米粥

【食材配料】芹菜50克，粳米100克，海参1根。

【制法用法】即食海参提前解冻，清洗后切块，芹菜清洗、切碎备用。粳米洗净后加适量清水，武火煮沸后，改用文火熬煮至米烂成粥，加入海参及芹菜煮熟，加少量食盐调味。

【功效应用】海参性味咸、温，补肾益精，养血润燥；芹菜味甘、辛，性凉，具有平肝降压的功效，粳米性味甘、平，健脾和胃。此药粥治疗老年虚性高血压甚为适宜。

【补充说明】推荐使用即食海参，除无需泡发、操作简便外，即食海参较干海参保留更多营养价值。

(二)桑椹果仁粥

【食材配料】桑椹 50 克，薏苡仁 50 克，葡萄干 20 克，粳米 75 克。

【制法用法】上述食材洗净，桑椹、薏苡仁、粳米共同下锅，加适量清水熬煮成粥后加入葡萄干再煮片刻。

【功效应用】平补肝肾，健脾和胃。适用于肝肾阴虚证，高血压患者伴有头晕眼花、腰膝酸软症状者。

【补充说明】可加入少许冰糖调味，但不推荐过多添加糖。

(三)胡萝卜玉米须粥

【食材配料】粳米 100 克，玉米须 50 克，新鲜胡萝卜 50 克。

【制法用法】玉米须洗净，切碎，剁成细末备用。胡萝卜洗净切碎，与粳米同入锅内，加清水适量，煮至米开粥稠，粥将成时调入玉米须细末，小火继续煨煮沸即可。

【功效应用】滋阴泄热，平肝降压，兼有健脾和胃、下气化滞功效。

【补充说明】玉米须使用鲜品更佳。

(四)荷叶粥

【食材配料】荷叶一张，粳米 100 克。

【制法用法】先将荷叶洗净煎汤，将汤与粳米同煮成粥。

【功效应用】清热生津止渴。有降压、调脂、减肥功效，适用于高血压、高血脂、肥胖患者。

【补充说明】荷叶使用鲜品更佳。可加入少许冰糖调味，但不推荐过多添加糖。

三、药膳

(一)洋葱拌醋泡花生米

【食材配料】花生米 200 克，食醋 500 克，洋葱适量。

【制法用法】将花生米用清水洗净后捞出，沥干水分，再放入食醋中密封浸泡，大约1周左右即可捞出，适量洋葱洗净切丁，凉拌后食用。

【功效应用】洋葱有降低血液黏稠度，轻微扩张外周血管的作用；花生米含有丰富的不饱和脂肪酸。可以辅助降压。

【补充说明】花生米油脂含量高，虽有辅助降压作用，但不建议大量食用。

(二)雪羹汤

【食材配料】马蹄200克，海蜇120克。

【制法用法】将马蹄（即荸荠）清洗干净后去皮切成丁，海蜇用温水漂洗干净后切成细丝。将锅内注入约1000毫升清水，烧沸后放入马蹄丁、海蜇丝。待锅内水耗至250毫升左右时，即可盛入容器中，分次饮用。

【功效应用】补心益肺，滋阴化痰。适合高血压合并头昏、头重，舌苔厚腻者。

【补充说明】雪羹汤最早出自《绛雪园古方选注》，清代名医王孟英将其发扬光大。从记载中看来，王孟英的很多医案都以雪羹汤为基础，根据不同症状进行加减配伍来治疗疾病。

(三)海带冬瓜汤

【食材配料】鲜海带200克，冬瓜250克，葱姜少许。

【制法用法】海带换水浸泡至水无明显咸味，切块备用；冬瓜洗净切块；热锅倒入少许食用油，葱姜煸出香味，加入冬瓜煸炒片刻，加水炖煮，水开后加入海带一同炖煮至冬瓜软烂，加入少许食盐、黑胡椒粉调味。

【功效应用】适用于各型高血压患者。

【补充说明】高血压患者饮食以清淡为主，烹饪时切记控制食盐用量。

分证食疗药膳

高血压临床常见肝阳上亢证、肾阴亏虚证、痰浊上扰证。下面介绍每证的典型表现，并介绍相对应的食疗药膳处方，以供大家合理选用。

1. **肝阳上亢证**：主要症状为眩晕耳鸣，头痛，头胀，劳累及情绪激动后加重，颜面潮红，甚则面红如醉，脑中烘热，肢麻震颤，目赤，口苦，失眠多梦，急躁易怒。

（1）杞菊决明茶

请参考本节药茶下"（一）杞菊决明茶"。

（2）苦丁菊花茶

请参考本节药茶下"（二）苦丁菊花茶"。

2. **肾阴亏虚证**：主要症状有眩晕，视力减退，两目干涩，健忘，口干，耳鸣，神疲乏力，五心烦热，盗汗，失眠，腰膝酸软无力，遗精。

（1）桑椹果仁粥

请参考本节药粥下"（二）桑椹果仁粥"。

（2）凉拌百合芹菜

食材配料：鲜百合1个（或用干品若干）、芹菜100克。

制法用法：洗净食材，过水焯熟，沥除多余水分，加入少量食盐、麻油拌匀即可食用，或按自己口味添加调味料。

功效应用：本品有滋阴、降压之功效。适用于肾阴不足，阴虚阳亢的高血压患者。

补充说明：含钠调味品如盐、酱油、味精用量宜少，可使用低钠盐（有高钾病史的患者慎用）。

3. **痰浊上扰证**：主要症状有眩晕，头重，头昏沉、不清爽，如有物裹，头痛，视物旋转，容易胸闷心悸，胃脘痞闷，恶心呕吐，食少，多寐，下肢酸软无力，甚至伴有下肢轻度水肿，按之凹陷，小便不利。

（1）雪羹汤

请参考本节药膳下"（二）雪羹汤"。

（2）荷叶薏仁小豆粥

食材配料：荷叶1张，生薏苡仁25 g，赤小豆25 g，粳米150 g。

制法用法：上述食材洗净，薏仁、赤小豆清水浸泡2小时，荷叶洗净煎汤，将汤与薏仁、赤小豆、粳米共同熬煮成粥。

功效应用：健脾利湿，适合痰湿型高血压患者服用，亦有降脂、减肥功效。

补充说明：荷叶使用鲜品更佳。可加入少许冰糖调味，但不推荐摄入过多添加糖。

（苗梦露）

第二节　冠心病

冠状动脉粥样硬化性心脏病，简称冠心病，是冠状动脉粥样硬化导致血管管腔狭窄或阻塞，从而导致心肌缺血缺氧，甚至坏死而引起的心脏病。当前，我国人口老龄化及城镇化进程不断加速，居民不健康的生活方式日益突出，心血管病危险因素对健康的影响越加显著，心血管病发病率仍持续增高。目前，心血管病致死已是我国城乡居民的首要死亡原因。

冠心病的危险因素除遗传、年龄、性别等无法改变的因素之外，还包括高血压、糖尿病、血脂异常、吸烟、肥胖等。所以冠心病患者做好自我管理，提高患者对疾病的认识，改善生活方式，是冠心病预防和治疗的重要环节。健康饮食可以减少冠心病患者的死亡率和不良事件的发生风险，推荐患者采用地中海饮食模式，摄取足量的水果、蔬菜、豆类、纤维素、不饱和脂肪酸、坚果和鱼类，减少精细碳水、红肉、饱和脂肪酸以及乳制品的占比，合并高血压的患者还应限制盐的摄入。

冠心病属于中医"胸痹"范畴，主要病机为心脉痹阻，病理变化为本虚标实，虚实夹杂。其本虚可有气虚、血虚、阴虚、阳虚，标实为血瘀、痰浊、气滞、寒凝。故食养亦多选有益气、养阴、温阳、活血、化痰、理气等作用的食材以供不同证型使用。

一、药茶

(一)灵芝三七饮

【食材配料】灵芝10克，三七粉3克。

【制法用法】灵芝以开水冲泡，待水温适宜后，冲服三七粉。

【功效应用】本饮品具有益气通络之功效，适合气虚血瘀型冠心病患者饮用。

【补充说明】灵芝以养生壶稍炖煮更佳。三七粉亦可灌胶囊送服。

(二)玫瑰山楂茶

【食材配料】玫瑰 5 克，山楂 20 克。

【制法用法】取干品冲泡，待温后即饮。

【功效应用】本饮品具有活血通气之功效，适合气滞血瘀型冠心病患者饮用。

【补充说明】水温 70～80℃即可。

(三)黄芪丹参茶

【食材配料】黄芪 10 克，丹参 10 克。

【制法用法】取干品，用开水冲泡，盖好杯盖，焖半小时左右，待温后即饮。

【功效应用】益气活血，适合气虚血瘀型冠心病患者饮用。

【补充说明】可使用养生壶稍加炖煮。

(四)葛参山楂饮

【食材配料】葛根 15 克，丹参 15 克，山楂 15 克，蜂蜜适量。

【制法用法】将葛根、丹参、山楂加水煎煮，去渣取汁，待温后加入蜂蜜搅匀饮用。

【功效应用】活血化瘀，适合血瘀型冠心病患者饮用。

【补充说明】血糖异常者不宜加蜂蜜。

(五)龙眼莲子茶

【食材配料】龙眼肉 10 克，莲子 15 克，银耳 6 克。

【制法用法】将莲子煮熟炖烂，再加龙眼肉和泡开洗净的银耳，放入汤内稍煮。

【功效应用】益气养阴，适合冠心病气阴两虚者饮用。

【补充说明】血糖无异常者可适量加入冰糖或蜂蜜调味。

二、药粥

(一)丹参山楂大米粥

【食材配料】丹参 20 克，山楂 30 克，大米 100 克。

【制法用法】以上诸味洗净，加水适量，文火熬至成粥。

【功效应用】此粥具有活血化瘀、降脂降压之效，适合瘀血阻滞型的冠心病患者食用。

【补充说明】血糖正常者可加少许冰糖调味。

(二)陈皮薏米粥

【食材配料】陈皮 5 克，薏苡仁 50 克，大米 50 克。

【制法用法】以上诸味洗净，加水适量，文火熬至成粥。

【功效应用】理气健脾和胃，适合气滞型冠心病患者食用，服用抗栓药物有胃部不适的患者同样适用。

【补充说明】可将陈皮以纱布包煎于食用前捞出，或切碎熬煮，以免影响口感。

(三)玉米粉粥

【食材配料】玉米粉 50 克，大米 100 克。

【制法用法】将粳米洗净，玉米粉放入大碗内，加冷水调稀。粳米放入锅内，加清水适量，用武火烧沸后，转用文火煮至米九成熟，将玉米粉糊倒入，边倒边搅，继续用文火煮至玉米烂成粥。

【功效应用】健脾和胃。一般患者均可食用，对服用抗栓药物有胃部不适的患者，可缓解其胃肠道刺激症状。

【补充说明】血糖高者慎用。

(四)二姜葱白粥

【食材配料】干姜 30 克，高良姜 30 克，葱白 50 克，大米 100 克。

【制法用法】将干姜、高良姜装入纱布袋内，与大米、葱白同煮做粥，粥熟去药袋。

【功效应用】温阳、通阳，适合寒凝心脉型冠心病患者。

【补充说明】阴虚火旺患者不宜。

(五)人参茯苓麦冬粥

【食材配料】人参 3 克，茯苓 10 克，麦冬 5 克，大米 100 克，红糖 5 克。

【制法用法】将上药水煎取汁，去渣后加粳米煮至八成熟，加红糖，同煮为粥即成。

【功效应用】益气养阴，适合气阴两虚型冠心病患者。

【补充说明】血糖偏高者去红糖。

(六)龙眼红枣粥

【食材配料】龙眼肉 10 克，大枣 10 枚，大米 100 克。

【制法用法】将以上诸味洗净，加适量水，用文火共煮成粥。

【功效应用】益气养血，适合气血不足型冠心病患者。

【补充说明】血糖高者慎用。

(七)棒碴木耳粥

【食材配料】玉米碴（俗称棒碴）150 克，木耳 10 克。

【制法用法】将木耳用冷水浸泡，待涨发后撕碎备用。玉米渣用压力锅煮至将烂时，改用普通锅，放入木耳同煮为粥。

【功效应用】黑木耳有阻止血液中胆固醇沉积和凝结的作用，能减少血液凝块，有防止血栓形成的功能，可缓和冠状动脉粥样硬化，对冠心病和心脑血管病有较好的辅助性疗效。

【补充说明】木耳不宜久放，勿隔夜食用。

(八)芝麻桑椹粥

【食材配料】黑芝麻 60 克，桑椹 60 克，白糖 10 克，大米 50 克。

【制法用法】将黑芝麻、桑椹、大米洗净后，一同捣碎，再放入砂锅内加清水
3碗，煮成糊状后，加入白糖即可食用。

【功效应用】益气，补肾，健脾，和胃。适合各型冠心病患者食用。

【补充说明】血糖异常者不宜加糖。

（九）豆浆粥

【食材配料】豆浆500毫升，粳米50克，盐少许。

【制法用法】将粳米洗净后与豆浆同放入砂锅内，煮至粥稠，表面有粥油时即
可，加盐调匀。

【功效应用】健脾和胃。适合各型冠心病患者食用。

【补充说明】盐根据个人口味添加，亦可不添加盐。尿酸高者不宜。血糖高者
慎用。

三、药膳

（一）银耳山楂羹

【食材配料】银耳20克，山楂30克，白糖少许。

【制法用法】将银耳常法炖烂后，山楂去核切片加入，同时加入白糖，再炖至
烂汁糊成羹即可食用。

【功效应用】山楂有消食健胃、行气活血的作用，其中的黄酮类物质对心血管
疾病有益，可降低心血管疾病的死亡率。

【补充说明】胃酸过多者不宜食用。

（二）雪红羹

【食材配料】荸荠300克，山楂糕60克，白糖适量，甜青梅脯丁、桂花糖各
少许。

【制法用法】将荸荠洗净，去皮，切丁，用小砂锅加水一大碗煮荸荠，煮沸后
加白糖少许，再以文火煮10～15分钟。山楂糕切丁，放入荸荠
汤内，立即离火，加入青梅脯丁及桂花糖少许，拌匀服食。

【功效应用】山楂健脾消食、行气活血，荸荠清热利水，适合各型冠心病患者食用。

【补充说明】血糖异常者不宜。

(三)木耳烧豆腐

【食材配料】黑木耳 15 克，豆腐 50 克，葱、蒜各 15 克，花椒、辣椒、菜油各适量。

【制法用法】炒锅烧热，下菜油，烧至六成热时，下豆腐，加水煮十几分钟，再下木耳翻炒，最后下辣椒、花椒、葱、蒜等调料，炒匀即成。

【功效应用】黑木耳有活血、调脂的功效，能防止血栓形成、减少胆固醇沉积，可辅助治疗冠心病。

【补充说明】木耳泡发后不宜久存。调料可根据个人口味增减。

(四)香菇炒瘦肉

【食材配料】干香菇 10 克左右，猪瘦肉少许，大蒜适量。

【制法用法】将干香菇用热水（70℃）泡涨后，加少许猪瘦肉和大蒜合炒至熟，即可食用。

【功效应用】香菇嘌呤能降低有害胆固醇，对心血管系统保护作用，延缓动脉粥样硬化，可辅助治疗冠心病。

【补充说明】冠心病患者应低盐低脂饮食，红肉可适量使用，以瘦肉为主，烹饪过程中亦应注意食用油的用量。尿酸高者慎用。

(五)素烩三菇

【食材配料】冬菇 25 克，蘑菇 25 克，草菇 25 克，玉米笋片 50 克，鲜汤适量，粉芡、调料各少许。

【制法用法】先将冬菇、蘑菇、草菇泡发、洗净，入油锅煸炒，之后加入鲜汤、嫩玉米笋片同煮，待熟后再加入粉芡和调料（盐、味精等），翻炒片刻即可。

【功效应用】菌菇中含有大量植物膳食纤维，膳食纤维能影响血脂、甘油三酯水平，能影响胰岛素敏感性以及血压，延缓动脉粥样硬化。适合冠心病人群食用。

【补充说明】注意盐、味精等含钠调味料和食用油用量不宜过多。尿酸高者慎用。

(六)参芪乌鸡汤

【食材配料】人参 3 克，黄芪 40 克，乌骨鸡 1 只。

【制法用法】先杀鸡去内脏、洗净，切块备用。黄芪、人参装入药袋。文火同炖至肉烂，弃药袋，加少量盐即可食用。

【功效应用】益气滋阴，适合气阴两虚型冠心病患者食用。

【补充说明】荤汤中嘌呤含量较高，高尿酸血症者建议食肉，少饮汤。体质壮实者不宜。

分证食疗药膳

冠心病以心血瘀阻为基本证型，故治疗当以活血为要。临床慢性冠心病常见有气滞血瘀证、痰瘀互结、气虚血瘀证、气阴两虚证、心肾阳虚证等。下面介绍上述证型典型表现，并介绍相对应的食疗药膳处方，以供大家合理选用。

1. **气滞血瘀证**：胸痛以胸闷胀痛，多因情志不遂诱发为特点，症见善叹息，脘腹两胁胀闷，得嗳气或矢气则舒。

（1）葛参山楂饮

请参考本节药茶下"（四）葛参山楂饮"。

（2）陈皮薏米粥

请参考本节药粥下"（二）陈皮薏米粥"。

2. **痰浊闭阻证**：胸痛以胸闷痛为特点，症见痰多体胖，头晕多寐，身体困重，大便黏腻不爽。

（1）当归海带排骨汤

食材配料：排骨 300 克，鲜海带 100 克，当归 10 克，生姜 5 片，大葱半根，盐、胡椒粉适量。

制法用法：将排骨洗净，切成适当大小的段，先用清水浸泡一段时间，去除部分血水。海带需要提前用清水浸泡，多换几次水，直至水无明显咸味，清洗干净后切成适口的块状或条状。将排骨放入汤锅中，加入足够的清水，加入葱段、生姜片用中火煮沸，撇去浮沫，转小火继续炖煮。排骨炖煮约40分钟后，将处理好的海带和洗净的当归加入锅中，继续炖煮。根据个人口味，加入适量的盐和胡椒粉进行调味。

功效应用：当归活血化瘀，海带有化痰软坚的作用，适合痰瘀互结的冠心病患者服用。

补充说明浸泡后的海带仍含有一定的盐分，所以在调味时要适量减少盐的用量。建议炖煮完成后撇去汤面上的浮油以减少油脂的摄入。

（2）苹果枇杷山楂葛藤粉

食材配料：苹果1个，枇杷2个，鲜山楂20克，葛藤粉50克。

制法用法：苹果、枇杷、山楂洗净切块，加水煎煮，水开后煮15分钟，将葛藤粉用少量清水化开成混悬液倒入锅中，搅匀，煮至呈透明黏稠状。

功效应用：葛藤粉为野葛的块根制成，葛根有活血通络的作用，能扩张冠状动脉、降低心肌耗氧量；苹果富含维生素C，能清除氧自由基，延缓动脉硬化；枇杷化痰，山楂活血化瘀，适合痰瘀互结的冠心病患者食用。

补充说明：可根据个人口味适量加入冰糖熬煮，血糖异常者慎加。

3. 气虚血瘀证：胸痛以胸痛胸闷、劳则诱发为特点，症见气短乏力，身倦懒言，心悸自汗，面色淡白或晦暗。

（1）黄芪丹参茶

请参考本节药茶下"（三）黄芪丹参茶"。

（2）山楂莲藕山药粥

食材配料：山楂20克，淮山药15克，莲藕15克，粳米50克。

制法用法：上述食材洗净，山楂去核，山药、莲藕切成小块，粳米用清水浸泡。山楂加水煎煮，沸腾后加入适量红糖，煎煮取汁备用。粳米及莲藕、山药加水熬煮成粥，将熟时加入山楂汁，搅拌均匀继续熬煮片刻。

功效应用：山楂有活血的功效，山药、莲藕、粳米健脾和胃，适合气虚血瘀患者服用。

补充说明：血糖高者慎用，或在专业医师指导下使用。

4. 气阴两虚证：胸痛以胸闷隐痛、遇劳则甚为特点，症见气短口干，心悸倦怠，眩晕失眠，自汗盗汗。

（1）人参茯苓麦冬粥

请参考本节药粥下"（五）人参茯苓麦冬粥"。

（2）参芪乌鸡汤

请参考本节药膳下"（六）参芪乌鸡汤"。

5. 心肾阳虚证： 胸痛以胸闷痛，遇寒加重为特点，症见畏寒肢冷，心悸怔忡，自汗神倦，面色㿠白，便溏。

（1）当归生姜羊肉汤

食材配料：当归20克，生姜30克，羊肉500克，黄酒、调料适量。

制法用法：羊肉洗净、切块，焯水，沥干水；当归、生姜分别洗净，生姜切片；放油入锅，将生姜下锅爆香，倒入羊肉炒至收干血水；将生姜和炒过的羊肉，与备好的当归，一同放入砂煲内，加开水适量；加入黄酒，旺火煮沸后，撇去浮沫；改用文火煲2～3小时，炖至羊肉熟烂即可。

功效应用：当归生姜羊肉汤为《金匮要略》中的名方，有温中养血，祛寒止痛的功效，补益心肾阳气。

补充说明：阴虚火旺者不宜。

（2）桂圆山药红枣黑芝麻粥

食材配料：桂圆10个，红枣10个，山药30克，黑芝麻20克，粳米100克。

制法用法：上述食材洗净，加水同煮。

功效应用：此方性温，能补益心肾阳气，适合心肾阳虚的患者食用。

补充说明：可按个人口味加糖调味。

（苗梦露）

第三节　慢性支气管炎

慢性支气管炎是一种由感染或非感染因素引起的慢性非特异性炎症，主要影响气管、支气管黏膜及其周围组织。其病理特点是支气管腺体增生和黏液分泌增多。该疾病的临床表现为连续两年以上、每年持续三个月以上的咳嗽、咳痰或气喘等症状。早期症状轻微，多在冬季发作，春暖后缓解；晚期炎症加重，症状长年存在，不分季节。疾病进展可并发阻塞性肺气肿、肺源性心脏病，严重影响劳动力和健康。

诊断慢性支气管炎主要依靠病史和症状，需要排除其他心、肺疾病，如肺结核、尘肺、支气管哮喘、支气管扩张、肺癌、心脏病、心功能不全等。

根据临床表现，慢性支气管炎可分为单纯型与喘息型两型，也可根据病程经过分为三期，以使治疗时有所侧重。

慢性支气管炎患者的营养状况对其健康和疾病管理有着重要影响。由于慢性支气管炎可能导致呼吸困难和疲劳，患者可能会发现进食和完成餐后的消化过程变得更加困难，这可导致食欲不振，从而影响营养摄入。此外，慢性呼吸道疾病可能会增加能量消耗，因为呼吸困难本身就是一种耗能过程。

因此，对于慢性支气管炎患者我们建议：

（1）增加膳食中的能量和蛋白质：由于呼吸困难可能导致能量消耗增加，患者可能需要更多的能量和蛋白质来维持体重和肌肉质量。

（2）小餐频食：小餐频食可以帮助减轻进食后的呼吸困难，同时确保整体营养摄入充足。

（3）保持水分：充足的水分摄入有助于稀释痰液，使其更容易排出。

（4）增加果蔬摄入量：水果和蔬菜含有丰富的维生素和矿物质，有助于支持免疫系统，并可能有助于减少慢性疾病的炎症。

（5）限制盐分摄入：过多的盐分可能导致水肿，这对于已经有呼吸问题的慢性支气管炎患者来说是不利的。

（6）避免过多的咖啡因和酒精：咖啡因和酒精可能导致脱水，并可能干扰药物的效果。

（7）选择易消化的食物：避免过于油腻或难以消化的食物，因为这些食物可能增加胃部负担，从而加重呼吸困难。

传统医学认为，慢性支气管炎通常与肺脏功能失调、痰湿阻塞和气虚有关。根据患者的具体病情和体质，进而制定个性化的食疗方案，可以改善慢性支气管炎患者的症状、提高免疫、减少急性发作次数。如：痰湿内阻患者应选择具有祛痰化湿作用的食物，如白萝卜、薏米、陈皮、南瓜等；气虚体质的患者可以适量食用黄芪、党参、红枣、枸杞、鸡肉、牛肉等具有补气益血作用的食材；而生姜、大蒜、桂圆、肉桂等食物有温阳、散寒功效，可以改善寒性咳嗽的患者的临床症状；如果患者有热性咳嗽，伴有痰黄、口干咽燥等症状，则应选择具有清热润燥作用的食物，如梨、银耳、蜂蜜、冬瓜等。

一、药茶

(一)桑菊茶

【食材配料】桑叶 10 克,菊花 10 克,甘草 5 克。

【制法用法】将所有药材放入杯中,用沸水冲泡,盖上盖子焖 10 分钟后饮用。

【功效应用】清热解毒、疏风散寒,适用于风热感冒引起的咳嗽、喉痛、头痛等症状。

【补充说明】此茶适用于外感风热型的慢性支气管炎患者,脾胃虚寒者慎服。

(二)苏叶茶

【食材配料】紫苏叶 10～15 克,生姜 3 片。

【制法用法】将紫苏叶和生姜放入煮水中,煮沸后转小火煎煮 5～10 分钟,去渣取汁饮用。

【功效应用】发散风寒、理气和中,适合风寒感冒引起的咳嗽、胸闷、恶寒发热等症状。

【补充说明】紫苏叶性温,适合寒性咳嗽的患者,不适合热性体质人群。

(三)陈皮薏米茶

【食材配料】陈皮 5 克,薏米 30 克。

【制法用法】将陈皮和薏米加水煎煮,煮至薏米熟烂,去渣后饮用汤水。

【功效应用】健脾化湿、燥痰止咳,适用于慢性支气管炎伴随痰湿内阻的患者。

【补充说明】此茶适合痰湿体质的患者,如果脾胃虚弱,应适量饮用。

(四)银耳枇杷茶

【食材配料】银耳 10 克,枇杷叶 10 克,冰糖适量。

【制法用法】将银耳提前泡发,与枇杷叶一同加水煎煮,煮沸后转用小火煮

20 分钟，加入冰糖溶解后饮用。

【功效应用】润肺止咳、清热化痰，适合慢性支气管炎伴有干咳无痰或痰黏不易咳出的患者。

【补充说明】此茶适合燥热或肺阴不足型的慢性支气管炎患者。

二、药粥

(一)银耳莲子粥

【食材配料】银耳 30 克，莲子 50 克，粳米 100 克，冰糖适量。

【制法用法】将银耳提前泡发并去掉硬蒂，莲子提前泡发去芯。将银耳、莲子和粳米一同放入锅中，加入适量水，用小火煮至粥熟，加入冰糖调味即可。

【功效应用】润肺止咳、补脾养胃，适用于慢性支气管炎患者，尤其是伴有干咳、咳少痰或痰黏难咳的症状。

【补充说明】银耳和莲子均为滋阴润燥的佳品，适合肺燥或肺阴不足的患者。

(二)枸杞黄芪粥

【食材配料】枸杞子 15 克，黄芪 20 克，粳米 100 克。

【制法用法】将枸杞子和黄芪洗净，与粳米一同放入锅中，加入适量水，用小火煮至粥熟即可。

【功效应用】补气养血、强壮身体，适合慢性支气管炎伴有气虚、体弱、抵抗力差的患者。

【补充说明】枸杞子和黄芪都是补气药材，长期食用有助于增强体质，提高免疫力。

三、药膳

(一)雪梨川贝炖冰糖

【食材配料】雪梨 1 个，川贝母粉 3 克，冰糖适量。

【制法用法】将雪梨洗净，去核切开，放入炖盅中，加入川贝母粉和冰糖，加水适量，隔水炖煮1~2小时，待梨软即可食用。

【功效应用】清热化痰、润肺止咳，适合干咳无痰或痰少难咳的患者。

【补充说明】川贝母有润肺止咳的作用，与雪梨搭配可以增强润肺效果，适合在干燥季节食用。

(二)黄精杏仁萝卜猪肺汤

【食材配料】黄精12克，甜杏仁15克，萝卜250克，猪肺500克，生姜3片，调料适量。

【制法用法】将猪肺洗净，氽去血水，切块；萝卜洗净，去皮，切片，同放锅中，加生姜、食盐，清水适量，煮沸后文火炖至烂熟，味精调味，服食饮汤。每天1剂，连服7~10天。

【功效应用】益气养阴，润肺止咳。适用于慢支气阴两虚型，症见咳嗽气短、痰黏难咯、口干咽燥、五心烦热、潮热盗汗等。

【补充说明】苦杏仁含有微量的氰化物，过量食用可能有毒，因此应严格控制杏仁的用量，并且最好在专业人士的指导下使用。猪肺需要彻底清洗干净，并且烹饪时间要足够长，以确保猪肺熟透，同时充分释放食材中的有效成分。由于这道汤品具有一定的滋补作用，最好在身体虚弱或需要滋阴润肺时食用。平时健康时，不必过量食用。

(三)四仁鸡蛋羹

【食材配料】白果、甜杏仁各5克，核桃、花生各10克，鸡蛋1个。

【制法用法】白果、南杏、核桃、花生可研末或不研末，放进炖盅内，加入清水250毫升炖约1小时，打入鸡蛋稍炖片刻，加入少许冰糖。

【功效应用】扶正固本，补肾润肺，纳气平喘。对咳喘日久的慢性支气管炎患者较为适宜。

【补充说明】对于有特殊体质或过敏史的人群，应注意果仁的选择，避免食用可能引起过敏的食材。

（主父瑶　朱益敏）

第四节 哮喘

哮喘是一种异质性疾病，通常以慢性气道炎症为特征。哮喘患者具备随时间变化且强度可变的呼吸道症状病史，如喘息、气促、胸闷和咳嗽，同时伴有可变的呼气气流受限。哮喘是一种常见的慢性呼吸系统疾病，发病率大概在1%～29%，有数据显示，全球哮喘患者已达到3.58亿，我国成人支气管哮喘患者约有4570万，且哮喘患者的数量日趋增多。

哮喘的特征性症状表现为喘息、气促、胸闷和/或咳嗽等症状，伴随呼气气流受限。上述症状和气流受限通常随时间变化，且强度可变。哮喘发作的常见诱因包括运动、过敏原或刺激性物质暴露、天气变化或呼吸道病毒感染等。哮喘症状可在脱离诱因后自行缓解或经药物治疗后缓解，有时可在很长一段时间内不发作，但也可能会出现哮喘突然发作（急性发作），甚至危及生命，给患者和医疗带来重大负担。

目前已发现了许多哮喘的临床表型，其中最常见的有：过敏性哮喘、非过敏性哮喘、成年期发病（迟发性）哮喘、肥胖型哮喘等。

哮喘在中医上属于"哮病""喘证"范畴，为宿痰内伏于肺，因外感、饮食、情志、劳倦等诱因发作。在治疗上遵循"未发以扶正气为要，已发以攻邪为主"的原则。哮喘以发时治标、平时治本为原则。发作期邪实者治肺为主；缓解期正虚为主者，多见肺肾两虚型，则当滋补肺肾且尤以补肾为要。

自古就有发物导致哮喘的说法，近些年，一些学者发现，食物过敏和气道高反应存在着紧密联系，食物过敏导致的变异性哮喘，通过适当的饮食干预，可以有效降低哮喘的发作。因此，在食疗方面，尤其需要注意饮食禁忌。宜多食用新鲜蔬菜和豆类，也可选用一些药食同源，具有健脾、补肾、益肺、理气作用的食物，如枇杷、梨、百合、大枣、莲子等。少食刺激性食物及海鲜、肥腻之品，如海鱼、虾、蟹和肥肉、辣椒、胡椒等。菜肴调味宜清淡，不宜过咸、过甜，在饮食上，尤其要注意排除容易诱发过敏史的食品。

一、药茶

(一)扶正防哮茶

【食材配料】黄芪8克，白术4克，防风、当归各3克，虫草菌粉2克。

【制法用法】以上干燥药品粉碎成粗末，混合均匀，分装无纺布茶包中，每袋10克，每天2袋，开水冲泡后频频饮服。

【功效应用】补肺益肾，益气固表，健脾活血。适用于哮喘稳定期，气短声低，咳痰清稀色白，面色㿠白，常自汗畏风，易感冒者。

【补充说明】哮喘发作期不宜。

(二)干姜甘草饮

【食材配料】干姜5克，甘草5克。

【制法用法】将上述两味，入砂锅加清水煮沸，转小火炖10分钟，代茶频饮。

【功效应用】温肺散寒。适用于痰少咳吐不爽，白色黏痰，口不渴，或渴喜热饮，天冷或遇寒而发，形寒怕冷，或有恶寒，喷嚏，流涕等表寒证为主的哮喘患者。

【补充说明】哮喘重症不宜。

(三)翠衣五汁饮

【食材配料】鲜西瓜皮（带外衣）40克，鲜荷叶20克，鲜茅根30克，鲜竹叶心20克，鲜马蹄10克。

【制法用法】将以上药品洗净，入砂锅加入少量清水，烧开后，熬煮15分钟，滤出汁液，频频服用。

【功效应用】清热生津。适用于咯痰色黄或白，黏浊稠厚，排吐不利，烦闷不安，汗出，面赤，口苦，口渴为主的热证哮喘患者。

【补充说明】哮喘重症不宜。

二、药粥

(一)干姜茯苓粥

【食材配料】干姜 5 克，茯苓 20 克，甘草 10 克，粳米 120 克。

【制法用法】将干姜、茯苓、甘草洗净入砂锅，加足量清水，煮沸后再小火熬
制 20 分钟，去渣，滤出药汁，放入粳米，小火慢煮约 30 分钟。

【功效应用】温中散寒止哮。适用于形寒怕冷，或有恶寒，喷嚏，流涕等表寒
证为主的哮喘患者。

【补充说明】糖尿病患者慎用。

(二)苏子粳米粥

【食材配料】苏子 10 克，苏叶 15 克，粳米 50 克，红糖适量。

【制法用法】将苏子捣为泥与粳米、红糖同入砂锅内，加 500 毫升水煮，快成
粥时入苏叶。每日早晚温服，5 天为一个疗程。

【功效应用】散寒化痰。适用于恶寒、喷嚏、流涕等表寒证为主的哮喘患者。

【补充说明】糖尿病患者慎用。

(三)鲜芦根粥

【食材配料】鲜芦根 20 克，淡竹茹 10 克，桑白皮 10 克，粳米 120 克。

【制法用法】鲜芦根洗净切碎，与淡竹茹、桑白皮入砂锅，加入清水 1000 毫
升，煮沸后，小火熬煮 15 分钟，去渣，滤液；加粳米同煮至熟。
早晚温服。

【功效应用】泻肺化痰。适用于咯痰色黄或白，黏浊稠厚，排吐不利，口苦，
口渴喜饮为主的热证哮喘患者。

【补充说明】糖尿病患者慎用。

(四)丝瓜凤衣粳米粥

【食材配料】丝瓜 10 片，鸡蛋膜（凤衣）2 张，粳米 30 克。

【制法用法】用鸡蛋膜煎水取汁约 800 毫升，煮粳米粥 1 碗，加入丝瓜再煮熟，加盐、味精、麻油少许调味，每日 1 次，温服。

【功效应用】清热化痰。适用于咯痰色黄或白，黏浊稠厚，排吐不利，口苦，口渴喜饮为主的热证哮喘患者。

【补充说明】糖尿病患者慎用。

(五)杏仁猪肺粥

【食材配料】杏仁 10 克，猪肺 90 克，粳米 60 克。

【制法用法】将杏仁去皮尖、洗净，猪肺洗净、切块，放入砂锅内焯水后，再用清水漂洗净。将洗净的粳米与杏仁、猪肺一起放入砂锅内，加清水 800 毫升，煮沸后，转文火煮成稀粥，调味即可，温服。

【功效应用】补肺化痰。适用于喉中时有哮鸣有声，或痰鸣声，呼吸气短，痰多色白，痰稠难出，舌质淡或淡胖哮喘患者。

【补充说明】糖尿病、高脂血症患者慎用。

(六)珠玉二宝粥(《医学衷中参西录》)

【食材配料】生山药、生薏米各 60 克，柿霜饼 24 克。

【制法用法】将生山药、薏米、柿霜饼洗净。把山药、薏米捣粗粒，放入砂锅内加水 1 000 毫升左右，煮至烂熟。再将柿霜饼切碎，调入煮好的粥内，搅匀溶化即成。

【功效应用】滋养脾肺，止咳祛痰。适用于畏寒怕冷，容易汗出，痰多色白哮喘患者。

【补充说明】糖尿病患者慎用，服粥期间，禁忌海鲜。

(七)黄芪党参粥

【食材配料】黄芪 40 克，党参 30 克，山药 30 克，半夏 9 克，白糖 10 克，粳米 150 克。

【制法用法】将黄芪、党参冷水浸泡半小时，与半夏入砂锅添水 1500 毫升煮沸，转小火煮 30 分钟，滤液留用，入粳米、山药同煮至烂熟，加入白糖调味。温服。

【功效应用】健脾化痰。适用于平素呼吸气短，痰多色白，饮食不佳，甚至大便稀薄，舌质淡或淡胖哮喘患者。

【补充说明】糖尿病患者慎用。

三、药膳

(一)荆防蒜香鸡

【食材配料】荆芥45克，防风45克，鸡1只。

【制法用法】将鸡收拾干净，剖开去内脏，用纱布包好荆芥、防风、大蒜装鸡腹内，放入砂锅中，炖熟。喝鸡汤，吃鸡肉及大蒜。

【功效应用】温中散寒。适用于冷天或受寒后易发作，怕冷，口不渴，或有恶寒、喷嚏、流涕等表寒证哮喘者。

【补充说明】对大蒜、鸡肉过敏者禁服。

(二)姜糖

【食材配料】淡豆豉15克，干姜30克，饴糖半斤，熟植物油少许。

【制法用法】将干姜、淡豆豉放入砂锅中，加清水适量，煮沸后，转小火熬煮30分钟，去渣，滤液留用，加饴糖调匀，继续煎熬，边熬边搅拌，防止粘锅，熬至挑起糖浆成丝时停火，倒入涂有熟植物油的不锈钢或搪瓷盘中，摊平，稍凉后划成小块。

【功效应用】温中散寒。适用于冷天或受寒后易发作，怕冷，或有恶寒、喷嚏、流涕等表寒证哮喘者。

【补充说明】糖尿病患者慎用。

(三)核桃猪肺汤

【食材配料】核桃30克，生姜15克，猪肺250克。

【制法用法】将猪肺洗净，放入砂锅加水1 500毫升，放入核桃仁、生姜，炖熟。每日3次，2日内服完。

【功效应用】补肺益肾。适用于哮喘缓解期病人无咳不喘，一如正常，但容易反复发作者。

【补充说明】砂锅可用不锈钢、搪瓷锅代替，不可用铁锅、铝锅等代替。高脂血症不宜。

（赵裕沛　朱益敏）

第五节　慢性胃炎

慢性胃炎是临床常见且多发的消化系统疾病，它是指胃黏膜在致病因素作用下发生的慢性非萎缩性炎症性病变，是胃黏膜以淋巴细胞和浆细胞浸润为主并可能伴有糜烂、胆汁反流的慢性炎症。慢性胃炎主要表现为进食后上腹部不适、饱胀、疼痛、嗳气反酸等消化不良症状，部分患者还可出现焦虑、抑郁、健忘等精神心理症状。

慢性胃炎的患病率极高，且有随年龄增高而上升的趋势，男性患者多于女性。国外研究指出，慢性胃炎的患病率为 46%～49.8%，是临床关注的重点问题。

慢性胃炎属中医"胃痛""痞证"等病证的范畴。中医学认为，脾胃共居于中焦，经络互为络属，互为表里，同为气血生化之源。胃受纳腐熟水谷，脾主运化并传输水谷精微于脏腑、经络、四肢百骸，保证全身营养供给。因此，饮食通过脾胃的作用，在人体生命活动中发挥了重要的作用。慢性胃炎的病因主要包括饮食不节、情志失调、脾胃虚弱、外邪犯胃，在这些致病因素作用下，导致脾胃受损、胃失和降，继而引发或加重该疾病。临床辨证主要分为肝胃不和、脾胃虚寒、中焦湿困、胃阴不足、胃络瘀阻等证型。

一、药粥

(一)玉米苡仁粟枣粥

【食材配料】玉米 50 克，红枣 15 枚，粟米 100 克，薏苡仁 20 克，红糖 20 克。

【制法用法】将玉米、薏苡仁去杂质，洗净，用冷开水泡发，研成粉。将粟米淘洗干净，放入砂锅，加适量水，浸泡 30 分钟，与洗净的红枣一起用中火煮沸，调入玉米、薏苡仁粉，拌和均匀，改用小火煮 1 小时，待粟米酥烂、粥黏稠时，拌入红糖即成。早、晚餐食用。

【功效应用】健脾开胃、益气补虚。适用于食欲不振，食少纳呆，脘腹胀满的慢性胃炎患者。

【补充说明】糖尿病及高血糖患者请在专业医师指导下应用。

(二)黑豆红枣粥

【食材配料】黑豆 90 克，红枣 15 枚，红糖 10 克，粳米 50 克。

【制法用法】将红枣用温水浸泡片刻，洗净备用。黑豆去杂洗净，粳米洗净，放入锅中，加水适量，先用小火煮煨 30 分钟，加入红枣、红糖，再烧煮 30 分钟，直至黑豆酥烂时离火，出锅即成。每日早、晚分食。

【功效应用】健脾益胃、活血利水。适用于食欲不振，自汗盗汗的瘀血阻络型慢性胃炎患者。

【补充说明】糖尿病及高血糖患者请在专业医师指导下应用。

(三)山楂粥

【食材配料】山楂 10～15 克，糯米 50 克，白糖适量。

【制法用法】将山楂放入炒锅中炒至棕黄色，与淘洗干净的粳米同放入砂锅中，加清水适量煮成稠粥，食时加入白糖调味即可。每日早上趁温热食用，可常食。

【功效应用】散瘀化积、消食开胃。适用于慢性胃炎积食患者。

【补充说明】糖尿病及高血糖患者请在专业医师指导下应用。

(四)生姜鲫鱼粥

【食材配料】鲫鱼 1 条（重约 200 克），生姜 20 克，豆腐 30 克，胡椒粉 3 克，葱 3 克，精盐适量。

【制法用法】将鲫鱼去鳞、鳃，用刀剖腹，去内脏，用清水洗净。生姜去外皮，洗净切成丝，葱洗净切成丁。将生姜丝、胡椒粉一同装入布袋，扎紧袋口，同鲫鱼放入锅中，加水后置于火上，用小火煨熟，取出药袋，加精盐、葱调味即成。佐餐食用。

【功效应用】温中散寒、健脾开胃。适用于食少、乏力、消渴、畏寒等脾胃虚寒型慢性胃炎患者。

【补充说明】糖尿病及高血糖患者请在专业医师指导下应用。

(五)平菇牛肉粥

【食材配料】平菇80克，牛肉80克，糯米100克，葱花10克，生姜末5克，精盐5克。

【制法用法】将牛肉煮熟切成薄片，与洗净的香菇、粳米一同入锅，加水煮粥，半熟时调入葱、生姜、精盐、味精等，继续煮至粥成。早晚分食。

【功效应用】和胃调中、理气止痛。适用于食少、胃脘胀痛、乏力等脾胃气滞型慢性胃炎患者。

【补充说明】糖尿病及高血糖患者请在专业医师指导下应用。

二、药膳

(一)大麦羊肉面汤

【食材配料】羊肉500克，草果3个，老姜8克，大麦粉500克，胡椒粉、精盐、鸡精各适量。

【制法用法】将羊肉、草果洗净，生姜洗净拍破备用；将大麦粉加水揉成面团，再擀成面片备用。羊肉放入锅内，加入清水适量，用大火烧沸后转用小火煮至肉熟，捞出羊肉，放入面片，待熟后再加胡椒粉、精盐、鸡精等调味食用。

【功效应用】和胃调中、理气止痛。具有温中益气、健脾养胃的功效。适用于以腹胀、食欲不佳、进食后饱胀、胃寒等脾胃虚寒型患者。

【补充说明】舌红苔黄者不宜。

(二)姜桂猪肚汤

【食材配料】 生姜 15 克，肉桂 3 克，猪肚 1 只，精盐、调料各适量。

【制法用法】 将猪肚去油脂，用细盐或米糠将内壁搓洗干净，切小块放入碗内，加生姜片、肉桂、盐、调料等，隔水炖煮，至猪肚熟即成。食肉，饮汤。可分次食用。

【功效应用】 健脾和胃、温中散寒。适宜于胃脘冷痛、呕吐清水、大便稀溏等脾胃虚寒型慢性胃炎患者。

【补充说明】 舌红苔黄者不宜。

(三)荞麦山楂饼

【食材配料】 荞麦面粉 250 克，鲜山楂 100 克，陈皮、青皮、砂仁、石榴皮、乌梅各 10 克，绵白糖 60 克。

【制法用法】 将陈皮、青皮、砂仁、石榴皮、乌梅入锅，加入绵白糖和水，煎煮半小时，去渣取汁，浓缩。山楂煮熟去核，碾成泥状待用。将荞麦面粉用浓缩汁和成面团，将山楂揉入面团中，做成一个个小饼，放入平底锅中烙熟即可。当点心食用。

【功效应用】 健脾消积、清热利湿。适用于食欲不振、大便黏腻不爽等脾胃湿热型慢性胃炎患者。

【补充说明】 糖尿病及高血糖患者请在专业医师指导下应用。

(四)山楂土豆饼

【食材配料】 山楂 50 克，马铃薯 250 克，金橘 5 克，鸡蛋 1 个，桂花、白糖、面粉各适量。

【制法用法】 将金橘、山楂剁成碎末，加入桂花拌匀成馅。在鸡蛋液中加入面粉，调成蛋液糊。土豆洗净，去皮，切成扁圆形块，从中央挖一个小洞，将金橘、山楂馅塞入小洞，再将挖下的部分涂鸡蛋液糊封上口，然后上笼蒸 10 分钟左右，取出晾凉备用。锅上火，放入清水、白糖，熬起泡沫时下入土豆，用手勺上下翻铲，使土豆全部粘上白糖汁即成。佐餐食用。

【功效应用】健脾开胃、帮助消化。适用于食欲不振、厌食症等脾胃虚弱型慢性胃炎患者。

【补充说明】糖尿病及高血糖患者请在专业医师指导下应用。

（陈泓静　郑亮）

第六节　胃溃疡

胃溃疡（gastric ulcer，GU）指胃黏膜在某种情况下被胃酸、胃蛋白酶自身消化而造成的损伤，且损伤程度超过黏膜肌层，并发生在胃角、胃窦、贲门和裂孔疝等部位，临床多表现为胃部疼痛、食欲不振、餐后腹胀或胃部不适、体重减轻等症状，多发于40～60岁的中老年男性群体，全球发病率约为5%～10%，呈逐年上升趋势，且复发率高达60%～80%，其中1%的患者可发展成胃癌，胃溃疡也被WHO列为癌前疾病。

胃溃疡多发生于贲门至幽门之间，患者在发病后临床症状以饱胀嗳气、饥饿不适、上腹疼痛为主要症状表现，若患者病情较为严重，还有可能出现黑便或者呕血的情况。胃溃疡的发病与多种因素密切相关，例如幽门螺杆菌感染、长期吸烟和大量饮酒等。胃溃疡分为良性胃溃疡和恶性胃溃疡。良性胃溃疡病变在内镜下的特征是：基底和苔一般较平坦或稍显不平，活动期时常因坏死组织的覆盖而有黄白色、黄红色等厚苔，好转期时溃疡面缩小且苔变薄、基底清洁，若溃疡有陈旧性出血，则苔呈红褐色、黑褐色，活动性出血时，基底可被鲜血覆盖；其边缘一般清晰、光滑，活动期溃疡周边黏膜明显充血、水肿，虽和周围黏膜色泽一致，但往往较红且稍隆起，反光增强，在愈合过程中充血水肿慢慢消退，周边黏膜逐渐平坦，且皱袋逐渐向溃疡边缘集中。其形态为圆形、类圆形，有时也可呈长方形、三角形或不规则形等。恶性胃溃疡在内镜下常表现为：溃疡面的形状不规则，底凹凸不平，边缘结节隆起，污秽苔，溃疡周围因癌性浸润增厚，僵硬，质地脆，有结节，糜烂，易出血。

从治未病理论来看，胃溃疡患者需要注意：①养成良好的饮食习惯，三餐定时定量，不暴饮暴食。②戒烟、酒、浓茶和咖啡。吸烟、浓茶、咖啡可引起胃酸及胃泌素分泌增多，降低胃黏膜的抵抗力。饮酒对胃黏膜的刺激和破坏作用更为明显，长此以往溃疡可发生穿孔。③实行分餐制，预防幽门螺杆菌感染。现代研究发现幽门螺杆菌感染往往有家族聚集现象，而家人一起就餐容易导致细菌传染。④避免思虑过度，精神紧张。中医认为"思伤脾"，思虑过度会直接影响脾的运化功能。因此，保持轻松愉快的心情，是治愈胃溃疡的关键。

一、药茶

(一)甘草茶

【食材配料】煅制瓦楞子、焙干的甘草各 150 克。

【制法用法】取两药研成细末，混合均匀，冲服，每次服 6 克，每日 3 次，一周为一疗程。

【功效应用】制酸、化瘀、解痉、止痛。用于胃溃疡辅助治疗。

【补充说明】胃溃疡出血者，可加服三七粉，一次 3 克；或加服云南白药 0.25～0.5 克，一日 3 次。

(二)健胃茶

【食材配料】藿香 2 克，香附 2 克，黄连 1 克，吴茱萸 2 克，生地黄 5 克，牡丹皮 3 克，黄芩 3 克，旱莲草 2 克，延胡索 2 克，珍珠母 2 克，甘草 5 克，黄精 2 克。

【制法用法】将上述药物打为粗末装袋，开水冲服，代茶频饮。

【功效应用】调和肝胃、滋脾阴、泻胃火。用于泛酸、烧灼感明显的胃溃疡。

【补充说明】本品藿香、香附疏肝理气，条畅肝胃气机，生地、丹皮、延胡索、旱莲草、黄芩、黄精、珍珠母凉血泻肝、滋养脾阴、抑制胃火，黄连、吴茱萸、甘草制酸、护膜。

二、药粥

(一)白及粥

【食材配料】粳米 50 克，大枣 5 枚，蜂蜜 10 克，白及粉 15 克。

【制法用法】先将粳米、大枣、蜂蜜同煮，再取白及粉调入粥中，用文火煮至粥汤黏稠即可。每日早晚餐温热服用。

【功效应用】养胃生肌。白及甘苦，具有止血、养胃的功效，为收敛生肌良药。药理证实白及能凝集血细胞，起到局部的良好止血作用。

【补充说明】糖尿病及高血糖患者请在专业医师指导下应用。

(二)灵芝百合糯米粥

【食材配料】灵芝10克，百合30克，糯米100克，生姜3克。

【制法用法】灵芝、百合研为细末；生姜切丝备用。糯米淘净，与百合一起加水适量，煮成粥，再加入灵芝末、姜丝，稍煮片刻即可。温服。

【功效应用】调补脾胃。用于胃溃疡阴虚者。

【补充说明】本药膳偏于滋腻。纳食较少、食后腹胀难消者，可用粳米代替糯米，酌加陈皮、砂仁等开胃药物。

三、药膳

(一)黄芪陈皮鸡汤

【食材配料】鸡肉100克，黄芪15克，干姜2片，陈皮3克。葱、酱油、食盐各少许。

【制法用法】将鸡肉切成小块，先将黄芪、陈皮放砂锅内煮20分钟后，取出黄芪、陈皮，将鸡肉、葱、酱油、食盐放入炖煮后，吃鸡肉，喝汤。

【功效应用】温脾胃、补气血。用于脾胃虚寒型胃溃疡。

【补充说明】本药膳偏于温补，若脾胃有热，症状有口干口渴、便秘难下、发热、舌红苔黄、脉数者，非本方所宜。

(二)良姜豆蔻玉米饼

【食材配料】高良姜50克，白豆蔻50克，玉米粉1000克，食盐15克。

【制法用法】将高良姜、白豆蔻打粉备用，与食盐一起撒入玉米粉，充分混匀，用温水和成面团，捂盖半小时，捏压成饼，下油锅煎烤，饼熟即可。作主食或零食，随意食用。

【功效应用】调理脾胃，止疼痛。用于脾胃虚寒型胃溃疡。

【补充说明】本药膳偏温，肠胃有热、口干舌燥、经常发生口疮、口臭、上腹
　　　　　　灼热、大便秘结、舌红苔黄、脉数者，非本方所宜。

(三)金橘煲猪肚

【食材配料】金橘 100 克，猪肚 1 个，油、盐适量。

【制法用法】猪肚洗净切成小块，与金橘一起加水 4 碗煎至 1 碗半，加盐、油
　　　　　　少许调味即成。吃肉饮汤，可常吃。

【功效应用】通调谷道，补益气血。用于脾虚气滞型胃溃疡。

【补充说明】上腹痛甚，酌加陈皮、砂仁；体虚明显、头晕眼花、肢体无力
　　　　　　者，酌加人参、鸡血藤等。

(四)健脾开胃糕

【食材配料】獐宝 10 克，白参 10 克，赤小豆 20 克，大枣 10 枚，薏米 10 克，
　　　　　　茯苓 10 克，山药 10 克，化橘红 10 克，砂仁 3 克，莲子 10 克，
　　　　　　糯米 200 克，粳米 50 克，米酒糟少许。

【制法用法】獐宝、人参、化橘红、砂仁等研成细粉备用；薏米、芡实、茯
　　　　　　苓、山药等洗净，用净水泡透，并晾晒半干，研成细粉；糯米、
　　　　　　粳米按 4∶1 比例洗净晾晒半干，研成米粉；赤小豆、莲子、白
　　　　　　扁豆净水泡透，备用；枸杞子、枣肉洗净。
　　　　　　每 1000 克米粉，加獐宝粉 3 克、人参粉 10 克、生薏米粉 30 克、
　　　　　　茯苓粉 30 克、山药粉 30 克，化橘红粉 5 克、砂仁粉 1 克，加入
　　　　　　泡透后的赤小豆 50 克、莲子 30 克、枣肉 30 克、米酒糟 50 克拌
　　　　　　匀；无糖尿病并爱吃甜食者，可略加少量冰糖。入器蒸制至熟。

【功效应用】补气健脾、化湿开胃。用于脾胃虚弱型胃溃疡。

【补充说明】老年人，儿童、孕妇、各种病后的脾胃虚弱，中气不足、纳食不
　　　　　　香者较为适宜。

四、药酒

红人酒

【**食材配料**】龙眼肉 50 克，枸杞子 20 克，山楂 50 克，莲子 20 克，蜂蜜少许，纯米酒 1000 克。

【**制法用法**】将龙眼肉、枸杞子、山楂、莲子洗净，浸米酒内，加少许蜂蜜，放置 20 天。每服 20 毫升，1 日 2 次，服完后再加酒浸。

【**功效应用**】调节脾胃，补养气血，滋补强壮。用于心脾两虚型胃溃疡。

【**补充说明**】有肝脏疾病或酒精过敏者，均不宜使用。

（李彤　郑亮）

第七节　肠易激综合征

　　肠易激综合征（IBS）是一种常见的胃肠道功能障碍性疾病，其特征是慢性、反复性的腹痛和腹部不适，伴有大便性状及排便习惯的改变，是一种世界范围内的多发病，全球总患病率在 5%～25% 之间，大部分亚洲国家的发病率在 5%～10% 之间。我国不同地区、不同人群、不同研究标准所得到 IBS 的患病率不同。研究发现 IBS 女性患者明显多于男性，且多发生在青少年和成年早期，50 岁后 IBS 首次发病较少见。近年来 IBS 发病率不断升高，严重影响人们的工作和生活质量。

　　临床上通常分为便秘型、腹泻型、混合型和不定型四型，其中腹泻型肠易激综合征较多见。便秘型的主要临床症状为每周排便 1～2 次，偶尔 10 余天 1 次，患者常出现排便困难、排便不尽感或便急等症状，腹胀白天明显、夜间睡眠后减轻；腹泻型的主要症状为大便呈长期糊状便或者水样便（大便颜色正常），排便前患者有明显的腹痛，在排便后可得到明显的改善，每天腹泻的次数最高可达 10 次以上，排便后总有排便不尽的感觉及其排便的急迫感；混合型为腹泻、便秘交替出现；不定型其符合肠易激综合征的诊断标准，但

077

其排便习惯不符合上述三型中的任何一型。

目前，IBS的病因尚未完全明确，多数学者普遍认为IBS可能与胃肠运动异常、内脏高敏感、脑—肠轴调节异常、肠道感染及免疫功能紊乱、肠道菌群紊乱、精神心理应激、饮食及遗传因素等密切相关，现代医学对其疗效不佳。相关性进行研究发现，经常节食、喜好甜食、喜好饮茶或咖啡为导致IBS发生的危险因素，而规律进食早餐、高频进食蔬菜水果为IBS的保护因素。

对于IBS，祖国医学中并无该病名，可将其归为于"腹痛""泄泻""便秘"范畴。传统中医食疗药膳有着较大的优势，中医历来重视饮食调护，它从"药食同源"的思想观念出发，寓疗于食，以食隐药，添加到食物中的药物可起到治疗疾病的作用，通过每日的饮食从根本上改善和调节病人的体质，最终达到预防和治疗疾病的目的。《金匮要略·禽兽鱼虫禁忌并治》云："凡饮食滋味，以养于生，食之有妨，反能为害。""所食之味，有与病相宜，有与身为害，若得宜则益体，害则成疾。"说明辨证施膳，选用合适的饮食有益于身体健康，反之则不利于身体健康，甚至导致疾病。从治未病理念看，平素的食物必须多样化，食谱要广，不应偏食；饮食应有规律、有节制，严禁暴饮暴食。

一、药茶

(一)玉地沙麦茶

【食材配料】玉竹12克，生地黄10克，沙参8克，麦冬8克。

【制法用法】取上述材料干品，去杂质，加水适量，煎煮1小时，加入少量冰糖，待温后即饮，全天代茶饮，每日1剂。

【功效应用】滋阴增液，润肠通便。用于便秘型肠易激综合征，临床表现为大便干结，数日一行，或伴腹痛、腹胀，饥不欲食，口咽干燥，舌红少苔，脉细数等。

【补充说明】外感病、脾胃虚寒者不宜服用。

(二)姜枣茶

【食材配料】生姜7片，红枣15克，茶叶一握。

【制法用法】将上述三味，加水煎汤或沸水冲泡即可，代茶频饮，趁热饮服。

【功效应用】温中健脾，涩肠止泻。用于腹泻型肠易激综合征，临床表现为大便溏薄，泄泻时作时止，水谷不化，纳呆腹胀，神疲倦怠，面色萎黄，舌苔淡白，脉象缓弱。

【补充说明】实热证、阴津亏虚等患者不宜服用本品。

二、药粥

(一)四神补阳粥

【食材配料】补骨脂 10 克，五味子 6 克，肉豆蔻 2 枚，粳米 100 克，干姜 6 克，大枣 6 枚。

【制法用法】将肉豆蔻用面团包裹，火煨去油备用，将补骨脂、五味子、肉豆蔻、干姜入锅，加入适量清水，煎汤取汁，再加入粳米、大枣共煮为粥，即可食用。每日 1 剂，7 天为 1 个疗程。

【功效应用】温肾健脾，固涩止泻。用于腹泻型肠易激综合征患者。临床表现为黎明前脐腹作痛，肠鸣即泻，完谷不化，泻后则安，腹部喜温，形寒肢冷，腰膝酸软，舌淡苔白，脉沉细等。

【补充说明】阴虚火旺、外感风寒表证等患者不宜服用本品。

(二)松子粥

【食材配料】松子仁 15 克，粳米 50 克，蜂蜜适量。

【制法用法】将松子仁研碎，同粳米煮粥，粥熟后冲入适量蜂蜜，即可食用。

【功效应用】养阴益气，润肠通便。用于便秘型肠易激综合征患者。临床表现大便干结，便后乏力，形体消瘦，两颧红赤，心烦少眠，肢倦懒言，舌红少苔，脉细弱等。

【补充说明】外感风寒表证、阳虚、腹泻等患者不宜用本品。

三、药膳

(一)番泻鸡蛋汤

【食材配料】番泻叶 6 克，鸡蛋 1 个，菠菜少许。

【制法用法】将鸡蛋打入碗中搅散备用，番泻叶用水煎，去渣留汁，倒入鸡蛋，加入菠菜、食盐等调味，煮沸即可。

【功效应用】泄热通便。用于便秘型肠易激综合征。临床表现为大便干结，腹中胀满，口干口臭，面红身热，时欲饮冷，小便短赤，舌质红干，苔黄燥，脉滑数或弦数等。

【补充说明】体质虚弱、孕妇、月经期者不适宜服用本品。

(二)四君排骨汤

【食材配料】排骨300克，白术10克，党参12克，茯苓10克，甘草9克，山药15克，红枣30克，盐适量。

【制法用法】排骨洗净氽烫，红枣过水冲洗切成对半，所有药材、食材放进锅中，加水漫过材料再多一些，放进电锅内锅，外锅加半杯水，按下开关起锅后加盐调味。

【功效应用】补中益气，收涩止泻。用于腹泻型肠易激综合征患者。临床表现为大便常不成形，动则气喘、汗流浃背，面色苍白，舌质淡，苔薄白，脉细弱等。

【补充说明】痛风患者、高脂血症患者、对排骨汤过敏者不宜服用本品。

(三)黄芪党参烧鲤鱼

【食材配料】北黄芪30克，党参、冬笋、香菇各15克，活鲤鱼1条，姜、葱各5克，猪油10克，白糖12克，食盐2克，花生油适量。

【制法用法】将鲤鱼处理洗净后用刀横划鱼身，放入花生油锅中炸呈黄色，捞出沥去油。将黄芪、党参洗后切片，入砂锅加500毫升水，浓煎取汁250毫升，去药渣。将香菇、冬笋切片，生姜切粒、葱切细丝备用。锅烧热后加猪油融化，入白糖炒至变褐色，将鲤鱼、香菇片、冬笋、药液一同入锅，放食盐适量，大火煮沸后，改用小火，待汁液快收干时撒上姜、葱即可。

【功效应用】补气健脾，润肠通便。用于便秘型肠易激综合征患者。临床表现为大便并不干燥，临厕努挣乏力，难以排出，便后乏力，汗出气短，面白神疲，肢倦懒言，舌淡胖，或边有齿印，苔薄白，脉细弱等。

【补充说明】气机郁滞、肠胃积热的便秘患者不宜服用本品。

四、药酒

(一)防风白芍酒

【食材配料】白芍 20 克，炒白术 20 克，防风 10 克，陈皮 10 克，葛根 12 克，枳实 10 克，木香 10 克，甘草 9 克。

【制法用法】将上述材料洗净，用白酒 1000ml 浸泡 2 周，过滤制备去渣，装瓶密封，备用。每次 20～30ml，每日 2 次，10 天为 1 个疗程。

【功效应用】柔肝理气，健脾止泻。用于腹泻型肠易激综合征患者。临床表现为胸胁胀闷，嗳气，食少，抑郁、恼怒或情绪紧张时发生腹痛泄泻，腹中雷鸣，攻窜作痛，矢气频作，舌淡红苔薄白，脉细弦等。

【补充说明】酒精过敏者、便秘患者不宜使用本品。

(二)抑激止泻酒

【食材配料】党参 15 克，白术 10 克，茯苓 10 克，炙甘草 9 克，白扁豆 10 克，木香 8 克，白芍 20 克，陈皮 10 克，防风 10 克，炮姜 6 克。

【制法用法】上述药物用白酒 1000ml 浸泡，封口。制备期间每隔 2 日将浸泡药酒容器振荡数次，2 周后启封，过滤即得。口服，每次 20ml，每日 2 次，10 天为 1 个疗程。

【功效应用】健脾益气，化湿止泻。用于腹泻型肠易激综合征患者。临床表现为大便时溏时泻，迁延反复，食少，食后脘闷不舒，进食油腻食物后大便次数增多，面色萎黄，肢倦乏力，舌质淡苔白，脉细弱等。

【补充说明】酒精过敏者，不宜使用。

(三)健脾温阳酒

【食材配料】炒苍术 50 克，党参 30 克，茯苓 20 克，木香 15 克，乌药 12 克，补骨脂 12 克，炒白术 15 克，肉豆蔻 12 克，鹿茸 10 克，炮姜 8 克，炙甘草 9 克。

【制法用法】上述药物饮片用 1000 ml 白酒浸泡 2 周，过滤去渣，药酒装瓶，密封备用。口服，每次 20 ml，每日 2 次，10 天为 1 个疗程。

【功效应用】健脾温阳，固涩止泻。用于腹泻型肠易激综合征患者。临床表现为腹痛腹泻，受寒加重，伴有呕吐、食欲不振，严重时大便呈水状，形寒肢冷，亦可出现小便不利，小便清长现象，舌质淡苔白滑，脉沉迟无力等。

【补充说明】酒精过敏者，不宜使用。

（王媛媛　郑亮）

第八节　炎症性肠病

炎症性肠病（IBD）是指原因不明的一组非特异性慢性胃肠道炎症性疾病，包括溃疡性结肠炎、克罗恩病和未定型结肠炎。主要表现为消化道症状如腹泻、腹胀、腹痛，大便呈黏液稀便、黏液脓便或脓血便，甚至血水样便，可伴有里急后重。此外还可以出现全身症状及肠外表现，例如体重下降、发热、乏力、贫血，皮肤、黏膜、关节、眼部病变等；严重者可出现肠穿孔、肠梗阻、大出血等，甚至癌变。IBD 属中医学"泄泻""痢疾""腹痛""肠痈"等范畴。

炎症性肠病的病因现在还没有研究清楚。可能和遗传因素以及自身免疫功能紊乱有关。另外，长期食用油炸食品，吸烟，肥胖等因素，可能也和炎症性肠病有关系。炎症性肠病多发生于青少年，病情多反复发作，而且逐渐加重。炎症性肠病在西方高蛋白、高脂肪、高糖饮食结构人群中多见，既往在中国罕见。但近 20 年来，由于我国居民饮食结构的改变，炎症性肠病患者有明显增多趋势，据相关数据推测，预计中国总病例数在 2025 年将达 150 万。迁延反复的病程对患者的身心健康造成严重损害，经济负担也逐渐增大。

炎症性肠病患者的饮食对疾病的治疗和康复具有重要意义。因患者肠道消化吸收的面积已经减少，必须利用有限的营养吸收面积实现较多的营养物质的吸收，这就对食物加工、烹饪提出了不一样的要求。食物加工时必须做到煮透、煮烂，烹调要简单化，以炖、煮、蒸为主，避免油炸和重油煎炒，少用或不用无营养价值的色素、香料和调味品。烹饪好的食物性质应当以半流质和流质为主，不应将食物或菜类烹饪得很硬或半生不熟。对于生的、半生的、粗糙的、腌制的、酿造的、油腻的、辛辣的以及不新鲜的食物和菜类，都需要退避三舍。饮食应以清淡稀软，易消化吸收，少渣低脂为原则，减轻胃肠的负担。食谱要包括不同种类的食物：肉类、鱼类、禽类、谷物、奶制品、水果和蔬菜。为了减轻或避免患者因为进食出现腹部不适或疼痛，可以少食多餐，每次用餐的时间适当延长。这样，有利于胃肠道对食物适应和充分消化吸收。

炎症性肠病的核心病机在于脾胃虚弱，传统中医食疗药膳对于辅助治疗炎症性肠病有着较大的优势。

一、药茶

(一)人参茶

【食材配料】生晒参 3 克。

【制法用法】将生晒参切成薄片，放入保温杯内，冲入沸水，加盖焖泡半小时，即可饮服。早晨空腹或晚上临睡前温饮之。

【功效应用】益气健脾。适用于一切气虚之证。

【补充说明】妇女经期停服，饮此茶 2～3 天内忌食萝卜、浓茶、螃蟹、绿豆等食物。本品忌用于湿热明显者，人参容易上火，传统中医认为"气有余便是火"，所以对于炎症性肠病发作期慎用。

(二)甘橘茶

【食材配料】橘皮 10 克，炙甘草 5 克。

【制法用法】将上述两味洗净，橘皮撕碎，与炙甘草一起放入茶杯中，用沸水冲泡，加盖，焖泡片刻即可饮服。

【功效应用】健脾理气。尤适宜于泛吐酸水的 IBD 患者饮用。

【补充说明】不宜与甘遂、大戟、芫花、海藻同用。

(三)白芍饮

【食材配料】白芍 15 克，茯苓 20 克，白术 15 克，生姜 10 克。

【制法用法】白芍、茯苓、白术、生姜洗净，切片。将以上药物放入炖锅内，加水适量，置武火上烧沸，再用文火煎煮 30 分钟，去渣，代茶饮用。

【功效应用】健脾止泻。用于腹泻为主的 IBD 患者。

【补充说明】对于慢性腹泻患者有较好的止泻效果。

二、药粥

(一)莲子粳米粥

【食材配料】莲子 50 克，粳米 100 克。

【制法用法】将上述两味洗净入锅加水，共煮成粥。

【功效应用】健脾养胃。对脾虚久泻者尤为适用。

【补充说明】宜煎煮至软烂，以利消化吸收。

(二)杂豆米粥

【食材配料】粳米 100 克，绿豆 50 克，眉豆 50 克，生薏苡仁 50 克，赤小豆 20 克。

【制法用法】将上述食材浸泡 2 小时，捞出加入适量清水，入锅煮至软烂。

【功效应用】健脾除湿。适用于身形过于消瘦、经常腹泻、大便稀烂和胃口欠佳者。

【补充说明】平素身体虚弱、少气懒言者，可改粳米为糯米，再加入适量大枣、山药和党参、白术等。

(三)补脾粥

【食材配料】山药 50 克，赤小豆 50 克，芡实、薏苡仁、莲心各 25 克，大枣 10 枚，糯米 100 克。

【制法用法】山药去皮切丁，赤小豆浸泡2小时。先煮糯米，半小时后下入其余食材，文火煮至稠烂。

【功效应用】健脾止泻，补中益气。适用于老年脾胃虚弱者见久泻不止、食少倦怠等。

【补充说明】山药为滋养、性平、补脾胃的药食两用佳品，脾虚型炎症性肠病患者可经常食用。

三、药膳

(一)党参茯苓白术鲫鱼汤

【食材配料】鲫鱼1条（约250克），党参、茯苓、白术各10克，甘草3克，葱姜、料酒、盐适量。

【制法用法】党参、茯苓、白术、甘草煎煮取汁备用；鲫鱼去鳞、内脏，加油煸炒一下，加入料酒、葱姜，放入适量水煮沸后与中药水同煮沸，加入适量盐调味。

【功效应用】健脾益气，燥湿养胃。用于脾虚湿盛便溏者。

【补充说明】油、盐、料酒宜适量，避免加重胃肠负担。

(二)三珍甜饭

【食材配料】赤小豆250克，莲子60克，糯米500克，红糖、猪油各适量，桂花少许。

【制法用法】将赤小豆加水煮极烂，搅碎成稀糊，用大纱布袋装赤小豆泥糊，边拧边加水，进行洗沙，直至袋内剩下渣壳，弃渣。将过滤的赤小豆水沉1小时后，除去上清液，沉下赤小豆沙。炒锅内放少许猪油，中火烧热后，倒入豆沙炒3分钟，再加少许红糖，继续翻炒。10~15分钟后，红糖溶化，豆沙发热、发亮时，离火盛起。开水浸泡莲子1小时，剥衣去心。糯米淘净，冷水浸2小时，捞出沥干后倒入笼屉，旺火蒸20分钟，饭熟备用。取大瓷盆一只，内涂少许猪油，撒上桂花，并将莲肉均匀放于盆底。将一半量糯米饭放入盆中，摊成碗形，放入豆沙，再将剩下一半糯米饭放在上面摊平。用旺火隔水蒸 2 小时，离火，将三珍甜饭翻倒入盘中即可。

【功效应用】 温补脾胃，对于胃脘隐痛，喜按，倦怠腹胀的脾胃虚寒患者尤宜。

【补充说明】 糖尿病患者不宜食用。

(三)砂仁陈皮炖牛肉

【食材配料】 牛肉 1500 克，砂仁、陈皮各 5 克，生姜 25 克，桂皮 3 克，胡椒粉 5 克，葱、盐、酱油各适量。

【制法用法】 将牛肉焯去血水备用。锅内水沸后，上述各味同煮，再沸，撇去浮沫，改文火炖至肉烂，取出牛肉切片，食用。

【功效应用】 补脾胃，益气血。适用于脾胃虚寒型腹泻患者。

【补充说明】 同时有健脾开胃的功效，适宜于治疗脾胃虚寒所致不思饮食、身体瘦弱者。

分证食疗药膳

炎症性肠病临床常见大肠湿热证、热毒炽盛证、脾虚湿蕴证、寒热错杂证、肝郁脾虚证、脾肾阳虚证、阴血亏虚证。下面介绍每证典型表现及相应的食疗药膳处方，以供大家合理选用。

1. **大肠湿热证**：主要症状为腹泻，便下黏液脓血，腹痛，里急后重，肛门灼热，腹胀，小便短赤，口干口苦，舌质红苔黄腻，脉滑。

（1）木槿花粥

食材配料：木槿花 20 朵，粳米 100 克，冰糖 10 克。

制法用法：将木槿花晒干，研为细末，粳米入锅煮粥，熟后加入药末、冰糖即成。

功效应用：清热利湿，凉血。用于大肠湿热型炎症性肠病的辅助调养。

补充说明：木槿花具有清热利湿、凉血解毒的功效，传统用于治疗肠风便血，赤白下痢，痔疮出血，并治肺热咳嗽、咳血，尚可用于白带、疮疖痈肿、烫伤等。

（2）小麦麸饼

食材配料：小麦麸 100 克，面粉 100 克，盐适量。

制法用法：小麦麸、面粉放入盆中，加盐水和面，做饼食。

功效应用：清热利湿止泻。用于大肠湿热型炎症性肠病的辅助调养。

补充说明：急性发作期泻下严重或较为频繁时，应以少渣滓、高蛋白、高热量的饮食为主，不宜服用。

2. **热毒炽盛证**：主要症状为便下脓血或血便，量多次频，腹痛明显，可有发热，里急后重，腹胀，口渴，烦躁不安，舌质红苔黄燥，脉滑数。

（1）苦瓜茶

食材配料：苦瓜1个，绿茶15克。

制法用法：苦瓜上端切开，挖去瓤，装入绿茶，风干。取下洗净，连同茶叶切碎，用沸水冲泡，代茶饮。

功效应用：清化湿热，凉血止血。用于热毒炽盛型炎症性肠病的辅助调养。

补充说明：不宜长期服用，脾胃虚寒者不宜食用。可与本书长夏一节中的苦瓜茶饮互参。

（2）马齿苋粥

食材配料：马齿苋150克，粳米100克。

制法用法：马齿苋洗干净，切成碎段备用。马齿苋与粳米加水同煮，旺火烧沸，改用小火煮至粥成。不加盐、醋，空腹淡食。

功效应用：清热利湿，凉血解毒，止泻。用于热毒炽盛型炎症性肠病的辅助调养。

补充说明：脾胃虚寒者、孕妇不宜食用。可与第三十九节"肿瘤化疗后消化道反应"下的马齿苋粥互参。

3. **脾虚湿蕴证**：主要症状为黏液脓血便，白多赤少，或为白冻，腹泻便溏，夹有不消化食物，脘腹胀满，腹部隐痛，肢体困倦，食少纳差，神疲懒言，舌质淡红、边有齿痕，苔薄白腻，脉细弱或细滑。

（1）白芍饮

请参考本节药茶下"（三）白芍饮"。

（2）补脾粥

请参考本节药粥下"（三）补脾粥"。

4. **寒热错杂证**：主要症状为下痢黏液脓血，反复发作，畏寒怕冷，腹痛绵绵，肛门灼热，口渴不欲饮，饥不欲食，舌质红，或舌淡红，苔薄黄，脉弦，或细弦。

（1）乌梅姜茶

食材配料：乌梅10克，干姜10克，金银花5克。

制法用法：上述药材沸水煮，代茶饮。

功效应用：寒热并调，涩肠止血。用于寒热错杂型炎症性肠病的辅助调养。

补充说明：因干姜辛辣，有一定刺激性，故对脾胃虚弱者可减半使用，逐渐增加用量。

（2）山茶粥

食材配料：山茶花5朵，山药10克，茯苓10克，当归5克，粳米50克，白糖适量。

制法用法：将山茶花择洗干净，切细备用。山药、茯苓、当归水煎取汁，粳米淘净，加水煮粥。待粥熟时，兑入药汁，调入山茶花、白糖，再煮一两沸即成。

功效应用：寒温并用，健脾止泻。用于寒热错杂型炎症性肠病的辅助调养。

补充说明：山药、茯苓、当归水煎取汁时，可加一两枚乌梅，以增强疗效。

5. 肝郁脾虚证： 主要症状为情绪抑郁或焦虑不安，常因情志因素诱发大便次数增多，大便稀烂或黏液便，腹痛即泻，泻后痛减，排便不爽，饮食减少，腹胀，肠鸣，舌质淡红苔薄白，脉弦或弦细。

（1）甘橘茶

请参考本节药茶下"（二）甘橘茶"。

（2）佛手粥

食材配料：佛手15克，苏梗15克，粳米50克，白糖适量。

制法用法：前两味水煎取汁，粳米淘净加水煮粥。待粥将熟时，兑入药汁共煮至熟，入白糖调味温服。

功效应用：疏肝理气，健脾和胃。用于肝郁脾虚型炎症性肠病的辅助调养。

补充说明：血糖者高慎用，或在专业医师指导下使用。

6. 脾肾阳虚证： 主要症状为久泻不止，大便稀薄，夹有白冻，或伴有完谷不化，甚则滑脱不禁，腹痛喜温喜按，腹胀，食少纳差，形寒肢冷，腰酸膝软，舌质淡胖，或有齿痕，苔薄白润，脉沉细。

（1）桂心茯苓粥

食材配料：桂心10克，茯苓30克，桑白皮60克，粳米50克。

制法用法：桂心、茯苓、桑白皮水煎取汁，加粳米熬粥，晨起空腹食用。

功效应用：温阳健脾止泻。用于脾肾阳虚型炎症性肠病的辅助调养。

补充说明：血糖者高慎用，或在专业医师指导下使用。

（2）羊肉苁蓉羹

食材配料：羊肉500克，肉苁蓉30克，黄酒、葱、生姜、食盐适量。

制法用法：将羊肉剔筋，焯去血水，切碎备用，肉苁蓉用黄酒浸泡一宿，刮去皱皮，切细备用。羊肉、肉苁蓉放入锅中，加清水、黄酒、葱、生姜、食盐，煮至熟烂即可食用。

功效应用：温阳止泻。用于脾肾阳虚型炎症性肠病的辅助调养。

补充说明：有肝胆胰腺病史者不宜。

7. 阴血亏虚证：主要症状为便下脓血，反复发作，大便干结，夹有黏液便血，排便不畅，腹中隐隐灼痛，形体消瘦，口燥咽干，虚烦失眠，五心烦热，面色少华，舌红少津或舌质淡，少苔或无苔，脉细弱。

（1）沙参山药粥

食材配料：沙参 20 克，山药 20 克，莲子 20 克，粳米 50 克，白糖适量。

制法用法：先将山药切成小片，与莲子、沙参一起泡透后，再加入所有材料，放入砂锅内加水煮沸，用文火熬成粥，即可服用。

功效应用：益气养阴，健脾养胃。用于阴血亏虚型炎症性肠病的辅助调养。

补充说明：血糖者高慎用，或在专业医师指导下使用。

（2）党参麦冬鲫鱼汤

食材配料：鲫鱼 1 条，党参 15 克、麦冬 10 克，枸杞 15 克，生姜 10 克，食盐适量。

制法用法：鲫鱼宰杀洗净后放入锅中，小火煎至两面微黄，将生姜、鲫鱼、党参、麦冬放入锅中，加入清水，大火烧开后转小火 40 分钟，出锅前 10 分钟加入枸杞，最后加盐调味即可食用。

功效应用：滋阴补脾。用于阴血亏虚型炎症性肠病的辅助调养。

补充说明：《随息居饮食谱》载"鲫鱼：外感邪盛时勿食，嫌其补也，余无所忌。"另《饮食须知》提醒："鲫鱼子忌同猪肝食。"

（张春霞　张美琪）

第九节　便秘

便秘是指排便困难或排便次数少，大便干结或排便不尽。便秘可见于各年龄人群，患病率随年龄增长明显增加，以女性多见。由于正常的排便习惯因人而异，摄入食物种类及习惯、生活习惯、环境因素以及精神状态等都可以影响排便习惯。相比其他身体功能，排便最多变且易受外界影响。历代文献中所提及的"后不利""大便难""阴结""阳结""脾约""大便不通""大便秘""大便燥结"等均属于便秘范畴。

中医将便秘分为实秘和虚秘。实秘多病程短，可根据症状不同分为热秘、冷秘与气秘。热秘由肠胃积热而致，常见面红身热、口渴多饮等胃肠道实热证；冷秘通常由于寒邪阻滞中焦而引起，症见喜温，四肢不温，腹部冷痛；气秘可以由情志不畅、肝气郁结导致气机不畅而引起，常伴胸胁胀满，嗳气呃逆，食欲不振。

虚秘多病程长，又分为气虚、血虚、阴虚、阳虚。气虚便秘多见为老年人，表现为大便不干但排出费力，平时不存在便意且排便时努挣乏力，使用较大力气也无法排出，同时由于过度用力会出现大汗淋漓，此时应进行补气治疗；血虚便秘通常由女性产后或月经过多、气血不足而导致，伴有头晕、唇甲色淡、心慌等血虚症状；阴虚便秘由于阴虚肠燥而出现口干、咽干以及大便干结的症状；阳虚便秘多见于老年人因脾胃虚寒、大便无力推动而出现便秘。

现代人的便秘多与不良的生活习惯和液体量摄入不足有关。如今饮食越来越精细化，缺乏食物纤维，加之五味偏嗜、过食肥甘厚味，导致脾胃功能损伤，胃肠功能紊乱，使胃肠积热，耗伤津液而大便干燥硬结；同时没有养成定时排便的习惯，忽视正常的便意，排便反射受到抑制，时间一长就会引起便秘。

药膳与调节饮食起居是防治便秘的基本方法。对于一些慢性便秘的患者来说，他们可以通过调节饮食和生活习惯、增加运动量，从而恢复正常的排便。饮食上可以多食用一些通便的食物，如黑芝麻、杏仁、胡桃仁、蜂蜜、牛奶、土瓜根汁、红薯等，这些食物性滑质润，营养丰富，尤适合于老人、产妇、儿童的便秘；含有丰富纤维素的水果和蔬菜能促进肠胃蠕动，如香蕉、火龙果、地瓜、菠菜、豆芽、萝卜等，使粪便易于排出体外。此外，多喝水也是预防便秘的重要措施之一，保持肠道内水分充足，能够促进粪便通畅，防止大便干燥和硬结。

一、药茶

(一)柏子绿茶

【食材配料】柏子仁6克，绿茶3克，蜂蜜10克。

【制法用法】上述三味沸水冲泡，盖好杯盖，焖10分钟左右，待温后即饮，随时加水饮用。

【功效应用】润肠通便。适用于阴血不足、肠燥便秘的患者。

【补充说明】有溃疡病史、胃酸过多者不适合饮用，孕妇、儿童以及有甲状腺、乳腺、子宫疾患者忌用。

(二)决明茶

【食材配料】决明子 20 克，绿茶 6 克。

【制法用法】沸水冲泡，代茶服饮。

【功效应用】润肠通便。适用于热结便秘，积滞腹胀的患者。

【补充说明】虚秘、血压低者慎用。

二、药粥

(一)苏麻粥

【食材配料】苏子 10 克，火麻仁 10 克，粳米 100 克。

【制法用法】现炒苏子、火麻仁研磨成粉，加水再研取汁 150 毫升，加入粳米煮成粥，空腹食用。

【功效应用】健脾养胃，润肠通便。适用于年老体虚、产后便秘、习惯性便秘的患者。

【补充说明】产后血虚，可加当归、熟地；老年下元亏虚，可加肉苁蓉、胡桃肉。

(二)黑芝麻杏仁粥

【食材配料】黑芝麻 90 克，杏仁 60 克，大米 90 克，当归 9 克，白糖适量。

【制法用法】前三味水浸后磨成糊状，煮熟后用当归、白糖煎汤调服。每日 1 次，连服数日。

【功效应用】养血润燥。对表现为大便干结，面色无华，心悸气短，舌淡苔白的血虚秘较为适合。

【补充说明】杏仁为甜杏仁，使用前必须用开水浸烫处理，去毒，然后食用。血糖高者慎用。

三、药膳

(一)姜汁菠菜

【食材配料】 菠菜250克，生姜25克，调料适量。

【制法用法】 菠菜去须根留红头，洗净切长段，锅内略焯水后捞出，沥水，抖散晾凉，加入姜汁，及食盐、酱油、麻油、味精、醋、花椒油各适量，调拌入味。

【功效应用】 通肠胃，生津血。适宜于肠燥便秘者，也可供老年便秘、习惯性便秘者食用。

【补充说明】 肾炎和肾结石患者不宜食用。

(二)鲜笋拌芹菜

【食材配料】 鲜嫩竹笋、芹菜各100克，熟食油、食盐、味精适量。

【制法用法】 竹笋煮熟切片。芹菜洗净切段，用开水略焯，控净水，与竹笋片和上述调味品拌匀。

【功效应用】 清热通便。适用于大便干结，腹胀痛的实热秘。

【补充说明】 芹菜还有良好的降血压功效，可用于便秘伴有高血压者。

(三)荸荠猪肚羹

【食材配料】 荸荠250克，猪肚1具，黄酒、生姜各适量。

【制法用法】 荸荠去皮，冲洗干净备用，猪肚擦洗干净备用。荸荠放入猪肚中，以针线缝合。猪肚放入砂锅中，加清水、黄酒、生姜，旺火烧沸后转为小火煮。煮至半熟时，以不锈钢针在猪肚上刺若干小孔，再继续用小火煮糜烂即成。

【功效应用】 补气润肠。适宜于大便并不干硬，虽有便意但排便困难，用力努挣则汗出短气，便后乏力者。

【补充说明】 本品加工时不宜用盐。

分证食疗药膳

便秘临床常见热积秘、寒积秘、气滞秘、气虚秘、血虚秘、阴虚秘、阳虚秘。下面介绍每证典型表现，并介绍相对应的食疗药膳处方，以供大家合理选用。

1. 热积秘： 主要症状为大便干结、腹胀或腹痛、口干、口臭、面赤、小便短赤，舌红苔黄，脉滑。

（1）决明茶

请参考本节药茶下"（二）决明茶"。

补充说明：清热润肠通便。用于热积秘患者的辅助调养。

（2）鲜笋拌芹菜

请参考本节药膳下"（二）鲜笋拌芹菜"。

2. 寒积秘： 主要症状为大便艰涩，腹中拘急冷痛，得温痛减，口淡不渴，四肢不温，舌质淡暗苔白腻，脉弦紧。

（1）苏麻粥

请参考本节药粥下"（一）苏麻粥"。

补充说明：本品可用于寒积秘患者的辅助调养。老年下元亏虚，可加肉苁蓉、胡桃肉。

（2）姜汁鸡汤

食材配料：小嫩公鸡1只，老姜100克，食盐适量。

制法用法：将鸡宰杀，去内脏，洗净；老姜洗净，捣烂，榨汁。将榨好的姜汁灌入鸡腹内，密封，置于砂锅中，加适量清水，武火煮沸，文火炖2小时左右，加食盐调味即可。

功效应用：温胃散寒，健脾补虚，润肠通便。用于寒积秘患者的辅助调养。

补充说明：有肝胆胰腺病史者不宜。

3. 气滞秘： 主要症状为排便不爽、腹胀、肠鸣、胸胁满闷、呃逆或矢气频，舌暗红、苔薄，脉弦。

（1）萝卜籽茶

食材配料：萝卜籽20克，白砂糖适量。

制法用法：将萝卜籽炒黄制作成细粉，加入适量糖，沸水冲泡，代茶服饮。

功效应用：行气导滞，润肠通便。用于气滞秘患者的辅助调养。

补充说明：血糖偏高者可去白糖。

（2）山楂陈皮菊花茶

食材配料：生山楂6克，陈皮6克，菊花3克，冰糖适量。

制法用法：上述药材沸水煮，代茶饮。

功效应用：行气导滞。用于气滞秘患者的辅助调养。

补充说明：尤宜于工作压力大、肝脾不和的人群饮用。

4. 气虚秘： 主要症状为排便无力、腹中隐隐作痛，喜揉喜按，乏力懒言，食欲不振，舌淡红、体胖大或边有齿痕、苔薄白，脉弱。

（1）红薯山药粥

食材配料：新鲜红薯 100 克，山药 100 克，粳米 100 克，白糖适量。

制法用法：将红薯、山药洗净，连皮切成小块，与洗净的粳米一同放入锅内，加适量清水，武火煮开后，改用文火继续煮至米熟，调入白糖，拌匀即成。

功效应用：健脾养胃、益气通便。用于气虚秘患者的辅助调养。

补充说明：血糖高者慎用。

（2）荸荠猪肚羹

请参考本节药膳下"（三）荸荠猪肚羹"。

5. 血虚秘： 主要症状为大便干结、排便困难、面色少华、头晕、心悸、口唇色淡，舌质淡、苔薄白，脉细弱。

（1）黑芝麻杏仁粥

请参考本节药粥下"（二）黑芝麻杏仁粥"。

（2）何首乌红枣粥

食材配料：何首乌 30 克，红枣 10 枚，粳米 80 克，冰糖适量。

制法用法：将何首乌放在砂锅中煎煮取出药汁，跟 10 颗红枣和粳米共同煮成粥，加入适量冰糖，即可食用。

功效应用：养血润燥，润肠通便。用于血虚秘患者的辅助调养。

补充说明：煎煮时忌铁器！何首乌还有良好的降血脂及降血糖功效。有肝病者慎用，或在专业医师指导下使用。

6. 阴虚秘： 主要症状为大便干结如羊屎、口干欲饮、手足心热、形体消瘦、心烦少眠，舌质红、有裂纹、苔少，脉细。

（1）柏子仁麦冬绿茶

食材配料：柏子仁 6 克，麦冬 10 克，绿茶 3 克，蜂蜜 10 克。

制法用法：上述四味沸水冲泡，盖好杯盖，焖 10 分钟左右，待温后即饮，随时加水饮用。

功效应用：润肠通便。用于阴虚秘患者的辅助调养。

补充说明：有溃疡病史、胃酸过多者不适合饮用，孕妇、儿童忌用。

（2）沙参玉竹煲老鸭

食材配料：沙参 50 克，玉竹 50 克，老雄鸭 1 只，葱、姜、盐等调料适量。

制法用法：老雄鸭去毛及内脏，洗净，与沙参、玉竹同入砂锅内，加入葱、姜、水烧沸，文火焖煮 1 小时，至鸭肉烂熟，加入食盐，即可服用。

功效应用：滋阴润肠通便。用于阴虚秘患者的辅助调养。

补充说明：对于伴有咳嗽痰少质粘者尤宜。

7. 阳虚秘： 主要症状为大便干或不干，排出困难，畏寒肢冷，面色苍白，腰膝酸冷，小便清长，舌质淡胖，苔白，脉沉细。

（1）黄酒核桃泥汤

食材配料：核桃仁5枚，黄酒、白糖适量。

制法用法：将核桃仁捣碎成泥，放入锅中，加适量白糖、黄酒和清水，武火煮开后，改用文火继续煎煮10分钟，拌匀即成。温热食用。

功效应用：温补肾阳、润肠通便。用于阳虚秘患者的辅助调养。

补充说明：酒精过敏者忌用。

（2）当归生姜羊肉汤

食材配料：羊肉150克，当归15克，陈皮5克，生姜15克，食盐适量。

制法用法：将羊肉洗净切块，下锅爆香。把当归、陈皮、生姜洗净，与羊肉一同放入锅内，加水适量，用大火煮沸后，改用文火煮1～2小时，加入食盐调味后食用。

功效应用：温阳祛寒，润肠通便。用于阳虚秘患者的辅助调养。

补充说明：可与本书其他章节的"当归生姜羊肉汤"互参。

（张春霞　张美琪　朱雅）

第十节　肝硬化

肝硬化是由多种病因引起的，以弥漫性肝细胞变性坏死、肝细胞异常再生、肝内血管新生、肝脏纤维组织大量增生和假小叶形成组织学特征的慢性进行性疾病。肝硬化居全球常见致死病因第11位，年死亡人数高达100万，男性多于女性。我国肝病患者人数约有3亿，肝硬化死亡人数占全球肝硬化死亡人数的11%。

肝硬化以肝功能减退和门静脉高压为特征性表现，失代偿期可出现食管胃底静脉曲张出血、自发性细菌性腹膜炎、肝性脑病、肝肾综合征、肝硬化心肌病、肝肺综合征、门静脉血栓和原发性肝癌等多种并发症。肝硬化腹水形成涉及多种病理生理机制，门静脉高压和水钠潴留是其中尤其重要的两个因素，低白蛋白血症也促进了肝硬化腹水形成。肝硬化肝性脑病是以代谢紊乱为基础、严重程度不同的神经精神异常综合征。

肝硬化病因多样，在我国目前仍以乙型肝炎病毒感染所致肝炎为主，但包括代谢相关脂肪性肝病等非病毒性肝硬化逐年增加。

肝硬化的饮食治疗原则：高热量、高蛋白质、高维生素、易消化饮食，严禁饮酒。蛋白质来源于豆制品、鸡蛋、牛奶、鱼、鸡肉、瘦猪肉为主，但是血氨升高时应限制进食蛋白质。有腹水者应限制钠的摄入（每日摄入食盐1.5~2克），进水限制在每天1000毫升左右。

根据"肝肾同源""见肝之病，知肝传脾，当先实脾"等中医理念，肝硬化的中医食疗应重视培土植木、滋水涵木、疏木调气、利水扶木等。

一、药茶

(一)复方玉米须薏仁饮

【食材配料】玉米须30克，薏苡仁、冬瓜皮、茯苓皮各15克。

【制法用法】以上诸药，水煎，去渣取汁，作饮料日常饮服。

【功效应用】利水祛湿。适用于肝硬化腹水表现为腹水较多者。

【补充说明】冬瓜皮应去毛洗净。

(二)佛花茶

【食材配料】佛手9克，玫瑰花6克。

【制法用法】将上述两味，入砂锅加清水煮沸，转小火炖30分钟，代茶频饮。

【功效应用】疏肝理气，用于早期肝硬化证属气滞者。

【补充说明】非糖尿病病人，可加入大枣或红糖调味。

(三)五味红枣茶

【食材配料】五味子10克，红枣5颗，冰糖20克。

【制法用法】五味子洗净，去杂质，红枣洗净，去核，冰糖打碎。入砂锅加清水煮沸，转小火炖30分钟，代茶频饮。

【功效应用】补养肝肾，益气生津，用于肝硬化转氨酶增高患者食用。

【补充说明】糖尿病人忌用。

二、药粥

(一)赤桃归苓粥

【食材配料】赤芍、桃仁、当归各 9 克，水红花子、陈皮各 6 克，茯苓、猪苓各 12 克，赤小豆 30 克，粳米 60 克。

【制法用法】上述药物水煎，滤汁去渣，加赤小豆、粳米及水适量，共煮为粥。每日分 2 次服食。

【功效应用】适用于肝硬化腹水表现为瘀血内结者。

【补充说明】糖尿病及高血糖患者请在专业医师指导下应用。因肝硬化患者常有脾功能亢进，故对于血小板减少者，此粥慎用，以防出血风险。

(二)茵陈红枣五味粥

【食材配料】茵陈 10 克，五味子 5 克，红枣 10 颗，粳米 100 克。

【制法用法】红枣洗净、去核，茵陈洗净，用纱布包好，放炖锅内加水 80 毫升，煎煮 25 分钟，去茵陈，留汁液待用。五味子、粳米淘洗干净，去杂质。粳米、茵陈药液、红枣、五味子同放锅内，加水 500 毫升。锅置武火上烧沸，再用文火炖煮 40 分钟即成。每日 1 次，每次吃粥 100 克。

【功效应用】利湿退黄，养阴柔肝。用于肝硬化伴有黄疸及转氨酶升高者。

【补充说明】糖尿病患者忌用。

三、药膳

(一)赤小豆红椒鲤鱼汤

【食材配料】鲤鱼 1 条，川红椒（大红袍）25 粒，赤小豆 100 克左右。

【制法用法】保留鲤鱼的鱼鳞，去鳃去内脏后，将川红椒放入鲤鱼肚子中；锅中倒入适量的清水、葱姜、食盐调味，炖至鱼鳞融化去滓后方可饮用。

【功效应用】此药膳在发挥利水消肿的作用的同时，可提高人体蛋白水平，从而提高血浆胶体渗透压，有利于减轻肝腹水。

【补充说明】建议只喝汤，避免汤中未融化的鱼鳞鱼骨带来上消化道出血风险！

(二)归杞甲鱼汤

【食材配料】当归、枸杞子各 9 克，熟地、麦冬、女贞子、山药、陈皮各 6 克，甲鱼 1 只，葱姜适量。

【制法用法】当归、枸杞子、熟地、麦冬、女贞子、山药、陈皮，以纱布袋盛之；将甲鱼 1 只宰杀，开膛，取出内脏，洗净；把盛药的纱布袋置于鳖体腔内，放入砂锅中，加入适量水及葱、姜等调料，文火炖烂熟，取出药袋，吃鳖饮汤。

【功效应用】滋阴养血柔肝，适用于早期肝硬化证属阴虚者。

【补充说明】舌苔厚腻者不宜。

(三)黄芪钱草猪肉汤

【食材配料】黄芪 50 克，金钱草 100 克，猪瘦肉 100 克，大枣 5 枚，盐少许。

【制法用法】将黄芪、金钱草放入砂锅中加适量的清水煎取 500 毫升左右的药液。将瘦猪肉和大枣一起放入此药液中煮至烂熟后，加入少许精盐即成。可每日吃一剂。

【功效应用】疏肝理气，健脾化湿。适用于肝硬化有少量腹水及黄疸者。

【补充说明】黄芪宜用生黄芪。

（彭雯 郑亮）

第十一节 脂肪肝

脂肪肝是脂肪性肝病（FLD）的简称，临床上主要通过 B 超、CT 等影像学检查发现。脂肪肝并非一种独立的疾病，而是指由于各种原因引起的肝脏脂肪过度蓄积的一种病理状态，其病程和预后不一。

脂肪肝是西医病名，在中医学古籍中没有记载，现多依据其症状和病机归属于中医学"肝癖""湿阻""胀满""积证""胁痛"等病证的范畴。总体而言其发病与以下因素有关：饮食失调损伤脾胃；情志内伤，肝脾不调；久病失调，精血亏损等。发病机制主要包括：肝失疏泄，气机不畅，肝血瘀滞；脾失健运，湿邪内生，痰浊内蕴；肾精亏损，阴伤气弱，痰瘀凝滞。病理基础为脾虚、痰凝、气滞、血瘀。涉及的脏腑主要为肝（胆）、脾、肾。证候特征为本虚（脾气虚、肝肾亏损）、标实（痰、气、血瘀结）。

对于脂肪肝，传统中医食疗药膳有着较大的优势，可以辅助应用。

一、药茶

(一)槐花茶

【食材配料】槐花 10～15 克。

【制法用法】可采新鲜洋槐花，去净杂质，阴干密封，每次取 10～15 克，开水冲泡频饮。30 天为 1 个疗程。

【功效应用】具有清热解毒、明目、止血、润肝养血等功能。用于肝火旺盛型脂肪肝的辅助治疗。

【补充说明】脾胃虚寒者不宜。

(二)绞股蓝茶

【食材配料】绞股蓝 10～15 克。

【制法用法】将绞股蓝洗净、阴干，每次取 10～15 克，开水冲泡频服。

【功效应用】具有益气健脾、滋补肝肾的功能。用于脾虚型脂肪肝的辅助治疗。

【补充说明】消化不良者，可加山楂 5 克。

(三)菊花茶

【食材配料】菊花 3～5 朵。

【制法用法】每次用 3～5 朵菊花，开水冲泡频服。

【功效应用】疏风散热、清肝明目、清热解毒。用于肝火旺盛型脂肪肝的辅助治疗。

【补充说明】菊花品种颇多，有观赏菊、黄菊、白菊等。脂肪肝最好用白菊花中的杭菊花，这种菊花开水冲泡后呈微青色，花朵上似有一层清油状，透出清香味道。脾胃虚寒者不宜。

二、药粥

(一)百合大米粥

【食材配料】百合 45 克，大米 30 克。

【制法用法】先将百合用清水浸泡 12～24 小时（换 3 次水），然后同大米一齐加水煮后食之，也可少加白糖调味。每日 1～2 次。

【功效应用】有清热养阴、润肺止咳、益气安神等功效。用于阴虚型脂肪肝的辅助治疗。

【补充说明】糖尿病及高血糖患者请在专业医师指导下应用。

(二)龙眼玫瑰粥

【食材配料】龙眼肉 20 枚（桂圆），玫瑰花 5 朵，糯米 30 克。

【制法用法】先将糯米煮半熟再放入龙眼肉、玫瑰花（玫瑰糕也可），煮熟后少加冰糖频服，每日 1～2 次。

【功效应用】具有开胃健脾、和肝理气的功效。用于肝气郁滞型脂肪肝的辅助治疗。

【补充说明】糖尿病及高血糖患者请在专业医师指导下应用。

三、药膳

(一)补中益气糕

【食材配料】党参、黄芪、红枣各 20 克，当归、白术、陈皮各 9 克，升麻、柴胡各 5 克，炙甘草 6 克，生姜 15 克。鸡蛋 10 个，白糖适量，苏打 2 克。

【制法用法】 前 10 味净选，烘干，研成细末。鸡蛋打入盆内，加入白糖，搅匀，加入面粉、中药粉末、苏打，继续搅匀。在蒸笼内垫一层细纱布，将蛋浆倒入摊平，蒸 10 分钟，取出切块。

【功效应用】 健脾益气，疏肝化湿。用于中气下陷型脂肪肝的辅助治疗。

【补充说明】 气滞血瘀、湿热阻滞者不宜。

(二)丹参山楂蜜饮

【食材配料】 丹参、山楂各 15 克，檀香 9 克，炙甘草 3 克，蜂蜜 30 克。

【制法用法】 前四味加水煎煮后，去渣取汁，调入蜂蜜，再煎几沸即成。每日分两次服用。

【功效应用】 活血化瘀，疏肝健脾。用于气滞血瘀型脂肪肝的辅助治疗。

【补充说明】 糖尿病及高血糖患者请在专业医师指导下应用。

（肖雄　郑亮）

第十二节　胆石症

　　胆石症又称胆结石，是指胆道系统包括胆囊或胆管内发生结石的疾病。结石在胆囊内形成后，可刺激胆囊黏膜，不仅可引起胆囊的慢性炎症，而且当结石嵌顿在胆囊颈部或胆囊管后，还可以引起继发感染，导致胆囊的急性炎症。我国 10%～20% 的人群患有此病。

　　根据部位区分为胆囊结石和胆管结石。胆管结石可以分为肝内胆管结石和肝外胆管结石。根据性质区分为胆固醇结石和胆色素结石。胆固醇结石质地硬，胆色素结石质地软。胆固醇结石与高胆固醇饮食、糖尿病有关。油腻高脂饮食导致血脂升高，胆汁中胆固醇增加并析出，高脂饮食又可导致胆囊排空、结石位置改变，诱发症状性胆囊结石。胆色素结石主要与细菌感染有关。细菌感染导致胆色素沉积，同时细菌引起的炎症反应，可使胆囊黏膜分泌大量糖蛋白，这些糖蛋白可以把胆色素等沉淀物黏合聚集在一起，形成胆色素结石。

从治未病理念看，减少高脂饮食，适当吃素可以减少胆结石的发生几率，但如果吃得太素，完全不吃肉，又反而可能增加胆结石发生风险。因为胆汁分泌主要是为了帮助消化脂肪，如果长期吃素，会使胆囊内胆汁过分浓缩淤积，诱发胆结石。"青色入肝，肝性喜酸"，一些新鲜蔬菜瓜果，比如菠菜、芥蓝、山楂、枸杞等，都具有滋阴润燥养血的作用，尤其适用于秋冬干燥的季节特性。另外尤其注意要多饮水，配合多纤维的蔬菜瓜果，也能使得胃肠道蠕动加快，促进胃肠道排空，胆汁排泄顺畅，减轻肝胆负担。有胆石症的患者秋冬季饮食上尤其应避免过于辛辣、油腻、刺激性食物，避免各种湿热之气积蓄，造成肝气不疏；避免胃肠道的刺激造成消化道不适症状。"人卧则血归于肝"，保护肝胆最容易做到的就是保证优质而充分的睡眠。从子午流注图可以看出，最晚的睡眠时间不要晚于"子初"（23时），这样就能够尽可能保证胆经和肝经气血的旺盛期进入睡眠，使得肝胆能够得到充分休息与补充。

对于胆石症，传统中医食疗药膳有着较大的优势，可以辅助应用。

一、药茶

(一)金钱败酱茵陈茶

【食材配料】金钱草15克，败酱草12克，茵陈15克，白糖适量。

【制法用法】以上药材加水煎汁，加白糖温服代茶。

【功效应用】利胆排石，清热解毒。适用于肝胆湿热型胆石症。

【补充说明】糖尿病及高血糖患者请在专业医师指导下应用。

(二)玉米须芦根茵陈茶

【食材配料】玉米须30克，芦根30克，茵陈15克。

【制法用法】将玉米须、芦根、茵陈洗净，放入锅中，加清水适量煎至500毫升后去渣，即可代茶频饮。

【功效应用】清利湿热，疏肝利胆。适用于肝胆湿热型胆石症。

【补充说明】本品为预防调理药膳，不能作为治疗用药。

二、药粥

(一)茉莉花粥

【食材配料】茉莉花 10 克，粳米 60 克。

【制法用法】先将茉莉花洗净，放入砂锅，加清水适量，用小火熬取药液，去渣，粳米淘净一并放入锅中，再兑水适量，用小火煮成稀粥后即可。每日 1 剂，分 2 次服。

【功效应用】疏肝利胆，调畅气机。适用于湿热型胆石症。

【补充说明】糖尿病及高血糖患者请在专业医师指导下应用。

(二)黄芩茵陈橘皮粥

【食材配料】黄芩、橘皮各 10 克，茵陈 15 克，山楂 20 克，白糖适量。

【制法用法】将上几味去杂质后，加清水煎取药液，加入白糖调味熬粥即可。每日 1 剂，连用数日。

【功效应用】祛湿利水，退黄健脾。适用于湿热型胆石症。

【补充说明】糖尿病及高血糖患者请在专业医师指导下应用。

三、药膳

(一)双金炖瘦肉汤

【食材配料】金钱草 30 克，金银花 30 克，瘦猪肉 300 克。

【制法用法】上述两药用纱布包好，瘦肉洗净切片，用水浸泡，置旺火烧开，再移文火炖 1 小时。弃药渣，喝汤食肉。每日 1 剂，连服 10 天。

【功效应用】清热解毒，利胆排石。适用于肝胆湿热型胆石症。

【补充说明】本品为预防调理药膳，不能作为治疗用药。

(二)玉米须煲蚌肉

【食材配料】玉米须 30~60 克，蚌肉 150~200 克，食油、食盐各少许。

【制法用法】 将玉米须、蚌肉分别洗净放入锅中，加清水适量煲汤，待蚌肉烂熟，加食盐调味即可。喝汤食蚌肉。隔日 1 次，每次 1 剂，连食2～3次。

【功效应用】 利水泄热，消炎散结。适用于胆结石属湿热证患者。

【补充说明】 本品为预防调理药膳，不能作为治疗用药。

(三)金钱草鸡肫汤

【食材配料】 小叶金钱草干品 50 克，鸡肫 2 只。

【制法用法】 金钱草用清水浸泡 3 分钟，除去泥土，洗净沥干，备用。鸡肫剖开，除去食渣，留肫去皮，用清水洗净，盐擦，洗净。将金钱草、鸡肫放入小砂锅中，加清水浸没，用文火炖 1 小时即可。每日 2 次，每次喝汤 1 小碗、食鸡肫 1 只，连食 15～30 日。

【功效应用】 健胃利胆，清热祛水。适用于胆囊结石患者。

【补充说明】 本品为预防调理药膳，不能作为治疗用药。

（罗超　郑亮）

第十三节　糖尿病

　　糖尿病是由于胰岛素的相对缺乏或分泌不足而引起的一种慢性代谢紊乱性疾病。随着现代生活方式和饮食结构的改变，人们长时间久坐不动、能量消耗减少，导致超重、肥胖患病率的增加，这是糖尿病患病率攀升的重要因素。据统计，截至 2021 年，全球已有超过 5 亿人患有糖尿病，其中我国糖尿病患者达到 1.4 亿，是世界上糖尿病患者最多的国家。

　　血糖过多时，可经血液循环至肾而随尿排出体外，此即为糖尿。由于排糖时需带走大量水分，所以又有"多尿"症状。多尿可使身体失水过多，从而引起口渴，又会导致"多饮"。因血糖大量丢失，热量来源不足，于是患者常因"饥饿感"强烈而"多食"。热量的供给不足可使组织蛋白分解，患者日渐消瘦致使"体重减少"，这就是糖尿病患者常见的"三多一少"症状。

　　当体内糖代谢严重紊乱时，可发生酮症酸中毒，同时可引发多种并发症，如心血管疾病、肾脏疾病、多种感染、下肢坏疽等。

　　从治未病理念看，平素饮食除碳水化合物量要严格控制外，蛋白质和脂肪食品可适量摄入，饥饿时以新鲜清淡蔬菜充饥，如山药、冬瓜、小麦、绿豆、马兰头等。通过饮食控制，促使尿糖消失，空腹血糖降至正常，以纠正代谢紊乱，防止出现各种合并症。

一、药茶

(一)消渴茶

【食材配料】鲜嫩番石榴叶 500 克（分次）。

【制法用法】取干品，切碎，每日 50 克水煎代茶饮。

【功效应用】清热燥湿健脾。用于轻症糖尿病。

【补充说明】大便秘结、泻痢积滞未清者忌服。

(二)五汁饮(《温病条辨》)

【食材配料】鲜芦根、麦冬、荸荠、梨、藕适量。

【制法用法】将鲜芦根和麦冬洗净后，压汁去渣，取麦冬汁 10 克，鲜芦根汁 25 克；荸荠、梨、藕去皮后榨汁，取梨汁 30 克，荸荠汁、藕汁各 20 克，将上述汁液混匀，温服、冷服均可。

【功效应用】清热润肺，生津止渴。适用于口干、口渴等肺热津伤者。

【补充说明】脾虚便溏者忌服。

二、药粥

(一)葛根粉粥(《太平圣惠方》)

【食材配料】葛根 30 克，粳米 100 克。

【制法用法】粳米加水适量，武火煮沸，改文火煮至米半熟，加葛根粉拌匀，至米烂成粥即可，每日早晚服用。

【功效应用】养阴增液。适用于多食易饥等属胃热偏盛者。

【补充说明】脾胃虚寒者忌服。对于有甲状腺、乳腺或子宫疾病者，请慎用或咨询医师后合理服用。

(二)黄芪山药粥

【食材配料】黄芪 30 克，山药 60 克。

【制法用法】将黄芪洗净打粉，山药洗净切片，两者同煮成粥，每日 2 次。

【功效应用】益气健脾，生津止咳。适用于脾虚多食与便溏并见者。

【补充说明】阴虚火旺证及高血压患者慎服。

三、药膳

(一)猪脊羹(《三因极一病证方论》)

【食材配料】猪脊骨 1 000 克，红枣 150 克，莲子 100 克，甘草 10 克，木香 3 克。

【制法用法】将猪脊骨洗净剁碎，红枣洗净掰开，莲子去心打碎，甘草、木香洗净润透切片，用纱布将木香和甘草包好，与脊骨、红枣、莲子同时入锅，加水煮沸后文火炖 3 小时左右，晾温，捞出药包。喝汤吃肉，每日 1 次。

【功效应用】滋阴生津止渴。用于阴虚消渴者。

【补充说明】羹中可加适量枸杞，因枸杞中含有枸杞多糖成分，有一定降糖作用。

(二)猪胰淡菜汤

【食材配料】猪胰 1 具，淡菜 60 克。

【制法用法】将淡菜（干品）洗净后清水浸泡约 20 分钟。猪胰洗净切成条块状。淡菜先放锅内，加水煨汤，待煮开后 10 分钟，再加入猪胰，再煨煮。熟透后即可调味食用。

【功效应用】益肺、补脾、润燥。用于糖尿病辅助调养。

【补充说明】高胆固醇、痛风人群不宜食用。

四、药酒

山药酒

【食材配料】山药15克，山萸肉15克，五味子15克，灵芝15克。

【制法用法】将药材浸泡于1千克白酒中1月，每服10毫升，每日2次。

【功效应用】滋阴生津。用于糖尿病肺肾阴亏见口干津少者。

【补充说明】有肝脏疾病或酒精过敏者，不宜饮用。

分证食疗药膳

糖尿病临床常见肺热津伤证、胃热炽盛证、气阴两虚证、肾阴亏虚证、阴阳两虚证。下面介绍每证典型表现，并介绍相对应的食疗药膳处方，以供大家合理选用。

1. **肺热津伤证**：主要症状为口渴多饮，尿多，多食，烦热，口干舌燥，舌质红，苔薄黄，脉数。

（1）五汁饮

请参考本节药茶下"（二）五汁饮"。

（2）苦瓜炒肉丝

食材配料：瘦猪肉150克，苦瓜100克，料酒、盐、鸡蛋清、淀粉、酱油、生姜、味精、油等适量。

制法用法：将猪肉洗净切成肉丝，苦瓜去蒂，除去内瓤，切成长丝，生姜切丝。将肉丝加适量绍酒、盐、鸡蛋清、干淀粉拌匀上劲。炒锅置火上烧热，加入油烧至五成热，下肉丝用手勺推动至熟，盛出。在锅里放入生姜丝、苦瓜丝煸炒几下，加盐、酱油烧沸，用水淀粉勾芡，倒入肉丝，淋入芝麻油翻锅即可。

功效应用：清热养阴。用于肺热津伤证糖尿病的辅助调养。

补充说明：脾胃虚寒者不宜多食。

2. **胃热炽盛证**：多食易饥，口干多饮，尿量增多，形体消瘦，大便干结，舌苔黄，脉实有力。

（1）葛根粉粥

请参考本节药粥下"（一）葛根粉粥"。

（2）生菜胡萝卜卷

食材配料：胡萝卜250克，生菜250克，精盐、味精、麻油、干淀粉各适量。

制法用法：将生菜叶洗净，用70℃水略烫。将胡萝卜洗净，切成细丝，用精盐略腌，投入沸水锅中略烫，捞出过凉，沥干水分，加精盐、味精、麻油、干淀粉，拌匀。再将生菜铺开，放入适量胡萝卜丝，卷成卷，然后上笼蒸约3分钟。晾凉，改刀装盘即成。

功效应用：清热养阴，润燥生津。适宜于胃热炽盛型糖尿病。

补充说明：脾胃虚寒者不宜。

3. **气阴两虚证**：口渴引饮，精神不振，倦怠乏力，或便溏，或饮食减少，舌质淡，苔少而干，脉细弱。

（1）参梅甘草茶

请参考第五章第二十八节"气阴两虚证"药茶下"（一）参梅甘草茶"。

（2）黄芪炖母鸡

食材配料：黄芪 10 克，老母鸡 1 只，姜、葱适量。

制法用法：黄芪切片，母鸡宰杀，去毛及内脏，葱切段，姜切片。将鸡及黄芪、姜、葱放炖锅内，加水适量。先用武火烧沸，再用文火炖熬，至鸡熟透即成。

功效应用：益气养阴。适用于治疗气阴两虚引起的精神不振、倦怠乏力。

补充说明：高血压及阴虚火旺者不宜食用。

4. **肾阴亏虚证**：尿频量多，混浊如脂膏，腰膝酸软，乏力，头晕耳鸣，口干唇燥，皮肤干燥，瘙痒，舌红苔少，脉细数。

（1）地黄茶

请参考第五章第二十七节"肝肾阴虚证"药茶下"（一）地黄茶"。

（2）二至益元酒

请参考第五章第二十七节"肝肾阴虚证"药酒下"二至益元酒"。

5. **阴阳两虚证**：小便频数，甚至饮一溲一，或混浊，或清长，面容憔悴，耳轮干枯，腰膝酸软，畏寒肢冷，阳痿或月经不调。舌苔淡白而干，脉沉细无力。

（1）龟苓膏茶

请参考第五章第三十节"阴阳两虚证"药茶下"（二）龟苓膏茶"。

（2）鹿头汤

食材配料：鹿头 1 只，鹿蹄 2 只，荜茇 5 克，生姜、盐、八角、小茴香、味精、胡椒粉各适量。

制法用法：将鹿头、鹿蹄除毛，洗净；荜茇、生姜洗净，用刀拍破。将鹿头、鹿蹄放入砂锅内，加水适量，再放入荜茇、生姜、八角、小茴香，置武火上炖熬，烧开后，移文火熬熟。将鹿头、鹿蹄取出，剖下鹿肉，切成粗条，再置汤中烧开，放入食盐、味精、胡椒即成。

功效应用：滋阴助阳。适用于阴阳两虚所致的耳郭（耳轮）干枯、腰膝酸软、畏寒肢冷等症。

补充说明：实热证者慎用。

（胥晓雯）

第十四节　肥胖病

肥胖病是指机体脂肪总含量过多和/或局部含量增多及分布异常，是由遗传和环境等因素共同作用而导致的慢性代谢性疾病。按发病机制及病因，肥胖可分为单纯性和继发性两大类。单纯性肥胖一般由遗传因素、营养过剩和缺乏运动引起，具有全身脂肪分布较均匀、家族中肥胖者较多、找不出可能引起肥胖的特殊病因等特点。继发性肥胖约占肥胖的 1%，指由于其他明确诊断的疾病，如下丘脑、垂体炎症，肿瘤及创伤，库欣综合征，甲状腺功能减退症，性腺功能减退症，多囊卵巢综合征等所致的肥胖。

现代中医认为，肥胖是由于多种原因导致体内膏脂堆积过多，体重异常增加，并伴有头晕乏力、神疲懒言、少动气短等症状的一类病证。中医认为本病的发生多与饮食不节、劳逸失度、情志失调、地域因素、先天禀赋等因素有关，食积内停、气机郁滞、痰湿内生等均可导致膏脂内聚发为肥胖。

祛湿化痰为肥胖的基本食疗原则，应贯穿于本病治疗过程的始终。纠正不良饮食行为，进食定时定量，细嚼慢咽，不吃零食及夜宵，控制饮食总热量，多吃蔬菜、水果，限制高糖、高脂食物的摄入。

一、药茶

(一)荷叶茶

【食材配料】荷叶 9 克，山楂 9 克，陈皮 9 克。

【制法用法】将三者洗净混合，沸水冲泡，每日代茶饮用不拘时，每 3 个月为 1 个疗程。

【功效应用】化痰利湿，理气消脂。用于肥胖病辅助调养。

【补充说明】脾胃虚寒、妇女经期不宜饮用。

(二)三花减肥茶

【食材配料】玫瑰花 5 克，茉莉花 5 克，玫瑰花 5 克。

【制法用法】 将三种花混合，沸水冲泡，1日3次。

【功效应用】 减肥降脂。用于肥胖病辅助调养。

【补充说明】 可适量加入川芎、荷叶等一同泡服。

二、药粥

(一)薏仁赤豆粥

【食材配料】 薏苡仁50克，赤小豆50克，泽泻10克。

【制法用法】 泽泻先煎取汁，与赤小豆、薏苡仁同煮为粥。每日2次，30天为1个疗程。

【功效应用】 化痰利湿。对痰湿内盛证之肥胖者较为适用。

【补充说明】 多尿及气虚者慎服。

(二)白茯苓粥

【食材配料】 白茯苓粉15克，粳米50克。

【制法用法】 将白茯苓粉和粳米放入砂锅内，加水500毫升，煮成稀稠粥。每日2次，分早晚温热服食。

【功效应用】 健脾渗湿。肥胖兼有脘痞、便溏等症者尤宜。

【补充说明】 阴虚无湿或老年脱肛者不宜服。

三、药膳

(一)党参鸡丝冬瓜汤

【食材配料】 鸡脯肉200克，冬瓜200克，党参3克。

【制法用法】 将鸡肉洗净切丝，冬瓜洗净切片。先将鸡丝与党参放入砂锅，加水适量，小火炖至八成熟，入冬瓜片，加适量盐、黄酒、味精调味，至冬瓜熟透即可，每日2次，喝汤吃鸡肉，15天为1个疗程。

【功效应用】 健脾益气，渗利水湿。用于肥胖病辅助调养。

【补充说明】 脾胃虚寒者慎服。

（二）素烧土豆

【食材配料】土豆 200 克，食油、酱油各 10 克，盐 5 克，葱、姜各 2 克。

【制法用法】土豆去皮切成滚刀块，油锅熬热后先煸葱、姜，再下土豆煸炒，并放入酱油、盐，加水，盖锅盖烧至酥烂透味即可。

【功效应用】和胃调中，益气健脾。用于肥胖病辅助调养。

【补充说明】挑选食材时应注意避免发芽、颜色变绿的土豆。

四、药酒

山楂酒

【食材配料】山楂、桂圆肉各 250 克，红枣、红糖各 30 克。

【制法用法】将上述食材研碎，加米酒 1000 克，浸 10 天后服。每服一小杯，每日 2 次。

【功效应用】益气健脾，消食化积。用于肥胖的辅助调养。

【补充说明】糖尿病、胃食管反流、脾胃虚弱者，均不宜饮用。

分证食疗药膳

肥胖病临床常见脾虚湿阻证、胃肠实热证、肝郁气滞证、脾肾阳虚证。下面介绍每证的典型表现，并介绍相对应的食疗药膳处方，以供大家合理选用。

1. **脾虚湿阻证**：肥胖，浮肿，头胀，肢体困重，懒言少动，腹满，口淡纳差，尿少，舌淡红，苔白腻，脉缓。

（1）薏仁赤豆粥

请参考本节药粥下"（一）薏仁赤豆粥"。

（2）白茯苓粥

请参考本节药粥下"（二）白茯苓粥"。

2. **胃肠实热证**：肥胖，头胀眩晕，消谷善饥，口臭口干，口渴喜饮，大便秘结，舌红，苔黄腻，脉滑数。

（1）荷叶茶

请参考本节药茶下"（一）荷叶茶"。

（2）冬瓜烧香菇

食材配料：冬瓜 250 克，水发香菇 50 克。

制法用法：将冬瓜切成小方块，香菇浸泡后切块。锅中加油烧热，倒入冬瓜、香菇及泡香菇水，焖烧数分钟，加食盐、味精等调味，至熟即可。

功效应用：清热健脾。适用于胃肠热盛型肥胖病。

补充说明：脾胃虚寒及便溏者不宜食用。

3. 肝郁气滞证：肥胖，胸胁苦满，胃脘痞满，女性可见月经不调或闭经，失眠多梦，舌暗红，苔白或薄腻，脉弦。

（1）三花减肥茶

请参考本节药茶下"（二）三花减肥茶"。

（2）佛手内金山药粥

请参考第五章第十三节"肝胆郁滞证"药粥下"（一）佛手内金山药粥"。

4. 脾肾阳虚证：肥胖，虚浮肿胀，畏寒，疲乏无力，腰酸腿软，腹胀痞满，纳呆，便溏，舌淡，苔薄白，脉沉细无力。

（1）肉桂姜茶

请参考第五章第二十九节"脾肾阳虚证"药茶下"（二）肉桂姜茶"。

（2）胡桃小米粥

食材配料：胡桃肉 25 克，小米 50 克，黑芝麻 5 克。

制法用法：将胡桃肉捣碎，和小米一起煮烂，加入炒香的黑芝麻、盐，即可食用。

功效应用：温补肾阳，养血健脾。适用于脾肾两虚型肥胖病。

补充说明：大便溏稀者不宜食用。

（胥晓雯）

第十五节　高尿酸血症

高尿酸血症是指因各种原因导致血液中尿酸高于正常值的一种代谢性疾病。根据中国疾病预防控制中心的调查，我国成年人高尿酸血症的患病率约为 14％，城市居民高于农村居民。在全球范围内，高尿酸血症的患病率也在增加。一些发达国家的研究报告显示，高尿酸血症的患病率在近年来有所上升，尤其是在发展中的亚洲国家。这可能与饮食结构的改变、生活方式的转变以及肥胖率的增加等因素有关。高尿酸血症与肥胖、高血压、糖尿病等代谢综合征密切相关。目前认为，在正常嘌呤饮食状态下，非同日两次空腹血尿酸水平高于 420 μmol/L，不论男女，即可诊断为高尿酸血症。

　　高尿酸血症在早期可能无明显的临床表现，但是当血液中尿酸浓度升高到一定程度时，沉积于关节时会出现痛风性关节炎，表现为疼痛、红肿、发热等关节炎症状。沉积于肾脏、输尿管等部位时形成结石，引起腰痛、尿痛、血尿等症状。高尿酸血症可导致肾小球和肾小管受损，引起肾功能下降，表现为蛋白尿、血尿、浮肿等症状。心血管系统方面，可导致动脉硬化、冠心病、高血压等。

　　高尿酸血症的常见类型包括原发性高尿酸血症及继发性高尿酸血症。原发性高尿酸血症也称为遗传性高尿酸血症或特发性高尿酸血症，由先天性嘌呤代谢异常所致。继发性高尿酸血症通常是由于其他疾病或因素所引起。

　　从治未病角度，高尿酸血症的患者日常需要通过改善饮食结构和调整饮食习惯来降低血尿酸，要控制摄入高嘌呤食物，如动物内脏、海鲜类、肉类、骨头汤等。此外，需要增加新鲜水果蔬菜和高纤维食物的摄入，如苹果、梨、西瓜、菠菜、芹菜等。研究发现，增加碱性食物的摄入，如奶、豆类、蔬菜、水果、淡茶等，可以促进尿酸在体内的溶解和排泄，有助于降低血尿酸浓度。此外，高尿酸血症患者平素饮食需低盐低脂，同时控制体重、避免饮酒也有助于预防高尿酸血症。

　　对于高尿酸血症，传统中医食疗药膳有着较大的优势，可以辅助应用。

一、药茶

(一)玉米须茶

【食材配料】玉米须 15 克，百合 15 克，茯苓 20 克，伸筋草 10 克。

【制法用法】取干品，入砂锅加清水 2 000 毫升煮沸，转小火炖 30 分钟，代茶频饮。

【功效应用】宣肺健脾利湿。用于预防高尿酸血症。

【补充说明】对于口燥咽干、心烦溺黄等热象者，加生薏苡仁粉 15 克；对于气短乏力、肢体困倦者，加白术 15 克，黄芪 10 克。

(二)车前草枸杞代茶饮

【食材配料】车前草 50 克，冰糖 10 克，红枣 3 颗，枸杞 15 克。

【制法用法】车前草洗净，加半锅水开始煮，煮到沸腾时加入红枣和冰糖再次煮开；转小火继续煮 20 分钟；加入枸杞，煮 10 分钟左右即可。

【功效应用】补肾健脾、利尿消肿。用于降尿酸辅助治疗。

【补充说明】本品中的车前草具有清热利尿、祛痰、凉血、解毒的作用，对于尿酸结晶沉积于关节所造成的关节炎具有良好功效。

二、药粥

(一)薏苡仁茯苓粥

【食材配料】薏苡仁 30 克，白茯苓 15 克，粳米 100 克。

【制法用法】将薏苡仁、茯苓研磨成细粉末，洗净粳米，置于砂锅内，加清水及薏苡仁、白茯苓粉，拌匀，用小火慢煮约 1 小时，拌匀。每日 1 剂，分数次温服。

【功效应用】利水消肿，渗湿健脾。对表现为食欲不振，倦怠乏力，舌淡苔白及伴有轻微的关节疼痛、腹部胀闷等症状的高尿酸血症患者较为适合。

【补充说明】因本品中茯苓含有较多淀粉，糖尿病及高血糖患者需在专业医师指导下应用。

(二)桃仁粥

【食材配料】桃仁 15 克，粳米 100 克。

【制法用法】先将桃仁捣烂成泥状，加入适量的清水研汁去渣，粳米淘洗干净后，放入桃仁汁中，小火煨粥。每日 1 次，以粥代食，可加糖少许调味，1 周为一个疗程。

【功效应用】活血祛瘀，通络止痛。对表现为关节红肿刺痛，局部肿胀变形，屈伸不利，肌肤色紫暗，舌紫暗或有瘀斑的患者较为适合。

【补充说明】脾虚泄泻或肠滑大便不实者不宜用本品。

三、药膳

(一)白芥莲子山药糕

【食材配料】白芥子粉 5 克，莲子粉 100 克，鲜山药 200 克，陈皮 5 克，红枣 200 克。

【制法用法】山药洗净，去皮切薄片，与红枣一起捣碎，再加入莲子粉、白芥子粉和陈皮，混合后加入适量的水搅拌至均匀状态，将混合好的材料倒入蒸锅中，蒸熟后每次食用 50～100 克。

【功效应用】健脾补肾、散结通络。适用于痛风日久不愈、关节和肢体酸痛的高尿酸血症患者。

【补充说明】对于糖尿病患者或者血糖偏高者不宜食用。

(二)百合苡仁汤

【食材配料】百合 30 克，薏苡仁 30 克，芦根 10 克。

【制法用法】先将洗净的芦根煎成汁，再用芦根汁加适量水将薏苡仁煮至八成熟时，加入百合瓣，并继续小火慢炖，直至薏苡仁和百合熟烂，得到约 500 毫升的煎汤，分 2 次食用。

【功效应用】清热通络，健脾利湿。对表现为关节屈伸不利，舌红苔黄，脉滑数的高尿酸血症患者较为适用。

【补充说明】脾虚泄泻不宜食用。

分证食疗药膳

　　高尿酸血症临床常见湿热蕴结证、痰瘀痹阻证、湿浊内盛证、肝肾亏虚证。下面介绍每证典型表现，并介绍相对应的食疗药膳处方，以供大家合理选用。

　　1. **湿热蕴结证**：主要症状为指趾关节红肿、灼痛，舌质红，舌苔黄腻，或兼灰黑，脉滑数或弦滑，可伴见发热，渴不欲饮，小便短赤，大便黏滞。

　　(1) 百合苡仁汤

　　请参考本节药膳下"(二)百合苡仁汤"。

　　(2) 白茅根饮

　　食材配料：白茅根 100 克，冰糖 50 克。

制法用法：将白茅根洗净，加入适量的水，煮沸后转小火慢炖，直至白茅根变软。可加入适量的冰糖或蜂蜜进行调味，分2次食用。

功效应用：清热解毒利尿。用于湿热蕴结型高尿酸血症的辅助调养。

补充说明：脾虚泄泻不宜食用。

2. 痰瘀痹阻证： 主要症状为久痹不已，骨节肌肉疼痛，固定不移，关节肿胀、畸形、晨僵，屈伸不利，或胸闷痹痛，咳嗽或喘，痰多，两颧红赤，或肌肤顽麻、紫暗，面色暗黑，舌质紫暗，舌苔白腻，脉沉弦或细涩。

（1）桃仁粥

请参考本节药粥下"（二）桃仁粥"。

（2）白芥莲子山药糕

请参考本节药膳下"（一）白芥莲子山药糕"。

3. 湿浊内盛证： 主要症状为眩晕，头胀，胸腹痞闷，恶心、呕吐，口中异味，下肢困重，或虚浮肿胀，舌苔垢腻，脉滑或濡，可伴见形体肥胖，神疲、乏力，大便黏滞，小便短少。

（1）薏苡仁茯苓粥

请参考本节药粥下"（一）薏苡仁茯苓粥"。

（2）玉米须茶

请参考本节药茶下"（一）玉米须茶"。

4. 肝肾亏虚证： 主要症状为头晕，眼花，耳鸣，健忘，腰膝酸软，肢体麻木、痿软或痉挛，毛发脱落，形瘦、骨立等肝肾两虚证重者为特征的证候。

（1）雪凤鹿筋汤

食材配料：干鹿筋200克，雪莲花3克，蘑菇片50克，鸡脚200克，火腿25克，味精5克，绍酒10克，生姜、葱白、精盐各适量。

制法用法：洗净鹿筋，以开水浸泡，水冷则更换，反复多次，约2天左右，待鹿筋发胀后剔去筋膜，切成条块待用。蘑菇洗净切片。雪莲花淘净泥渣，用纱布袋松装。鸡脚开水烫过，去黄衣，剁去爪尖，拆去大骨洗净待用。生姜切片，葱白切节。锅置火上，鹿筋条下入锅中，加入姜、葱、绍酒及适量清水，将鹿筋爆透，去姜、葱，鹿筋条放入瓷缸内，再放入鸡脚、雪莲花包、上面再放火腿片、蘑菇片，加入绍酒、生姜、葱白，上笼蒸至鹿筋熟软（约2小时）后取出。出原汤，汤中加入味精、精盐，搅拌匀后倒入瓷缸内，再蒸半小时，取出即成。

功效应用：补肝肾，强筋骨，逐寒湿，止痹痛。用于肝肾亏虚型高尿酸血症的辅助调养。

补充说明：本方适用于肝肾不足之寒湿痛者，若湿热痛偏于里热实证者不宜使用。方中雪莲花用量不宜过大，孕妇忌用。天山雪莲花有毒，使用时尤须注意。

（2）五加皮酒

食材配料：五加皮 60 克，糯米 1000 克，甜酒曲适量。

制法用法：将五加皮洗净，刮去骨，煎取浓汁，再以药汁、米、曲酿酒。酌量饮用。

功效应用：祛风湿，补肝肾，除痹痛。用于肝肾亏虚型高尿酸血症的辅助调养。

补充说明：本酒性偏温燥，凡湿热痹证或阴虚火旺者不宜多饮或久服。

（朱晓琳）

第十六节　高脂血症

人体血液中，血浆内所含的脂类称为血脂，包括胆固醇、胆固醇脂、甘油三酯、磷脂和未脂化的脂酸等，当其中某一种增高如胆固醇增高时，称为高胆固醇血症；当胆固醇、甘油三酯等均增高时，即统称为高脂血症。

血脂增高与动脉粥样硬化、糖尿病、肾病综合征、胰腺炎、胆石症、脂肪肝等病症的发生和发展关系密切。故一旦发现高脂血症以后，及时治疗很重要。又因高脂血症与饮食的关系密切，而饮食又是人们自己可以主动掌握的，所以饮食保健对高脂血症的防治就显得尤为重要。

高脂血症的饮食原则有以下几点：①应绝对戒烟戒酒；②禁忌暴饮暴食；③适量饮茶；④合理饮食调养，控制进食量，防止肥胖症的进一步发展。宜进清淡饮食和基本素食，并且限制糖类食物以及高胆固醇、高脂肪食物的进食，与此同时，对瘦肉、鱼类等食品则可以适当食用。

一、药茶

(一)山楂荷叶茶

【食材配料】干荷叶 3 克（鲜品 10 克），生山楂 5 克，普洱茶 2 克。

【制法用法】将荷叶、生山楂洗净切丝，同普洱茶一同放入茶壶中，将沸水冲入壶中，盖上盖子，浸泡 10 分钟后即可饮用。待茶水将尽，再冲入沸水浸泡续饮。

【功效应用】清热，活血，降浊，消脂。可用于高脂血症辅助调养。

【补充说明】山楂能显著降低血清胆固醇及甘油三酯的含量，有效防治动脉粥样硬化。

(二)健美茶

【食材配料】普洱茶、乌龙茶、莱菔子、茯苓适量。

【制法用法】有市售成药。每次1小袋，放入茶杯中用开水冲泡，2～3分钟后即可饮用。每日饮用2袋。

【功效应用】利水化痰，祛脂减肥。可用于高脂血症辅助调养。

【补充说明】现代临床试验证明，云南普洱茶对减少类脂化合物、胆固醇含量有良好效果。失眠患者忌用。注意不宜与韭菜同食。

二、药粥

(一)荷叶绿豆粥

【食材配料】鲜荷叶1张，绿豆20克，大米50克。

【制法用法】用水将绿豆泡发，加水煮至豆开花，大米加水如常法煮稠粥，半熟时和入绿豆汤，再一起煮开。粥熟后，取鲜荷叶盖粥锅上，15分钟后取走，即可食用。早晚各服1次。

【功效应用】清热，降脂。可以作为高脂血症、高血压者、动脉硬化病人的保健食品。

【补充说明】脾胃虚寒者忌服。

(二)泽泻粥

【食材配料】泽泻粉10克，粳米50克。

【制法用法】粳米加水500毫升煮为粥，待米开花后，调入泽泻粉，改用文火稍煮沸即可。每日2次，温热服食，3天为1个疗程。

【功效应用】利水，渗湿，降脂。可用于高脂血症辅助调养。

【补充说明】用于治疗高脂血症时可较长时间服用。如果食用时间较久，建议观察肾功能变化。

三、药膳

(一)茯苓豆腐

【食材配料】茯苓粉 30 克，松子仁 40 克，豆腐 500 克，胡萝卜、香菇、玉米、蛋清适量。

【制法用法】将豆腐与茯苓粉拌和均匀，用盐、酒调味，加蛋清混合均匀，上面再放香菇、胡萝卜、松仁、玉米粒，入蒸笼用武火煮 8 分钟，再将原汤 200 克倒入锅内，用盐、酒、胡椒调味，以少量淀粉勾芡，淋在豆腐上即可。

【功效应用】健脾化湿，消食降脂。可用于高脂血症辅助调养。

【补充说明】阳虚肥胖及尿酸增高者不宜服用。

(二)素烧冬瓜

【食材配料】冬瓜 250 克，食用油和盐各 10 克，香菜 5 克。

【制法用法】将冬瓜削去皮，切成长方形。将香菜洗净，切成小段。油锅熬热后下冬瓜煸炒，加盐，并可略加水，盖上锅盖，烧熟后加入香菜即可起锅。

【功效应用】清热生津，消脂减肥。可用于高脂血症辅助调养。

【补充说明】本品性凉不宜生食，脾胃虚弱者尤忌。

四、药酒

降脂酒

【食材配料】山楂、泽泻、丹参、菊花各 200 克，燕麦 3000 克，酒曲适量。

【制法用法】将前四味药加水 5000 毫升，煎取浓汁；燕麦去杂质水浸 5 小时，沥干，蒸熟候冷，置容器中，再入药汁、酒曲（先研细末），搅匀密封，置保温处发酵。5 日后酒熟即可饮用。

【功效应用】活血利水，调脂降压。适宜用于高脂血症、高血压患者。

【补充说明】有肝脏疾病或有出血倾向者，不宜饮用。

分证食疗药膳

高脂血症临床常见脾虚湿盛证、痰浊内阻证、肝肾阴虚证。下面介绍每证典型表现，并介绍相对应的食疗药膳处方，以供大家合理选用。

1. **脾虚湿盛证**：可见头重体倦，腹胀纳呆，胸脘痞满，头晕目眩，肢重或肿，乏力懒言，口淡，纳差，或伴便溏。舌胖，苔白厚，脉濡。

（1）健脾祛湿茶

请参考第三章第六节"痰湿质"药茶下"（一）健脾祛湿茶"。

（2）茯苓豆腐

请参考本节药膳下"（一）茯苓豆腐"。

2. **痰浊内阻证**：可见头重胸闷、肢麻沉重、呕恶痰涎、形体肥胖、食少；舌质淡红、苔白腻；脉弦滑。

（1）健美茶

请参考本节药茶下"（二）健美茶"。

（2）橘红蜇皮鸭肉汤

食材配料：橘红5克，大枣3克，鸭肉30克，海蜇皮10克，冬瓜100克。

制法用法：橘红、海蜇皮、大枣分别洗净；冬瓜去皮切块；老鸭切块、焯水，洗净备用；加水适量，水开后加入老鸭煮熟；后与冬瓜、橘红、海蜇皮、大枣一起下锅；大火煮沸后改小火煲1小时，放入酱油、盐、香菜、葱、蒜末等调味品即可。

功效应用：祛痰，化浊，降脂。用于痰浊内阻型高脂血症的辅助调养。

补充说明：对鸭肉及海蜇皮过敏者禁食。

3. **肝肾阴虚证**：可见头晕头痛、耳鸣目眩、腰酸膝软、五心烦热、失眠健忘、体瘦而血脂高；舌红，苔薄或少，脉细或细数。

（1）乌梅竹叶绿茶

请参考第五章第二十七节"肝肾阴虚证"药茶下"（二）乌梅竹叶绿茶"。

（2）荷叶夏枯草枸杞茶

食材配料：鲜荷叶20克，夏枯草9克，枸杞子6克。

制法用法：将鲜荷叶、夏枯草、枸杞子洗净放入杯内，用开水冲泡，盖上杯盖焖20分钟，滤去渣后即可饮用。

功效应用：滋阴补肾、养肝健脾。适用于腰膝酸软、头晕目眩、耳鸣耳聋、体瘦脂高等人群饮用。

补充说明：脾胃虚寒者慎用。

（胥晓雯）

第十七节　偏头痛

偏头痛是临床最常见的原发性头痛类型，临床以发作性中重度、搏动样头痛为主要表现，头痛多为偏侧，一般持续 4～72 小时，可伴有恶心、呕吐，光、声刺激或日常活动均可加重头痛，安静环境、休息可缓解头痛。偏头痛是一种常见的慢性神经血管性疾患，多起病于儿童和青春期，中青年期达发病高峰，女性多见，男女患者比例约为 1：（2～3），人群中患病率为 5％～10％，常有遗传背景。

偏头痛的病因尚不明确，可能与下列因素有关：

①遗传因素：约 60％ 的偏头痛病人有家族史，其亲属出现偏头痛的风险是一般人群的 3～6 倍，家族性偏头痛患者尚未发现一致的孟德尔遗传规律，反映了不同外显率及多基因遗传特征与环境因素的相互作用。家族性偏瘫型偏头痛是明确的有高度异常外显率的常染色体显性遗传，已定位在 19p13（与脑部表达的电压门 P/Q 钙通道基因错译突变有关）、1q21 和 1q31 等三个疾病基因位点。

②内分泌和代谢因素：本病女性多于男性，多在青春期发病，月经期容易发作，妊娠期或绝经后发作减少或停止。这提示内分泌和代谢因素参与偏头痛的发病。此外，5-羟色胺（5-HT）、去甲肾上腺素、P 物质和花生四烯酸等代谢异常也可影响偏头痛发生。

③饮食与精神因素：偏头痛发作可由某些食物和药物诱发，食物包括含酪氨酸的奶酪、含亚硝酸盐防腐剂的肉类和腌制食品、含苯乙胺的巧克力、食品添加剂如谷氨酸钠（味精）、红酒及葡萄酒等。药物包括口服避孕药和血管扩张剂如硝酸甘油等。另外一些环境和精神因素如紧张、过劳、情绪激动、睡眠过度或过少、月经、强光也可诱发。

从治未病理念看，酪氨酸类食物是造成血管痉挛的主要诱因，易导致头痛发作，这类食物包括：奶酪、巧克力、柑橘类食物，以及腌渍沙丁鱼、鸡肝、西红柿、牛奶、乳酸饮料等。建议减少摄酒，因为所有酒精类饮料都会引发头痛，特别是红酒，含有更多诱发头痛的化学物质。如果一定要喝，最好选择伏特加、白酒这类无色酒。同时要学会减压，放松心情。研究发现，选择泡泡温水浴、做瑜伽等放松运动可以避免头痛。对有偏头痛的人来说，着重呼吸训练、调息的运动（例如瑜伽、气功），可帮助患者稳定自律神经系统、减缓焦虑、肌肉紧绷等症状。营造安静的环境，维持规律的作息，即使在假日也定时上床、起床。

对于偏头痛，传统中医食疗药膳有着较大的优势，可以辅助应用。

一、药茶

明花茶

【食材配料】菊花5克，决明子5克。

【制法用法】取干品，用开水冲泡，盖好杯盖，焖半小时左右，待温后即饮，随时加水饮用。

【功效应用】平肝潜阳。用于肝阳上亢型偏头痛的辅助治疗。

【补充说明】脾虚便溏者忌用。

二、药粥

（一）芹菜粥

【食材配料】连根芹菜100克，粳米0.15千克。

【制法用法】芹菜洗净后连根一起切碎。粳米洗净后入锅加适量清水熬粥，米熟后加入切好的芹菜，再煮5分钟左右即成。

【功效应用】此方具有清热止痛的功效，适用于肝火上炎所致偏头痛。症见心烦易怒，面色赤红，舌红少苔，脉弦细数。

【补充说明】糖尿病及高血糖患者请在专业医师指导下应用。

（二）桑菊豆豉粥

【食材配料】桑叶10克，菊花、淡豆豉各15克，粳米100克。

【制法用法】桑叶、菊花和豆豉一起入锅加适量清水煎煮后去渣取汁。将此药汁与洗净的粳米一起放入砂锅中加适量清水熬粥即成。

【功效应用】此方具有疏风清热、清肝明目的功效，适用于风热所致偏头痛。症见头痛而胀，口渴便秘，舌质红，苔薄黄，脉浮数。

【补充说明】糖尿病及高血糖患者请在专业医师指导下应用。

三、药膳

(一)山药枸杞炖猪脑

【食材配料】 怀山药、枸杞各 30 克，猪脑 1 具，黄酒、精盐各适量。

【制法用法】 将猪脑撕去筋膜后浸泡在清水中待用。将怀山药、枸杞洗净后与猪脑一起入锅加适量的清水炖煮。煮约两个小时后向锅中加入适量的黄酒和精盐，再炖煮 10 分钟左右即成。此方可每三天吃一剂。

【功效应用】 滋养肝肾、益气养阴的功效，尤其适合有心悸、气短、乏力和面色苍白等症状的偏头痛患者使用。

【补充说明】 血脂偏高者慎用。

(二)天麻鲤鱼汤

【食材配料】 鲤鱼 1 条，川芎 10 克，茯苓 10 克，天麻 30 克。

【制法用法】 将鱼去鳞、鳃、内脏，洗净，装入盆内。川芎、茯苓切成大片，用第二次米泔水泡上，再将天麻放入泡过川芎、茯苓的米泔水中浸泡 4～6 小时，捞出，置米饭上蒸透切片，放入鱼腹内。将鱼置于盆内，放入葱、姜、清水适量，上笼蒸 30 分钟，去掉姜葱。另用清水加白糖、食盐、味精、胡椒粉、香油各适量，烧鱼，用水豆粉勾芡，浇在天麻鱼上。

【功效应用】 平肝熄风，定惊止痛，行气活血。适用于虚火头痛，目黑肢麻，及神经衰弱，高血压，头痛等症。

【补充说明】 苔腻、纳差者不宜。

四、药酒

(一)菊花地黄酒

【食材配料】 白菊花 200 克，生地 100 克，当归 50 克，枸杞 50 克，粳米 300 克，甜酒曲适量。

【制法用法】先将上四味药加水煎煮，去渣，过滤备用。将粳米煮半熟，沥干；再与药汁拌匀蒸熟，加入酒曲，装入坛中。放置于温暖处发酵1周左右，至味甜即成。

【功效应用】补益肝肾，清头明目。用于肝肾不足引起的头痛头晕，眼花目糊等症。

【补充说明】有肝脏疾病或酒精过敏者，孕妇均不宜使用。

（二）桃仁当归酒

【食材配料】桃仁15克，白糖5克，当归30克，优质米酒1000克。

【制法用法】将当归，桃仁洗净，与酒一同煎煮，取600毫升即成。装瓶备用。

【功效应用】活血养血。用于血虚夹瘀所致的头痛。其痛如细筋牵引或针刺，痛连眼角，午后尤甚，兼双目发涩，心悸怔忡，面色萎黄，眩晕等，舌质淡红，可有瘀斑或瘀点。每日2～3次，适量饮用。

【补充说明】有肝脏疾病或酒精过敏者，孕妇均不宜使用。

分证食疗药膳

偏头痛临床常见肝阳上亢证、血瘀证、肝风挟瘀证、气虚血瘀证。下面介绍每证典型表现，并介绍相对应的食疗药膳处方，以供大家合理选用。

1. **肝阳上亢证**：可见头目胀痛，颜面潮红，口苦、咽干，急躁、易怒，烦劳郁怒则加重，甚则不寐，项强、足软，容易仆倒，舌质红，脉弦。

（1）明花茶

请参考本节药茶下"明花茶"。

（2）天麻玫瑰茶

食材配料：天麻5克，薄荷2克，玫瑰花3克，枸杞3克。

制法用法：取干品，加水250毫升焖5分钟即可，一天内喝完。

功效应用：清肝明目，疏肝解郁。用于偏头痛肝阳上亢证的辅助治疗。

补充说明：脾胃虚寒者请在专业医师指导下应用。

（3）芹菜粥

请参考本节药粥下"（一）芹菜粥"。

（4）桑菊淡豆豉粥

请参考本节药粥下"（二）桑菊淡豆豉粥"。

（5）天麻鲤鱼汤

请参考本节药膳下"（二）天麻鲤鱼汤"。

（6）菊花地黄酒

请参考本节药酒下"（一）菊花地黄酒"。

2. 血瘀证：可见头部刺痛，痛处不移，舌质淡暗或紫，边有瘀点、瘀斑，脉沉细或涩。

（1）葱白川芎茶

食材配料：葱白2克，川芎3克，茶叶3克。

制法用法：取干品，用开水冲泡，盖好杯盖，焖半小时左右，待温后即饮，随时加水饮用。

功效应用：活血通络。用于偏头痛血瘀证的辅助治疗。

补充说明：脾胃虚寒者请在专业医师指导下应用。

（2）川芎糖茶

食材配料：川芎6克，绿茶6克，红糖适量。

制法用法：取干品，用清水一碗半煎至一碗，去渣饮服。

功效应用：有祛风散寒，活血止痛作用。用于风寒头痛、血瘀头痛等。

补充说明：高血糖患者在专业医师指导下应用。

（3）疏肝止痛粥

食材配料：香附10克，玫瑰花10克，白芷20克，粳米100克，白糖20克。

制法用法：准备香附、玫瑰花、白芷、粳米、白糖，然后将香附、白芷一起入锅，加适量的清水煎煮后去渣取汁，再将此药汁跟洗净的粳米放入锅加水熬粥。

功效应用：此方具有疏肝行气、活血止痛的功效，适用于气滞血瘀所致偏头痛。

补充说明：糖尿病及高血糖患者请在专业医师指导下应用。

（4）葛根川芎白芷炖鱼

食材配料：鳙鱼头1个（300～500克），川芎10克，白芷10克，葛根15克，生姜、盐、油适量。

制法用法：鱼头去鳞去鳃，洗净后对半剖开，下入热油锅稍煎；葛根、川芎、白芷洗净表面浮尘；汤锅内加入适量清水，放入葛根、川芎、白芷煮10分钟，待香味溢出后加入鱼头、生姜；用小火保持微沸，炖煮至汤汁呈乳白色，加盐调味即可。

功效应用：祛风止痛。川芎自古来为止头痛要药，为血中之气药，其性辛温，具有辛散解郁、活血止痛的功效。白芷归肺胃经，其性辛温，具有祛风解表，宣通鼻窍的功效。葛根性味辛凉，具有解表升阳的功效。三者搭配既增强了解表祛风之力，葛根又中和了川芎白芷的辛燥之性。

补充说明：对于血脂偏高者慎用。

（5）桃仁当归酒

请参考本节药酒下"（二）桃仁当归酒"。

3. 肝风挟瘀证：可见头目胀痛，口苦、咽干，急躁、易怒，烦劳郁怒则加重，伴头部刺痛，痛处不移，舌质暗红，边有瘀点，脉弦涩。

（1）山药枸杞炖猪脑

请参考本节药膳下"（一）山药枸杞炖猪脑"。

（2）桃仁当归酒

参考本节药酒下"（二）桃仁当归酒"。

4. 气虚血瘀证：头部刺痛，痛处不移，舌质淡暗或紫，边有瘀点、瘀斑，脉沉细或涩，伴见面色暗淡，身倦、乏力，少气、懒言。

因本节药膳、药茶、药酒与血瘀证类似者，均可参考血瘀证条目论治。

（王栋）

第十八节　眩晕

眩晕即指眼花头晕，轻者闭目即止，重者如坐车船，不能站立，常伴恶心、呕吐，耳鸣听力下降，甚则昏倒等症状。眩晕是临床常见症状，现代医学认为眩晕是因机体对空间定位障碍而产生的一种运动性或位置性错觉，多表现为自身或环境的旋转、摆动感。可出现于多种内科疾病如梅尼埃病、良性阵发性位置性眩晕（耳石症）、后循环缺血、高血压病、低血压、贫血、颈椎病、神经症等疾病。

眩晕症状的轻重程度与基础诱发疾病具有密切关系。如良性阵发性位置性眩晕多表现为短暂的视物旋转或不稳感，多发生在患者起卧床及翻身的过程中，有时出现在抬头和低头时。而后循环缺血所致的眩晕多具有脑血管动脉硬化危险因素，眩晕持续数分钟、数小时至数天不等，多同时伴有其他脑干和（或）小脑病变症状如偏瘫、偏身感觉障碍、构音障碍或共济失调等表现。高血压、低血压、贫血等引起的眩晕多与血压状况及贫血严重程度相关，轻者感头昏头重，重者表现为头胀、头重脚轻等，可伴见注意力不集中、记忆力减退、心慌气短等症状。

从中医治未病理念看，眩晕的发生与虚、实有关，平素的食物亦需多样化，不应偏食。饮食应有规律、有节制，严禁暴饮暴食。对于眩晕的预防和治疗，传统中医食疗药膳有着较大的优势，可以辅助应用。

一、药茶

(一)槐花菊花茶

【食材配料】槐花5克，菊花5克。

【制法用法】取槐花、菊花干品，用沸水冲泡，盖杯焖半小时左右，待温后即饮，随时加水饮用。

【功效应用】具有清肝泻火降压作用，可用于肝阳上亢、肝火上炎所引起眩晕的辅助治疗。

【补充说明】伴有血压高者，可加罗布麻叶3克；视物模糊、大便干结不畅者，可加决明子3克。

(二)荷楂薏夏茶

【食材配料】荷叶5克，山楂5克，薏苡仁5克，半夏5克。

【制法用法】将上述四味药物放入保温杯中，用沸水冲泡半小时左右，待温后即饮，可随时加水饮用。

【功效应用】具有清利头目、健脾燥湿、降脂化瘀作用，可用于痰湿内停所致眩晕的辅助治疗。

【补充说明】伴有耳内堵闷不舒者，可加泽泻5克。

(三)郁金清肝茶

【食材配料】郁金10克，炙甘草5克，绿茶2克，蜂蜜25克。

【制法用法】将上述四味药物加清水1000毫升用中火煮30分钟后，取汁代茶饮用，随时加水不拘时频频饮之。

【功效应用】具有疏肝理气、清利头目作用，可用于气机郁滞引起的反复头晕发作的辅助治疗。

【补充说明】因有蜂蜜，故对有甲状腺结节、乳腺结节、子宫肌瘤等病史者不宜。

二、药粥

(一)茯苓粥

【食材配料】白茯苓 6 克（研细末），大米 30～60 克。

【制法用法】煮稀粥，每晚食用。

【功效应用】健脾养胃除湿。适用于脾虚痰湿内停及伴有食少纳呆，脘腹胀满，消瘦，面色萎黄的患者。

【补充说明】伴见头身困重、身倦乏力明显者，可加党参 10 克、生薏苡仁 30 克，加强补气健脾祛湿。

(二)枸杞核桃粥

【食材配料】枸杞子 20 克，核桃仁 20 克，粳米 100 克。

【制法用法】将枸杞子、核桃仁、粳米淘洗干净放入锅内加清水 1000 毫升，武火烧沸，文火煮 45 分钟即成。每日 2 次，以粥代食。

【功效应用】补肾填精。对表现为头目眩晕，伴有头脑空豁感，腰膝酸软，神疲或见耳鸣等肾精不足症状者较为适合。

【补充说明】血糖高、便溏者慎用。

三、药膳

(一)红枣肉桂白木耳汤

【食材配料】红枣 10 枚，肉桂 10 克，白木耳 10 克。

【制法用法】将红枣、肉桂洗净，用温开水浸泡片刻，将白木耳洗净泡发后与红枣、肉桂一起将水加至 500 毫升炖烂，加入白糖少许食用。每日 2 次。

【功效应用】益气养血。适用于气血亏虚型眩晕的辅助治疗。

【补充说明】伴见面色萎黄、失眠、舌质偏淡等血虚明显者，加龙眼肉 10 克、桑椹子 15 克。

(二)甲鱼汤

【食材配料】 甲鱼1只（约300克），葱白、生姜、绍酒、食盐等适量。

【制法用法】 将甲鱼去内脏，焯去血水，漂水洗净后加水2000毫升，加入葱白、生姜、绍酒适量炖熟，再以小火煨1～2小时，放入食盐适量调味即成，饮汤食肉。

【功效应用】 滋补肝肾阴精，可作菜肴，适合治疗肾精不足、阴虚阳亢的眩晕患者。

【补充说明】 合并阳虚者，可适当加用肉桂、小茴香各5克以温补命门之火。

分证食疗药膳

眩晕在临床常见肝阳上亢证、痰浊上蒙证、瘀血阻窍证、气血亏虚证、肾精不足证。下面介绍每证典型表现，并介绍相对应的食疗药膳处方，以供大家合理选用。

1. 肝阳上亢证： 眩晕耳鸣，头痛且胀，遇烦劳、恼怒加重，肢麻震颤，失眠多梦，急躁易怒，舌红苔黄，脉弦。

（1）槐花菊花茶

请参考本节药茶"（一）槐花菊花茶"。

（2）郁金清肝茶

请参考本节药茶"（三）郁金清肝茶"。

2. 痰浊上蒙证： 眩晕，头重昏蒙，视物旋转，胸闷恶心，呕吐痰涎，食少多寐，苔白腻，脉弦滑。

（1）茯苓粥

请参考本节药粥"（一）茯苓粥"。

（2）三神乳鸽汤

食材配料：淮山药30克，芡实30克，茯苓20克，太子参30克，陈皮10克，枸杞子10克，乳鸽2只。

制法用法：乳鸽洗净斩件，加上述药材，加水适量，盐少许，煲2小时即成，常服。

功效应用：健脾除湿，对痰湿中阻所致的头晕呕恶等症有效。

补充说明：兼见耳鸣重听，可酌加郁金10克通阳开窍。

3. 瘀血阻窍证： 眩晕头痛，兼见健忘、失眠、心悸、精神不振、耳鸣耳聋、面唇紫黯、舌瘀点或瘀斑、脉沉涩或细涩。

（1）三七香菜粥

食材配料：三七10克，鲜香菜50，粳米50克，红糖适量。

制法用法：将粳米放入锅中，加入500毫升清水煮成稀粥，然后将三七、香菜洗净切碎放入粥中，用小火煮沸。调入红糖，待温服食。

功效应用：具有解郁理气、活血降压作用，可用于瘀血阻窍所引起的眩晕患者食用。

补充说明：伴见神疲乏力者，可加党参10克、黄芪30克益气行血。

（2）荷楂薏夏茶

请参考本节药茶下"（二）荷楂薏夏茶"。

4. 气血亏虚证：头晕目眩，动则加剧，遇劳则发，面色苍白，爪甲不荣，神疲乏力，心悸少寐，纳差食少，便溏。舌淡苔薄白，脉细弱。

红枣肉桂白木耳汤

请参考本节药膳下"（一）红枣肉桂白木耳汤"。

5. 肾精不足证：眩晕久发不已，视力减退，面目干涩，少寐健忘，心烦口干，耳鸣，神疲乏力，腰酸膝软，遗精，舌红苔薄，脉弦细。

（1）枸杞核桃粥

请参考本节药粥下"（二）枸杞核桃粥"。

（2）甲鱼汤

请参考本节药膳下"（二）甲鱼汤"。

（张兰坤）

第十九节　失眠

失眠是指尽管有合适的睡眠机会和睡眠环境，依然对睡眠时间和（或）质量感到不满足，并且影响日间社会功能的一种主观体验。主要症状表现为入睡困难（入睡潜伏期超过30分钟）、睡眠维持障碍（整夜觉醒次数≥2次）、早醒、睡眠质量下降和总睡眠时间减少（通常少于6.5小时），同时伴有日间功能障碍。失眠引起的日间功能障碍主要包括疲劳、情绪低落或激惹、躯体不适、认知障碍等。

失眠根据病程分为：短期失眠（病程＜3个月）和慢性失眠（病程≥3个月）。有些患者失眠症状反复出现，应按照每次出现失眠持续的时间来判定是否属于慢性失眠。失眠是一种主观体验，不应单纯依靠睡眠时间来判断是否存在失眠。部分人群虽然睡眠时间较短（如短睡眠者），但没有主观睡眠质量下降，也不存在日间功能损害，因此不能视为失眠。引起失眠的原因一般有心理因素、环境因素以及年龄因素等。失眠干预的总体目标：①改善睡眠质量和（或）增加有效睡眠时间；②恢复日间社会功能，提高生活质量；③防止短期失眠转化成慢性失眠；④减少与失眠相关的躯体疾病或与精神疾病共病的风险；⑤尽可能避免包括药物在内的各种干预方式带来的负面效应。

失眠的干预方式主要包括心理治疗、药物治疗、物理治疗和中医治疗。心理治疗主要包括睡眠卫生教育和针对失眠的认知行为治疗。药物治疗失眠的短期疗效已经被临床试验所证实，但是长期应用仍需承担药物不良反应、成瘾性等潜在风险。传统中医食疗药膳疗法，对于失眠的辅助调理有不少帮助，可供临床选择使用。

一、药茶

柏子仁茶

【食材配料】柏子仁15克。

【制法用法】取干品15克炒后，用开水冲泡，盖好杯盖，焖半小时左右，待温后即饮，随时加水饮用。

【功效应用】补血安神。用于失眠盗汗的辅助治疗。

【补充说明】柏子仁有通便作用，便溏腹泻者慎用。

二、药粥

(一)猪心粥

【食材配料】猪心1只，小米100克。

【制法用法】猪心切成细丝，在锅中放油微炒，和小米做成稀粥，加盐少许，以粥代饭早晚服用。

【功效应用】此方具有补心安神功效，适用于心血不足所致失眠，症见心烦难眠，舌淡红少苔，脉弦细数。

【补充说明】糖尿病及高血糖、高血脂患者请在专业医师指导下应用。

(二)黑豆粥

【食材配料】黑豆 15 克，小麦 15 克（去壳），合欢花 30 克。

【制法用法】黑豆、小麦（去壳）、合欢花加适量清水熬粥，临睡前服用。

【功效应用】具有止风热、调中下气、宁神作用，可用于心肝火旺型失眠，见心中懊恼，气冲胸中，烦躁不得卧，舌红少苔，脉弦数。

【补充说明】糖尿病及高血糖患者请在专业医师指导下应用。

三、药膳

(一)莲子汤

【食材配料】莲子 30 克，盐少许。

【制法用法】莲子洗净，加盐少许，水煎，每晚睡前服用。

【功效应用】养心安神。适用心悸失眠的辅助治疗。

【补充说明】莲子养心，兼可清心，对心烦不寐者更为适合。

(二)冰糖桑椹汤

【食材配料】桑椹 100 克，冰糖 20 克。

【制法用法】桑椹、冰糖，以适量清水炖煮至水开，分次口服。

【功效应用】滋阴血，润燥通便，用于肝肾阴虚所致的健忘、头晕、失眠等。

【补充说明】苔腻、纳差、糖尿病、贫血者不宜。

(三)桂圆莲子汤

【食材配料】桂圆肉 30 克，莲子 30 克，茯神 20 克，芡实 30 克。

【制法用法】上四味用清水泡后加三碗水煮至一碗，早晚服用。

【功效应用】可补心脾，养心神，用于心脾虚所致的心悸，自汗等症的治疗，对失眠尤为有效。

【补充说明】对心肝火旺型失眠者不宜。

四、药酒

归圆仙酒（《费氏食养三种》）

【食材配料】当归身 30 克，龙眼肉 240 克，白酒 1000 克。

【制法用法】将当归、龙眼肉洗净，浸白酒内，放置 20 天。每服 20 毫升，每日 2 次，服完后再加酒浸。

【功效应用】养血安神。用于贫血，失眠健忘等，久服效佳。

【补充说明】有肝脏疾病或酒精过敏者，均不宜使用。

****

分证食疗药膳

　　失眠临床常见肝火扰心证、痰热扰心证、心脾两虚证、心肾不交证、心胆气虚证。下面介绍每证典型表现，并介绍相对应的食疗药膳处方，以供大家合理选用。

　　1. 肝火扰心证：可见不寐多梦，甚则彻夜不寐，急躁易怒，伴头晕头胀，目赤耳鸣，口干而苦，不思饮食，便秘溲赤，舌红苔黄，脉弦而数。

　　（1）百合玫瑰茶

　　食材配料：百合 5 克，玫瑰花 5 克。

　　制法用法：取干品 10 克炒后，用开水冲泡，盖好杯盖，焖半小时左右，待温后即饮，随时加水饮用。

　　功效应用：理气解郁、清心安神。用于失眠的辅助治疗。

　　补充说明：百合有通便作用，便溏、腹泻者慎用。

　　（2）龙胆草粥

　　食材配料：龙胆草 10 克，竹叶 20 克，粳米 100 克。

　　制法用法：先加水煎煮龙胆草、竹叶，取汁代水加入粳米煮成粥，代早餐服食。

　　功效应用：粥中龙胆草泻肝降火，竹叶清心除烦。适于失眠兼性情急躁易怒、目赤口苦、小便黄、大便秘结，属于肝郁化火者服食。

　　补充说明：糖尿病及高血糖、高血脂患者请在专业医师指导下应用。

　　（3）黑豆粥

　　请参考本节药粥下"（二）黑豆粥"。

****

（4）冰糖桑椹汤

食材配料：桑椹 100 克，冰糖 20 克。

制法用法：桑椹、冰糖适量清水炖煮至水开，分次口服。

功效应用：可滋阴血，润燥通便，用于肝、肾阴虚火旺所致的健忘、头晕、失眠等。

补充说明：苔腻、纳差、糖尿病、贫血者不宜。

（5）竹叶酒

食材配料：淡竹叶 150 克，糯米 500 克，甜酒曲适量。

制法用法：将竹叶煎煮取汁，以药汁浸米，同煮熟，摊凉后，加入甜酒曲，拌匀，置温暖处发酵，做成甜酒酿，每日早晚各服一小杯。

功效应用：淡竹叶味甘淡而性寒，入心，可清心肝火旺。

补充说明：有肝脏疾病或酒精过敏者，均不宜使用。

2. 痰热扰心证：可见心烦不寐，胸闷脘痞，泛恶嗳气，伴头重，目眩。舌偏红，苔黄腻，脉滑数。

（1）莲子心茶

食材配料：莲子心 15 克。

制法用法：取干品 15 克炒后，用开水冲泡，盖好杯盖，焖半小时左右，待温后即饮，随时加水饮用。

功效应用：清心安神。用于失眠盗汗的辅助治疗。

补充说明：莲子心茶有通便、清热作用，便溏、腹泻者慎用。

（2）竹沥粥

食材配料：竹沥汁 20 克，小米 100 克。

制法用法：先煮小米做粥，临熟下竹沥汁，搅匀，晨起空腹食之。

功效应用：竹沥（系由鲜竹经火烤沥出之液汁，药店有售）有涤痰、除烦、定惊之功。适于失眠伴头重、胸闷痰多、恶食嗳气，属于痰热内扰者服用。

补充说明：糖尿病及高血糖、高血脂患者请在专业医师指导下应用。

（3）莲子汤

食材配料：莲子 30 克，盐少许。

制法用法：莲子 30 克，加盐少许，水煎，每晚睡前服用。

功效应用：养心安神。适用心悸失眠的辅助治疗。

补充说明：因饮酒可能加重本证型的症状，因此不建议本证型失眠者使用药酒。

3. 心脾两虚证：可见不易入睡，多梦易醒，心悸健忘，神疲食少，伴头晕目眩，四肢倦怠，腹胀便溏，面色少华，舌淡苔薄，脉细无力。

（1）龙眼柏子仁茶

食材配料：龙眼肉 10 克，柏子仁 10 克。

制法用法：取干品 20 克炒后，用开水冲泡，盖好杯盖，焖半小时左右，待温后即饮，随时加水饮用。

功效应用：补血安神。用于失眠盗汗的辅助治疗。

补充说明：柏子仁有通便作用，便溏、腹泻者慎用。

（2）猪心柏仁粥

食材配料：猪心 1 只，柏子仁 20 克，小米 100 克。

制法用法：猪心切成细丝，在锅中放油微炒，和柏子仁、小米做成稀粥，加盐少许，以粥代饭早晚服用。

功效应用：此方具有补心安神功效，适用于心血不足所致失眠，症见心烦难眠，舌淡红少苔，脉弦细数。

补充说明：糖尿病及高血糖、高血脂患者请在专业医师指导下应用。

（3）莲桂枣仁汤

食材配料：桂圆 10 克，莲子 20 克，酸枣仁 5 克，大枣 10 枚。

制法用法：桂圆、莲子、酸枣仁、大枣，加盐少许，水煎，每晚睡前服用。

功效应用：养血安神。用于贫血，失眠健忘等，久服效佳。适用于心悸失眠的辅助治疗。

补充说明：易汗出加五味子 5 克，体质虚弱明显加灵芝 10 克，虚烦不宁加百合 10 克，脾虚明显加山药 30 克。

（4）桂圆莲子汤

请参考本节药膳下"（三）桂圆莲子汤"。

（5）归圆仙酒

请参考本节下药酒内容。

4. 心肾不交证：可见心烦不寐，入睡困难，心悸多梦，伴头晕耳鸣，腰膝酸软，潮热盗汗，五心烦热，咽干少津，男子遗精，女子月经不调，舌红少苔，脉细数。

（1）百合茶

食材配料：百合 15 克。

制法用法：取干品 15 克炒后，用开水冲泡，盖好杯盖，焖半小时左右，待温后即饮，随时加水饮用。

功效应用：滋阴，清心安神。用于失眠的辅助治疗。

补充说明：百合有通便清热作用，便溏、腹泻慎用。

（2）桑椹百合粥

食材配料：鲜桑椹 100 克，鲜百合 50 克，糯米 50 克。

制法用法：鲜桑椹、鲜百合洗净，水煎服，每日 1 次。再加适量清水与糯米熬粥，临睡前服用。

功效应用：交通心肾，宁心安神。适合于心肾不交、烦热不眠之证。

补充说明：脾胃虚寒泄泻者忌用本方。糖尿病及高血糖患者请在专业医师指导下应用。

（3）莲子百合瘦肉汤

食材配料：莲子 50 克，百合 50 克，猪瘦肉 250 克，盐少许。

制法用法：莲子、百合洗净，猪瘦肉切块，加水煲汤，加盐少许，水煎，每晚睡前服用。

功效应用：交通心肾，安神益智。莲子性味甘、涩、平，入心、脾、肾经，能养心、益肾、补脾，用于心肾不交失眠辅助调养。

补充说明：脾胃虚寒泄泻者忌用本方。

（4）黄精首乌杞子酒

食材配料：黄精 20 克，何首乌 20 克，枸杞子 50 克，米酒 500 克。

制法用法：将黄精、何首乌、枸杞子洗净，浸白酒内，放置 20 天。每服 20 毫升，每日 2 次，服完后再加酒浸。

功效应用：滋阴补肝肾。用于心肾不交，失眠健忘等，久服效佳。

补充说明：有肝脏疾病或酒精过敏者，均不宜使用。

5. 心胆气虚证：可见虚烦不寐，触事易惊，终日惕惕，胆怯心悸，伴气短自汗，倦怠乏力，舌淡，脉弦细。

（1）柏子仁茶

请参考本节药茶下内容。

（2）五味子蜜饮

食材配料：五味子 30 克、蜂蜜 20 克。

制法用法：将五味子洗净加适量水用大火煮沸，改用小火煎煮 20 分钟，去渣取汁，待汁转温后加入蜂蜜，搅匀，分次服用。

功效应用：有宁心安神、养阴润肠之功效。此粥适用于心虚胆怯型失眠症，对伴有心悸者尤为适宜。

补充说明：糖尿病及高血糖、高血脂患者请在专业医师指导下应用。

（3）二仁粥

食材配料：柏子仁 15 克，炒酸枣仁 20 克，粳米 100 克。

制法用法：先将柏子仁、枣仁捣碎，和粳米一同煮粥，待粥将熟时加入适量蜂蜜，再煮沸，睡前服食。

功效应用：养心安神。此粥适于失眠伴多梦易惊醒、胆怯心悸，属心胆气虚者服食。

补充说明：糖尿病及高血糖，高血脂患者请在专业医师指导下应用。

（4）甘草小麦红枣汤

食材配料：甘草10克，小麦30克，红枣5枚。

制法用法：每次用上述食材，加清水两碗煎至一碗，去渣饮汤。

功效应用：和中缓急，养心安神，补脾和胃。用于心虚胆怯型失眠辅助调养。

补充说明：吴门医述·太湖学堂记载的"忘情水"可备一参：将本方剂量加倍后，煮水代茶频饮，可用于失恋、失去亲朋好友后以泪洗面，悲泣不止者，可以预防"心碎综合征"。

（5）桂圆熟地酒

食材配料：桂圆肉125克，熟地黄45克，甘枸杞、白茯苓、怀山药、莲子肉、当归各30克，五味子、酸枣仁、薏苡仁、川续断、麦冬各15克，木香、大茴香各7.5克，丁香3克，白酒5000毫升。

制法用法：将茯苓、莲子肉、山药、薏仁研细末，其余制成饮片，同入布袋置容器中，加入白酒密封，隔水加热至药材浸透后取出，浸泡7日后，过滤去渣即可。口服，每次服15～20毫升，日服2次。

功效应用：安神定志。用于心悸失眠，神志不安，气怯血弱者。

补充说明：有肝脏疾病或酒精过敏者，均不宜使用。

（王栋）

第二十节　中风后遗症

中风是指突然昏仆，不省人事，口眼㖞斜，半身不遂；轻者不经昏仆，仅以口眼㖞斜、半身不遂、语言謇涩为主症的一类疾病。多发于中年以上，好发于冬春季节，是临床上常见的一种急危重病。本病相当于西医学上的急性脑血管疾病，是一组突然起病的脑血液循环障碍性疾病，表现为急性起病、迅速出现局限性神经功能缺失的症状和体征，甚至伴发意识障碍。不少患者经救治后虽存活下来，却不同程度地丧失了工作能力，表现为半身不遂、手足瘫痪、语言不利、口眼歪斜等症状，通称中风后遗症。

对于中风后遗症，从膳食方面来说，强调饮食要注意清淡、合理搭配、营养丰富。主食以大米、面粉、玉米、小米等为主；多吃豆制品及瓜果蔬菜，如芹菜、菠菜、白菜、萝卜、黄瓜、莲藕、香蕉、梨、橘子等；蛋白质以鱼类为最佳（鲤鱼除外），如黑鱼、黄鱼、鲫鱼等。禁食膏脂、厚味、肥甘、生痰动火的食物；少吃盐、糖及辛辣刺激之品。配合相应的药膳食疗，可进一步促进中风后遗症的康复。

一、药茶

(一)苦丁桑叶茶

【食材配料】苦丁茶、菊花、桑叶、钩藤各适量。

【制法用法】取上述药材，用沸水冲泡，盖杯焖半小时左右，待温后即饮，随时加水饮用。

【功效应用】具有清肝泻火作用，可用于肝阳上亢、肝火上炎所引起的中风的辅助治疗。

【补充说明】伴有血压高者，可加罗布麻叶3克；视物模糊、大便干结不畅者，可加决明子3克。

(二)降脂益寿茶

【食材配料】荷叶、山楂、丹参、菊花、绿茶各适量。

【制法用法】取上述药材，用沸水冲泡，盖杯焖半小时左右，待温后即饮，随时加水饮用。

【功效应用】具有降脂化痰祛瘀作用，可用于痰湿、瘀血互结所引起的中风的辅助治疗。

【补充说明】虽有山楂，仍偏寒凉，脾虚便溏者慎用，或可加苍术、陈皮少许。

二、药粥

(一)贝母粥

【食材配料】贝母粉15克，粳米50克，冰糖适量。

【制法用法】将粳米、冰糖如常法煮粥，煮至半开汤未稠时，加入贝母粉，改用文火稍煮片刻，视粥稠时停火，每日早晚温服。

【功效应用】清热化痰和胃。适用于痰热内蕴表现为喉有痰鸣，语言謇涩，舌强苔腻的患者。

【补充说明】伴见咳嗽痰多、腹胀便秘者，可加莱菔子 10 克、生薏苡仁 30 克加强清热化痰通腑。

(二)菊花粥

【食材配料】菊花末 10 克，粳米 50 克。

【制法用法】秋季霜降前，将菊花采摘去蒂，烘干或蒸后晒干或阴干，然后磨粉备用。先以粳米 50 克，加水如常法煮粥，待粥将成时，调入菊花末，稍煮一两沸即可。每日早晚温服。

【功效应用】清肝泻火和胃。适用于肝火炽盛表现为气粗息高，躁扰不宁，头胀耳鸣，头顶作痛，舌边尖红的患者。

【补充说明】血糖高、脾胃虚弱者慎用。

(三)黄芪肉羹

【食材配料】黄芪 30 克，大枣 10 枚，当归、枸杞各 10 克，猪瘦肉 100 克（切片）。

【制法用法】将上述药材及食材洗净，共炖汤，加食盐调味。食肉喝汤，每日 1 次。

【功效应用】滋阴助阳、补气活血。适用于中风后遗症气虚血瘀表现为气短乏力、肢软神疲、偏身麻木、肢体瘫痪、瘫肢肿胀等的患者。

【补充说明】肝阳上亢者不宜。

三、药膳

(一)北芪炖南蛇肉

【食材配料】黄芪 60 克，南蛇肉 200 克，生姜 3 片。

【制法用法】将蛇肉洗净，与黄芪、生姜共炖汤，加油、盐调味即可。饮汤食肉。

【功效应用】益气通络。适用于气虚血瘀、脉络闭阻、口眼歪斜、口角流涎、语言不利、半身不遂、肢体麻木等症。

【补充说明】肝阳上亢、湿热阻滞者不宜。

(二)兔肉紫菜豆腐汤

【食材配料】兔肉60克，紫菜30克，豆腐50克，细盐、黄油、淀粉、葱花适量。

【制法用法】将紫菜撕成小片，洗净后放入小碗中。兔肉洗净切成薄片，加盐、黄酒、淀粉共拌匀。豆腐磨碎，锅中倒入清水一大碗，入豆腐、盐，中火烧开后倒入肉片，煮5分钟，放入葱花，立即起锅，倒入紫菜，搅匀即成。佐餐食用。

【功效应用】清热利水，化痰生津，消食和胃。适用于风痰瘀血，痹阻脉络引起的半身不遂，口舌歪斜，舌强语謇涩或不语，偏身麻木，头晕目眩，舌质薄白或白腻，脉弦滑等。

【补充说明】尿酸增高者不宜。

分证食疗药膳

中风后遗症临床常见气虚血瘀证、风痰瘀阻证、肝肾亏虚证。下面介绍每证典型表现，并介绍相对应的食疗药膳处方，以供大家合理选用。

1. **气虚血瘀证**：半身不遂，口舌歪斜，舌强言謇或不语，偏身麻木，面色㿠白，气短乏力，自汗出，心悸便溏，手足肿胀，舌质黯淡，有齿痕，舌苔白腻，脉沉细。

（1）黄芪肉羹

请参考本节药粥下"（三）黄芪肉羹"。

（2）北芪炖南蛇肉

请参考本节药膳下"（一）北芪炖南蛇肉"。

2. **风痰瘀阻证**：半身不遂，口舌歪斜，舌强言謇或不语，偏身麻木，舌体颤抖，眩晕耳鸣，心烦躁扰，手足心热，咽干口燥。舌质红而体瘦，少苔或无苔，脉弦细数。

（1）降脂益寿茶

请参考本节药茶下"（二）降脂益寿茶"。

（2）贝母粥

请参考本节药粥下"（一）贝母粥"。

（3）兔肉紫菜豆腐汤

请参考本节药膳下"（二）兔肉紫菜豆腐汤"。

3. 肝肾亏虚证：手足瘫软不收，酸麻不仁，腰腿软弱，足废不能行，或患肢僵硬，拘挛变形，肌肉萎缩，舌质淡红，脉细。

（1）栗子桂圆粥

食材配料：栗子 10 个，粳米 50 克，桂圆肉 20 克。

制法用法：栗子去壳、切成碎块，与粳米一同熬粥，将要熟时放桂圆肉再熬 10 分钟，即可服食。

功效应用：既可补肝肾、强筋骨，又可健脾胃、补气血。用于肝肾亏虚型中风后遗症辅助调养。

补充说明：栗子虽有补性，但食多则容易壅滞胃气而出现消化不良，因此不宜过量食用。

（2）芪杞炖鳖

食材配料：鳖肉 200 克，黄芪 30 克，枸杞子 20 克。

制法用法：以上三味加适量水同炖至鳖肉熟烂，即可服食。

功效应用：既可补肾强筋，又可补气养血。用于肝肾亏虚型中风后遗症辅助调养。

补充说明：可加少许冰糖调味。

（3）二冬鱼肚粥

配方：天门冬、麦门冬各 30 克，枸杞子 20 克，大米 50 克，鱼肚胶 10 克。

制作方法：天门冬、麦门冬水煎取汁，同枸杞子、大米煮粥；粥将熟时，调入捣碎的鱼肚胶，烊化，再煮一两沸，即可食用。

功效：既可补肾强筋，又可养血滋阴。用于肝肾亏虚型中风后遗症辅助调养。

补充说明：血糖高者慎服。

（张兰坤）

第二十一节 慢性肾炎

慢性肾炎以慢性肾炎综合征为疾病临床表现（水肿、高血压、蛋白尿、血尿）。慢性肾炎的发病率在全球范围内较高，据WHO的数据调查，全球有大约10%的人口患有慢性肾脏病，目前我国慢性肾脏病患者超过了1亿人。在如此庞大的慢性肾脏病患者人群中，慢性肾炎则是发病率最高的肾脏疾病。

慢性肾炎在早期可能没有明显症状，仅表现为尿检异常，而没有明显自觉症状，但随着疾病的进展，患者可能表现出乏力、疲倦感；腰酸腰痛；食欲不振；水肿，可表现在颜面部、四肢和腹部；血压升高；血尿，肉眼可见可乐色或粉红色尿液，或检查镜下血尿；蛋白尿；贫血，随着肾功能逐渐恶化，贫血发生率及严重程度逐渐增加。

从治未病理念看，慢性肾炎患者应在医生的指导下合理限制蛋白质的摄入，注意选择优质蛋白，如鱼、禽肉等，并分多次进食，避免过量摄入。控制盐的摄入，减少加工食品、腌制食品等高盐食物的摄入，多食用新鲜蔬菜、水果和低盐食品。慢性肾炎患者可能由于肾脏损害而导致维生素和矿物质的丢失，因此建议补充适量的维生素和矿物质，可以通过多摄入新鲜蔬菜、水果、谷物等来实现。

对于慢性肾炎，传统中医食疗药膳有着较大的优势，可以辅助应用。

一、药茶

(一)枸杞洋参茶

【食材配料】西洋参6克，枸杞子30克，白糖10克。

【制法用法】取西洋参，将其彻底清洗干净，然后切成小片备用。再将洗净的枸杞子与切好的西洋参放入砂锅内，加入适量的清水，待水烧开后改用文火继续煎煮约30分钟左右，最后加入适量的白糖搅拌均匀，代茶温饮。

【功效应用】益气补肾。适于表现为腰膝酸软、倦怠乏力的慢性肾炎辅助治疗。

【补充说明】血压升高及血糖升高者不宜饮用本品。

(二)白茅根茶

【食材配料】白茅根、车前子各 30 克，白糖 15 克。

【制法用法】将上述两味洗净后捣碎，放入保温瓶中，倒入适量沸水，焖泡
15 分钟后取汁液，加入适量白糖，搅拌均匀，代茶频饮。

【功效应用】清热利尿，凉血止血。适用于临床表现为尿血的慢性肾炎患者。

【补充说明】脾胃虚寒、尿多不渴及血糖升高者忌服。

二、药粥

(一)茯苓粥(《仁斋直指方》)

【食材配料】茯苓 30 克，粳米 30 克。

【制法用法】茯苓磨成细粉，与粳米同煮粥。趁热服食，每日 1～2 次。

【功效应用】利水消肿、健脾渗湿、宁心安神。适用于小便不利、水肿胀满等
表现的慢性肾炎患者。

【补充说明】虚寒、精滑或气虚下陷者忌服。

(二)车前叶粥(《圣济总录》)

【食材配料】车前叶 30 克，葱白 1 根，粳米 100 克。

【制法用法】将车前叶去掉老叶和黄叶片，用清水洗净后切碎备用。将车前叶
和葱白放入锅中，加入 2000 毫升清水，用大火煮沸后去除渣滓，
保留汁液。将洗净的粳米与药汁一起煮成粥。每天早晚服用
即可。

【功效应用】清热利尿。对表现为小便不利、尿血的肾炎患者较为适合。

【补充说明】遗精、遗尿者不宜食用。

(三)黄芪粥

【食材配料】生黄芪、糯米、生薏苡仁各 30 克，赤小豆 15 克，鸡内金 9 克，金橘饼 2 枚。

【制法用法】将鸡内金研成细末备用。用清水将黄芪煮沸约 20 分钟，然后过滤出药液。将薏苡仁和赤小豆加入黄芪药液中，煮沸 30 分钟。接着加入鸡内金细末和糯米，继续煮沸直至熟成粥。每日 1 剂，分两次服用。食粥后嚼服一枚金橘饼。

【功效应用】利水消肿。用于慢性肾炎辅助治疗。

【补充说明】对于脉细数、舌红少苔的阴虚人群，不适宜食用此方。

三、药膳

(一)桑白皮赤豆鲫鱼汤

【食材配料】桑白皮 10 克，赤豆 20 克，鲫鱼 1 条，姜葱适量。

【制法用法】先将鲫鱼去鳞和内脏，洗净后用料酒腌制片刻。将赤豆洗净后加水煮至六成熟。将桑白皮用清水浸泡约 30 分钟。姜洗净后切片，葱洗净后切段。在锅中倒入适量油，放入鲫鱼、赤豆、桑白皮、姜片和葱段，大火煮开后转小火煲 2 小时即可。

【功效应用】利水消肿。可作菜肴，鲫鱼蛋白质含量丰富，可补充营养，增强慢性肾炎患者的体质。

【补充说明】本品含赤豆，脾胃虚弱者不宜食用。

(二)归芪炖鸡

【食材配料】母鸡 1 只（约 1000 克），当归 15 克，黄芪 30 克，调料适量。

【制法用法】将鸡去毛和内脏，洗净后把当归、黄芪纳入鸡腹中，加水及调料，炖至鸡肉熟透食用。

【功效应用】补益气血，增强慢性肾炎患者的体质。

【补充说明】实热证者不宜食用此方。

四、药酒

芫花菟丝子酒(《普济方》)

【食材配料】芫花、菟丝子各 1000 克，白酒 5000 毫升。

【制法用法】将芫花、菟丝子洗净，捣碎后放入容器中，加入白酒并密封，浸泡
3～5 天后，过滤去除渣滓即可。每次服 30～50 毫升，日服 2 次。

【功效应用】温阳补肾，利水消肿。用于水肿，头面遍身皆肿等，久服效佳。

【补充说明】有肝脏疾病或酒精过敏者，均不宜使用。

分证食疗药膳

慢性肾炎急性发作期以专科治疗为主，慢性持续期以虚证为主，可夹杂各种兼症，亦可被外邪、内伤等诱因诱发而进入急性发作期。慢性持续期的主要中医证型有肺脾气虚证、气阴两虚证、肝肾阴虚证、脾肾阳虚证。下面介绍每证典型表现，并介绍相对应的食疗药膳处方，以供大家合理选用。

1. **肺脾气虚证**：主症：面色苍白或萎黄，神疲懒言，纳少、腹胀，颜面或肢体水肿，易感冒。次症：口淡不渴，自汗，大便溏薄。舌脉：舌淡红，质胖大边有齿痕，苔薄白，脉细弱。

（1）黄芪粥

请参考本节药粥下"（三）黄芪粥"。

（2）茯苓饼

食材配料：茯苓 50 克，糯米粉 50 克，适量的冰糖或白糖。

制法用法：适量茯苓磨成粉状，加等量的粳米粉和白糖，用水调成稠糊，烙成薄饼，作为点心食用。

功效应用：利水渗湿、健脾补中。用于肺脾气虚型慢性肾炎的辅助治疗。

补充说明：对于脉细数、舌红少苔的阴虚人群以及血糖高者，不适宜食用此方。

2. **气阴两虚证**：主症：气短乏力，盗汗、自汗，腰膝酸软，手足心热。次症：口干、神疲。舌脉：舌淡或淡红，质胖大边有齿痕，少苔偏干，脉沉细或细数而无力。

（1）枸杞洋参茶

请参考本节药茶下"（一）枸杞洋参茶"。

补充说明：本品可益气养阴。适宜于气阴两虚型慢性肾炎的辅助治疗。脾胃湿寒、血压升高者不宜饮用本品。

（2）黄芪炖甲鱼

食材配料：甲鱼 1 只（约 500 克），生黄芪 60 克。

制法用法：将甲鱼宰好后清洗干净。将甲鱼块放入炖盅中，加入黄芪和适量清水，至甲鱼烂熟即可，佐餐食用。

功效应用：益气养阴，利水消肿。适宜于气阴两虚型慢性肾炎的辅助治疗。

补充说明：可与"第三十一节黄褐斑"药膳下"（八）黄芪炖甲鱼"互参。

3. 肝肾阴虚证： 主症：目睛干涩或视物模糊，耳鸣、腰痛，头目眩晕，潮热盗汗，五心烦热。次症：口干、口苦，失眠多梦，梦遗或月经失调。舌脉：舌红，苔薄黄而干或少苔偏干，脉细数或细弦数。

（1）萸肉胡桃粥

食材配料：山萸肉、胡桃肉各 20 克，粳米 100 克，白糖适量。

制法用法：将粳米淘洗干净后，加水浸泡 20 分钟备用。将山萸肉洗净，去核。锅中加入适量清水，放入山萸肉、胡桃肉和粳米，大火煮沸后转小火煮成稠粥，最后加入适量白糖调味。

功效应用：温肾滋阴、调补阴阳。用于肝肾阴虚型慢性肾炎的辅助调养。

补充说明：血糖高者慎服，或在专业医师指导下使用。

（2）枸杞黑芝麻糊

食材配料：枸杞子 60 克，黑芝麻 30 克，红枣 15 克，粳米 60 克。

制法用法：炒香黑芝麻，将粳米炒黄，然后将枸杞子煮熟并去籽，将红枣煮熟并去皮、核，晾干后与芝麻、粳米一起研磨成细末，最后装瓶。每次取 20 克细末，用热水冲调成糊状即可食用。

功效应用：补益肝肾。用于肝肾阴虚型慢性肾炎患者的辅助调养。

补充说明：脾胃虚弱的患者应慎用。

4. 脾肾阳虚证： 主症：面色㿠白或黧黑，神疲乏力，畏寒肢冷，肢体水肿，夜尿增多。次症：口淡不渴或喜热饮，纳少，腹胀，小便清长或尿少，大便溏薄。舌脉：舌淡胖边有齿痕，苔薄白，脉沉弱或沉细。

（1）当归炖母鸡

食材配料：当归、党参各 15g，母鸡 1 只，葱、生姜、料酒、食盐少量。

制法用法：将当归、党参放入砂锅中，加入配料和清水适量，先以武火烧沸，改用温和煨炖，直至鸡肉炖烂为止。

功效应用：补气健脾温肾。用于脾肾阳虚型慢性肾炎的辅助调养。

补充说明：痰湿体质者慎用。

（2）芫花菟丝子酒

请参考本节药酒下之"芫花菟丝子酒"。

补充说明：本品可温阳补肾，利水消肿。用于脾肾阳虚型慢性肾炎的辅助调养。有肝脏疾病或酒精过敏者，均不宜使用。

（朱晓琳）

第二十二节　尿路结石

尿路结石是泌尿外科最常见的疾病之一。总体来看，在我国尿路结石的发病率为1%～5%，但在我国南方，尿路结石的患病率可高达5%～10%，呈现出较为明显的地域差异。其病因包括年龄、环境因素、饮食习惯、代谢异常、尿路梗阻等等。目前根据结石所在部位的不同，可以将其分为肾与输尿管的上尿路结石以及膀胱和尿道的下尿路结石。

尿路结石发病多突然，主要临床表现为腰痛和腹痛，还有排尿中断、血尿、尿路刺激症状（尿频尿急尿痛）等。该病对于人体的危害较大，早期可以造成尿路梗阻、输尿管扩张、肾盂积水、血尿以及尿路感染等，后期则可能损害肾功能，甚至引起尿毒症危及生命。目前尿路结石的治疗方法主要分为药物排石、体外碎石及手术治疗，后者主要包括输尿管镜手术、经皮肾镜手术及开放手术等。

中医学将尿路结石归于淋证范畴，认为本病多由脾虚湿聚、肾气虚衰、膀胱气化失权，而致湿热下注、蕴结不解，与气血瘀滞，日久郁结而成。因而在尿路结石患者的日常饮食中，应当酌情加入健脾益肾、清热利湿之品，寓医于食，使得药借食力，食助药威，二者相辅相成，起到防病治病、保健强身的功效。

一、药茶

(一)石韦茶

【食材配料】石韦、车前草各30克，甘草15克，绿茶10克。

【制法用法】将上药拣去杂质，共研为粗末，放入茶壶内，用沸水冲泡，加盖焖20分钟，代茶饮用，每日1剂。

【功效应用】清热解毒，利尿排石。用于湿热下注型尿路结石。

【补充说明】若心烦目赤，小便色黄，可加炒栀子15克一同泡服。

(二)金钱草茶

【食材配料】金钱草 25～30 克，甘草 10 克，绿茶 3 克。

【制法用法】上药加水 500 毫升，煎沸 5 分钟，水煎 2 次，取汁代茶分 3 次温饮，每日 1 剂。

【功效应用】清热利湿，利尿排石。用于湿热下注型尿路结石。

【补充说明】金钱草长时间服用的话对身体会产生危害，不适合脾胃虚弱、腹泻者服用。患有心脏病、糖尿病等疾病的人要有专业的医生进行指导。另外，虚寒体质的人要谨慎食用，服用的时间要适当，不要过多或长期服用。

(三)三金排石茶

【食材配料】金钱草 5 克，海金沙 10 克（布包），炒鸡内金 5 克，石韦 5 克。

【制法用法】将上药拣去杂质，放入茶壶内，用沸水冲泡，代茶饮用，每日 1 剂。

【功效应用】清热利尿排石。用于湿热下注型尿路结石。

【补充说明】用药期间忌辛辣刺激性食物，多饮水配合适当运动利于结石排出。

二、药粥

(一)核桃仁粥

【食材配料】核桃仁 50 克，粳米 100 克。

【制法用法】先将核桃仁洗净捣碎，与淘洗干净的粳米一同入锅，加水 500ml，先用旺火烧开，再转用文火熬煮成稀粥。温热食用，早晚各服一次。

【功效应用】养脾胃，补肾固精，消石通淋。用于肾虚型尿路结石。

【补充说明】凡痰热咳嗽、便溏腹泻者均不宜食用。

(二)金钱草薏苡仁粥

【食材配料】金钱草 30 克，薏苡仁 100 克。

【制法用法】先将金钱草加水煎取药汁 1 碗，将薏苡仁煮粥 1 碗，两者和匀即成。趁温热食用，早晚各服 1 次。

【功效应用】利尿、排石、通淋。用于湿热下注型尿路结石。

【补充说明】脾肾虚寒，腹泻、遗精遗尿者，均不宜使用。

三、药膳

(一)蕹菜车前猪腰汤

【食材配料】蕹菜（空心菜）500 克，鲜车前草 60 克，猪腰 250 克。

【制法用法】车前草去根须，洗净，放入锅内，加清水适量，武火煮 15 分钟，去渣留汁。蕹菜洗净，猪腰切片，放入车前草汁内煮沸片刻即可。调味食用，每日 1 料。

【功效应用】清热解暑，补肾利水除湿，解药石毒。用于肾虚湿热型尿路结石。

【补充说明】脾肾虚寒，腹泻，口淡无味，饮食减少，苔白腻者，不可服。血脂高者不宜。

(二)车前草猪小肚汤

【食材配料】车前草 30 克（鲜品 60~90 克），猪小肚 200 克。

【制法用法】将猪小肚洗净切块，与车前草煲汤，饮汤食猪小肚，每日 1 料。

【功效应用】清热利湿，通淋排石。用于湿热下注型尿路结石。

【补充说明】膀胱虚寒，小便淋漓不尽，腰痛，神疲乏力，舌质淡者，不可服。

四、药酒

(一)金钱草酒

【食材配料】金钱草 100 克，海金沙 30 克，黄酒 500 毫升。

【制法用法】前两味打碎，加酒，文火煎至 400 毫升，去渣留液。

【功效应用】具有清热利湿、排石通淋的功效。主治输尿管、膀胱、尿道结石。

【补充说明】长期使用金钱草会致头晕、心悸，可能与其利尿排钾有关，故不可久服。

(二)核桃仁酒

【食材配料】核桃仁 200 克，生鸡内金、滑石各 100 克，冰糖（或白糖）120克，白酒 1000 毫升，香油适量。

【制法用法】先将核桃仁、鸡内金放入香油（约 200 毫升）中炸酥，研末，连同药油、滑石、冰糖置容器中，加入白酒，密封，浸泡 3～5 日后开封取用。日服 2 次或 3 次。

【功效应用】清利通淋，润肠排石。用于肾虚湿热型尿路结石。

【补充说明】不可服用过量。有肝病或血糖增高者慎用。

分证食疗药膳

尿路结石临床常见湿热蕴结证、肾阴不足证及肾阳不足证。下面介绍各个证型典型表现，并介绍相对应的食疗药膳处方，以供大家合理选用。

1. **湿热蕴结证**：主要症状表现为持续性疼痛，阵发性加重，小便刺痛，窘迫难忍，尿色黄赤或混浊，甚至恶心呕吐，汗流如珠或尿中带血，舌质红，苔黄腻，脉滑数或弦数。

（1）石韦茶

请参考本节药茶下"（一）石韦茶"。

（2）三金排石茶

请参考本节药茶下"（三）三金排石茶"。

2. **肾阴不足证**：主要症状表现为腰腹或小腹胀痛、隐痛，小便淋漓或不爽，尿黄或赤；伴头昏耳鸣，失眠多梦，或五心烦热，眼干目涩；舌质红，少苔，脉细数。

（1）蕹菜车前猪腰汤

请参考本节药膳下"（一）蕹菜车前猪腰汤"。

（2）车前草猪小肚汤

请参考本节药膳下"（二）车前草猪小肚汤"。

3. **肾阳不足证**：结石日久，留滞不去，腰部胀痛，时发时止，遇劳加重，尿少或频数不爽；伴精神不振，疲乏无力，或面部轻度浮肿；舌质淡，苔薄，脉细无力。

※※※※※※※※※※※※※※※※※※※※※※※※※※※※※※※※※※※※※※※

　　（1）核桃仁粥

　　请参考本节药粥下"（一）核桃仁粥"。

　　（2）核桃仁酒

　　请参考本节药酒下"（二）核桃仁酒"。

※※※※※※※※※※※※※※※※※※※※※※※※※※※※※※※※※※※※※※※

（叶和松　周健文）

第二十三节　贫血

　　贫血指各种原因导致的外周血红细胞容量低于正常的临床综合征。据WHO统计，全球约有 30 亿人不同程度贫血，而我国患贫血的人口概率高于西方国家，在患贫血的人群中，女性明显高于男性，老人和儿童高于中青年。我国血液病学家认为，在中国海平面地区，成年男性血红蛋白低于 120 g/L，成年女性血红蛋白低于 110 g/L，孕妇血红蛋白低于 120 g/L，就可诊断为贫血。贫血有时是较复杂疾病的重要临床表现，一旦发现必须查明其发生原因。

　　贫血症状的轻重与贫血发生的程度及进展速度有关。可见苍白的皮肤黏膜；神经系统症状，轻者感头昏，注意力不集中，记忆力差，重者可出现嗜睡或昏迷。心血管系统方面，可引起心慌、胸闷、气短。长期严重贫血，心脏可以肥厚扩大，甚至诱发心力衰竭。消化道方面，可引起食欲减低、腹胀及腹泻。有些还可出现低热等不适。

　　贫血有多种类型，临床较为常见的是小细胞低色素性贫血，又以俗称的缺铁性贫血为主。另外，表现为心慌、失眠、舌红无苔的大细胞性贫血，临床也不少见。

　　从治未病理念看，平素的食物必须多样化，食谱要广，不应偏食。饮食应有规律、有节制，严禁暴饮暴食。要多食含铁丰富的食物，如猪肝、猪血、瘦肉、奶制品、豆类、大米、苹果、绿叶蔬菜等。研究发现，多饮茶能补充叶酸、维生素 B_{12}，有利于巨细胞性贫血的治疗。但缺铁性贫血则不宜饮茶，因为饮茶不利于人体对铁剂的吸收。适当补充酸性食物则有利于铁剂的吸收。忌食辛辣、生冷不易消化的食物。

　　对于贫血，传统中医食疗药膳有着较大的优势，可以辅助应用。

一、药茶

(一)龙枣茶

【食材配料】龙眼肉 5 克，红枣 5 克。

【制法用法】取干品，用开水冲泡，盖好杯盖，焖半小时左右，待温后即饮，随时加水饮用。

【功效应用】补血养血。用于贫血辅助治疗。

【补充说明】消化不良者，可加陈皮、山楂各 3 克。

(二)仙枣茶

【食材配料】仙鹤草 60～75 克，大红枣 30 克。

【制法用法】将上述两味，入砂锅加清水煮沸，转小火炖 30 分钟，代茶频饮。

【功效应用】益气养血。用于缺铁性贫血辅助治疗。

【补充说明】本品应该为某位老中医临床经验，但详细出处已不可考，笔者多将此方用在治疗贫血方中，效果颇佳。

二、药粥

(一)八味粥

【食材配料】糯米 300 克，薏仁米 50 克，赤豆 30 克，大红枣 20 枚，莲子 20 克，芡实米 20 克，生山药 30 克，白扁豆 15 克。

【制法用法】先将薏仁米、赤小豆、芡实米、白扁豆入锅煮烂，再入糯米、大枣、莲子同煮。山药切小块加入煮烂为度。每日早晚食或当点心吃。

【功效应用】健脾益气养血。适用于缺铁性贫血患者及伴有食少纳呆，脘腹胀满，消瘦，面色萎黄的患者。

【补充说明】糖尿病及高血糖患者请在专业医师指导下应用。

(二)阿胶枸杞粥

【食材配料】阿胶、枸杞子各 20 克，粳米 60 克。

【制法用法】先煮粳米和枸杞为粥后，加入阿胶，使其溶化，再煮两三沸即可。此为一次量，以粥代食，可加糖少许调味，每日 1 次，半个月为 1 个疗程。

【功效应用】滋阴养阴。对表现为寐差易醒，心悸烦热，舌红无苔的大细胞性贫血较为适合。

【补充说明】大细胞贫血典型的舌苔为镜面舌，常因缺乏维生素 B_{12} 导致神经兴奋，出现失眠、心烦等症状。苔厚之贫血，不宜用本品。

三、药膳

(一)四红汤

【食材配料】红皮花生 60 克，红枣 10 个，红豆 80 克，红糖少许。

【制法用法】红枣洗净，用温开水浸泡片刻，红豆、红皮花生均清洗干净，红豆用水浸泡 1 小时。将红豆、红皮花生放入锅内，加足量清水，用小火慢煮约 1 个小时。放入红枣、红糖，继续煮约 30 分钟即可。

【功效应用】养血补血。适用于缺铁性贫血的辅助治疗。

【补充说明】配料中的红豆，指赤豆，并非"红豆生南国，此物最相思"的相思红豆。对于糖尿病患者或者血糖偏高者，可去红糖，加枸杞，因枸杞含有枸杞多糖，有一定降糖作用。

(二)胶地冲蛋黄

【食材配料】阿胶 10 克，生地 60 克，生鸡蛋黄 1 只，炙甘草 5 克。

【制法用法】将阿胶打粉备用，生地、炙甘草洗净加清水煎煮，去药渣，留药液继煮。然后加入阿胶粉，搅拌化开，再加入生鸡蛋黄冲开。

【功效应用】养血补血。用于大细胞贫血失眠心烦舌红苔少者。

【补充说明】苔腻、纳差之贫血不宜。

(三)太子羊肉羹

【食材配料】 羊肉 500 克，太子参 30 克，何首乌 15 克，龙眼肉 20 克，葱白、生姜、绍酒、食盐等适量。

【制法用法】 将羊肉剔筋，焯去血水，切丁备用。将上述各味药材食材放入洁净纱布袋内扎好，与葱白、生姜、绍酒、食盐等调料适量，放入砂锅，加清水没过料，先用大火烧沸后，撇去浮沫。再以小火煨 2～3 小时，将羊肉煮至烂熟，捞去药包及葱姜。即可食用。

【功效应用】 养血益气。可作菜肴，亦适合治疗气血两亏的贫血患者。

【补充说明】 何首乌宜用制首乌，不宜用生何首乌。有肝胆胰腺等病史，或有肝功能损伤病史者，可去何首乌。或在食用前、食用期间，监测肝功能。

四、药酒

归圆仙酒(《费氏食养三种》)

【食材配料】 当归身 30 克，龙眼肉 240 克，白酒 1000 克。

【制法用法】 将当归、龙眼肉洗净，浸白酒内，放置 20 天。每服 20 毫升，每日 2 次，服完后再加酒浸。

【功效应用】 养血安神。用于贫血，失眠健忘等，久服效佳。

【补充说明】 有肝脏疾病或酒精过敏者，均不宜使用。

分证食疗药膳

贫血临床常见心脾两虚证、肝肾阴虚证、脾肾阳虚证。下面介绍每证典型表现，并介绍相对应的食疗药膳处方，以供大家合理选用。

1. 心脾两虚证： 主要症状为头晕目眩、语声低微、心悸气短、四肢无力、饮食无味、大便溏薄、面色苍白、下肢水肿、口唇指甲淡白，可有鼻衄、齿龈或皮肤出血，妇女可见月经量少色淡，甚则闭经。

（1）龙枣茶

请参考本节药茶下"（一）龙枣茶"。

（2）仙枣茶

请参考本节药茶下"（二）仙枣茶"。

2. 肝肾阴虚证： 主要症状有头晕目眩、面赤耳鸣、腰酸腿软、遗精盗汗、午后低热、颧红潮热、手足心热、口干、烦急。

（1）益肝肾茶

请参考"第二十九节更年期"药茶下"（一）益肝肾茶"。

（2）地杞石斛粥

食材配料：熟地黄 30 克，枸杞 30 克，石斛 30 克，粳米 30 克。

制法用法：先将前三味水煎去渣取汁，用药汁煮粳米为粥，枸杞亦可直接放入，早晚服。食时可加糖少许。

功效应用：滋补肝肾，养阴补血。用于肝肾阴虚型贫血的辅助调养。

补充说明：熟地滋阴养血，石斛药理研究有纠正贫血作用，枸杞平补肝肾，亦能改善贫血。惟血糖高者慎用。

3. 脾肾阳虚证： 主要症状有：面色苍白，口唇、指甲缺乏血色，头晕眼花，心悸耳鸣，神疲体倦，畏冷，腰酸腿软，下肢水肿，少气懒言，食少纳差，易汗便溏。

（1）益智羊肉汤

食材配料：羊肉 250 克，益智仁 20 克，熟地 30 克，生姜片、桂皮、小茴香、精盐少许，料酒适量。

制法用法：羊肉洗净切块，与洗净的益智仁、熟地、生姜片、桂皮、小茴香、精盐同放入砂锅中，加适量清水，大火煮沸后加适量料酒，小火炖至羊肉熟烂。佐餐当菜，随量服食。

功效应用：补肾温脾养血。用于脾肾阳虚型贫血的辅助调养。

（2）参桂羊肉羹

食材配料：羊肉 500 克，红参 10 克，肉桂 15 克，龙眼肉 20 克，葱白、生姜、绍酒、食盐等适量。

制法用法：将羊肉剔筋，焯去血水，切丁备用。将上述各味药材食材放入洁净纱布袋内扎好，与葱白、生姜、绍酒、食盐等调料适量，放入砂锅，加清水没过料，先用大火烧沸后，撇去浮沫，再以小火煨 2～3 小时，将羊肉煮至烂熟，捞去药包及葱姜，即可食用。

功效应用：温脾补肾，养血益气。用于脾肾阳虚型贫血患者辅助调养。

补充说明：有肝胆胰腺病史者不宜。

（沈佳）

第二十四节　慢性鼻炎

　　慢性鼻炎属于中医"鼻窒"范畴，是以反复发作的鼻塞、流涕等为主要特征的慢性鼻病，也是耳鼻喉科的常见疾病，常伴有头痛、嗅觉减退等症状。专科检查可见鼻腔黏膜及鼻甲充血肿胀，甚至可见鼻甲黏膜肥大，颜色黯淡，如桑葚状，触之硬实，收缩不敏感等。

　　慢性鼻炎是一种难治愈性的疾病，在我国发病率约为5%～15%。由于慢性鼻炎致病因素复杂，而且病因难明确，存在病情易反复、迁延不愈等特点，因此通过有效的膳食调护、提升患者的自我保健能力，有助于巩固疾病治疗效果，有效改善临床症状。日常生活中，我们还建议患者能加强锻炼、增强体质、戒除烟酒、注意保持饮食和环境的卫生，积极预防，避免复发。饮食上可以多吃些优质蛋白食物，如鸡蛋、豆类、瘦肉等，以及多吃富含维生素和纤维素的食物，如蔬菜、水果、燕麦等。忌生冷肥腻之食物，禁食辛辣刺激之品。

一、药茶

(一)乌梅防风茶

【食材配料】乌梅5克，银柴胡5克，防风5克，五味子5克，甘草3克。

【制法用法】取干品，用开水冲泡，盖好杯盖，焖半小时左右，待温后即饮，随时加水饮用。

【功效应用】祛风、止痒、通窍。用于慢性鼻炎，对于过敏性鼻炎效果尤佳。

【补充说明】适用于表证较为明显者。

(二)辛夷紫苏茶

【食材配料】辛夷6克，紫苏叶6克，生姜丝、葱丝适量。

【制法用法】将辛夷、紫苏叶制成粗末，与生姜丝、葱丝一同用纱布包好，放入茶杯中，加沸水冲泡，加盖焖15分钟即可。

【功效应用】疏散风寒，宣通鼻窍。用于慢性鼻炎。

【补充说明】适用于虚寒证者。

二、药膳

(一)辛灵鹌鹑蛋汤

【食材配料】辛夷 6 克，灵芝 15 克，红枣 10 枚，鹌鹑蛋 5 个，冰糖适量。

【制法用法】将辛夷布包，鹌鹑蛋煮熟去皮；灵芝洗净切碎；红枣去核，同放入锅中加水，烧开后加入冰糖，小火炖 30 分钟即成。每日一剂，晨起或睡前服。

【功效应用】补气养血、舒鼻通窍。用于慢性鼻炎辅助调养。

【补充说明】对于素有慢性鼻炎病史，体质为气血两虚型者较为适合。

(二)辛芷瘦肉煲

【食材配料】辛夷 6 克，白芷 10 克，丝瓜络 10 克，猪瘦肉（切块）60 克。

【制法用法】辛夷布包，其他食材同放锅内煮汤，至熟加少许盐调味，饮汤吃肉。5 次为 1 个疗程。

【功效应用】清热消炎，解毒通窍。主治慢性鼻炎急性发作。

【补充说明】萎缩性鼻炎、鼻窦炎患者亦可使用。

三、药粥

(一)人参蛤蚧粥

【食材配料】蛤蚧粉 2 克，人参粉 3 克，糯米 50～100 克。

【制法用法】先将糯米煮成稀粥，待粥熟时加入蛤蚧、人参粉搅匀，趁热服。

【功效应用】有补肺肾、益元气、平虚喘之功效。适用于肺气虚寒型的慢性鼻炎。

【补充说明】服用期间勿食萝卜。

(二)玉屏风粥

【食材配料】黄芪 30 克，防风 9 克，大枣 8 枚，粳米 100 克。

【制法用法】将黄芪、防风洗净，水煎去渣取汁备用。将大枣、粳米洗净，同置锅中，加入药汁及适量水，共煮至米烂粥成。每日 1 剂，分早晚两次服食。

【功效应用】有益气、固表、止汗、通窍的作用。临床中可以用来治疗表虚型的慢性鼻炎。

【补充说明】素有过敏性鼻炎病史、体质为肺气不足者，缓解期服用。

四、药酒

荆芥辛夷酒

【食材配料】荆芥穗 15 克，辛夷花 15 克，薄荷 15 克，黄酒 500 克。

【制法用法】上药粗加工碎，置于锅中，倒进黄酒，文火煎数十沸，过滤去渣即可。

【功效应用】活血通窍。适用于慢性鼻炎，特别是鼻塞不通者。

【补充说明】每日不拘时，随量饮服。

分证食疗药膳

慢性鼻炎临床常见气虚证、血瘀证。下面介绍每证典型表现，并介绍相对应的食疗药膳处方，以供大家合理选用。

1. **气虚证**：主要症状为交替性鼻塞，鼻塞时轻时重，时流稀涕，遇寒时加重，头部微胀不适，舌淡苔白，脉细弱。

（1）乌梅防风茶

请参考本节药茶下"（一）乌梅防风茶"。

（2）辛夷紫苏茶

请参考本节药茶下"（二）辛夷紫苏茶"。

2. **血瘀证**：主要症状为鼻塞无歇，涕多或黄稠或黏白，嗅觉迟钝，语言不畅，咳嗽多痰，耳鸣不聪，舌质红或有瘀点，脉弦细。

（1）山楂玫瑰茶

食材配料：山楂 5 克，乌梅 5 克，防风 5 克，桃仁 5g，玫瑰花 5g。

制法用法：取干品，用开水冲泡，盖好杯盖，焖半小时左右，待温后即饮，随时加水饮用。

功效应用：活血化瘀、疏风通窍。用于慢性鼻炎属血瘀证者。

补充说明：经期不宜饮用。

（2）荆芥辛夷酒

请参考本节药酒下之"荆芥辛夷酒"。

（3）辛夷灵芝鹌鹑蛋汤

请参考本节药膳下"（一）辛夷灵芝鹌鹑蛋汤"。

（杨祁）

第二十五节　慢性咽炎

慢性咽炎，中医病名"慢喉痹"，是耳鼻喉科的常见病、多发病。临床主要表现为咽喉部的干、痒、异物感，偶有红肿疼痛、干咳少痰，每每刷牙漱口时易恶心干呕，甚至还有少数伴发热、咳嗽等症状。检查可见咽部黏膜慢性充血，咽后壁淋巴滤泡增生，或咽侧索肥厚，或咽部黏膜干燥，甚至萎缩。慢喉痹其中医病因病机复杂多样，包括外感风热邪毒、肺胃实热、肺肾阴虚等多个方面，并与饮食情志等关系密切。

近年来由于环境、习惯、压力等各种因素的影响，发病率呈上升趋势。除了一般的药物治疗外，患者还应注意饮食起居调护、忌烟酒辛辣之物、避免用声过度、保持乐观心情。加强体育锻炼，戒除烟酒。积极治疗邻近器官的病变，比如鼻窦炎、龋齿、慢性鼻炎等。中医治疗慢性咽炎方法丰富，特别是在传统中医食疗药膳方面有着较大的优势，疗效佳、见效快、经济便捷，可以加以推广运用。

一、药茶

(一)玄麦甘桔茶

【食材配料】玄参 6 克，麦冬 5 克，桔梗 3 克，甘草 2 克。

【制法用法】取干品，用开水冲泡，盖好杯盖，焖半小时左右，待温后即饮，随时加水饮用。

【功效应用】润肺化痰止咳、生津止渴利咽。用于慢性咽炎。

【补充说明】痰多色白者慎用。

(二)白菊甘草茶

【食材配料】杭白菊 5 克，麦冬 3 克，陈皮 3 克，胖大海 1 枚，生甘草 2 克。

【制法用法】将上药一包放入茶杯中，倒入开水冲泡，当茶饮服，随时加水饮用。

【功效应用】清热利咽，止咳化痰，生津开音。用于慢性咽炎。

【补充说明】如脾胃虚弱，则不宜长期服用。

二、药膳

(一)荸荠梨汤

【食材配料】荸荠 10 个，洗净去皮，梨 2 个，去皮去核切块。

【制法用法】加水适量，煮开后可加冰糖少许，一次或分次饮用。

【功效应用】利咽解毒、温中益气。适用于慢性咽喉炎。

【补充说明】将荸荠打碎取汁液后直接服用，同样可以治疗急、慢性咽喉不适。

(二)荸荠肉丸汤

【食材配料】荸荠 500 克，精肉馅 500 克，胡萝卜一根，葱姜适量，胡椒、糖、料酒、盐适量。

【制法用法】荸荠洗干净去皮，切成小块备用；胡萝卜切成与荸荠大小相当的小块备用；精肉馅和水按2∶1的比例，加葱姜末、胡椒粉、盐、糖、料酒，调成上筋的肉馅；烧一锅滚水，下入荸荠、胡萝卜丁儿煮到滚开；把肉馅氽成丸子，下入锅中；肉丸全部漂起后，再继续煮5分钟，最后加盐、胡椒粉调味即可。

【功效应用】益气安中、清热利咽。主治急、慢性咽炎。

【补充说明】在呼吸道传染病较多的季节，多吃荸荠不仅有助于急性咽喉炎的防治，还有利于流脑、麻疹、百日咳的防治。

三、药粥

(一)荸荠萝卜粥

【食材配料】荸荠200克，白萝卜200克，大枣5～10枚，生姜3～5克，杏仁6克，粳米100克。

【制法用法】将上药同熬成粥，趁热食之。

【功效应用】具有清热生津、凉血解毒、祛痰生津、利咽止咳之功效。适用于慢性咽炎。

【补充说明】阴盛体质、脾胃虚寒、气虚下陷者慎服。

(二)沙参麦冬粥

【食材配料】沙参20克，麦冬15克，粳米100克，冰糖6克。

【制法用法】将沙参、麦冬洗净切片，水煎取汁弃渣，加粳米煮成稀粥，加入冰糖，趁热食之。

【功效应用】具有清养肺胃、生津润燥、利咽润喉之功效。适用于慢性咽炎。

【补充说明】久热久咳者，加百合9克。

四、药酒

玄参牛蒡酒

【食材配料】牛蒡根300克，玄参200克，蝉蜕30克，黄酒1500毫升。

【制法用法】将牛蒡根、玄参切碎与蝉蜕同置容器中，加入黄酒，密封，浸泡5～7日后，过滤去渣即成。

【功效应用】祛风宣肺，清热解毒，利咽透疹。适用于慢性咽炎。

【补充说明】凡脾胃虚寒腹泻者忌服。

分证食疗药膳

慢性咽炎常见阴虚肺燥证、肺脾气虚证、痰热蕴结证。下面介绍每证典型表现，并介绍相对应的食疗药膳处方，以供大家合理选用。

1. **阴虚肺燥证：**主要症状为咽喉干疼、灼热，多言之后症状加重，呛咳无痰，频频求饮，而饮量不多，午后及黄昏时症状明显。咽部充血呈暗红色，黏膜干燥，或有萎缩，或有淋巴滤泡增生。舌红，苔薄，脉细数。

（1）玄麦甘桔茶

请参考本节药茶下"（一）玄麦甘桔茶"。

（2）白菊甘草茶

请参考本节药茶下"（二）白菊甘草茶"。

2. **肺脾气虚证：**主要症状为咽喉干燥，但不欲饮，咳嗽，有痰易咯，平时畏寒，易感冒，神倦乏力，语声低微，大便溏薄。咽部充血较轻。舌苔白润，脉细弱。

（1）荸荠梨汤

请参考本节药膳下"（一）荸荠梨汤"。

（2）荸荠肉丸汤

请参考本节药膳下"（二）荸荠肉丸汤"。

3. **痰热蕴结证：**主要症状为咽喉不适，因受凉，疲劳、多言之后症状较重。咳嗽、咯痰黏稠，口渴喜饮，咽黏膜充血呈深红色，肥厚，有黄白色分泌物附着。舌红，苔黄腻，脉滑数。

荸荠萝卜粥

请参考本节药粥下"（一）荸荠萝卜粥"。

（杨祁）

第二十六节 痛经

痛经是指女性在月经来潮之前 1～2 天或行经期间小腹甚至腰腿部位出现疼痛的一种疾病，一般会伴有食欲不振、心烦急躁、易怒易悲、倦怠乏力等症状。此病症往往因疼痛较剧烈而影响正常的生活和工作。其中原发性痛经占 90％左右，是指无器质性病变所引发的痛经；继发性痛经约占 10％左右，是指女性盆腔内组织器官发生器质性病变所引发的痛经。

西医学普遍观点认为子宫内膜前列腺素（PG）在月经期间被大量分泌，其含量的增高是导致女性原发性痛经的主要原因。针对原发性痛经的常用治疗药物有环氧化酶抑制剂、口服避孕药、Ca^{2+} 拮抗剂、受体激动剂等，西药治疗虽然疗效确切，但易产生眩晕、头痛、胃肠道的不良反应以及耐药性。传统医学运用中药汤剂治疗痛经疗效显著，但是口感欠佳。

引起痛经的原因是多方面的，其病机归为正虚和邪实。外受寒邪或肝气郁结、寒凝气滞、热结等原因引起的痛经，为实证，饮食上应以清淡、易消化的食品为主，除米面类主食外，宜多吃白菜、丝瓜、胡萝卜、菠菜、扁豆、西红柿等蔬菜。血海空虚、胞脉失养引起的痛经，属虚证，宜吃滋补性食物。无论虚实均应忌食辛辣、生冷食物。

一、药茶

(一)丝瓜莲藕汤

【食材配料】鲜丝瓜切片，鲜藕（不去节）切片，生姜 3 片。

【制法用法】鲜丝瓜切片，鲜藕（不去节）切片加生姜 3 片水煎代茶饮，一日数次。

【功效应用】清热生津、解郁止痛。适用于热邪郁结型痛经的辅助治疗。

【补充说明】糖尿病患者不宜用。

(二)桂枝山楂汤

【食材配料】桂枝 5 克，山楂肉 15 克。

【制法用法】桂枝 5 克，山楂肉 15 克，加水 400 毫升，文火煎至 300 毫升，放红糖再煮片刻，趁热饮服。每日一剂，分两次服。临行经前三天开始服，5 剂为 1 个疗程。

【功效应用】疏肝理气，调经活血。适用于肝郁气滞型痛经的辅助治疗。

【补充说明】此方忌用铁锅，因山楂中果酸溶解于铁后会生成有毒的低铁化合物。血糖高者可去红糖。

二、药粥

(一)油菜粥

【食材配料】油菜 50 克，粳米 100 克，猪肉、猪肝适量，盐、花生油、味精少许。

【制法用法】将粳米洗净加水煮至米熟；油菜洗净，切细（约一指宽）后放入粥中，加入花生油，小火煮至粥微有菜色；再加入少许猪肉、猪肝（猪肝、猪肉切成片）；最后下盐、味精，搅拌均匀即可食用。

【功效应用】清热生津、解郁止痛。适用于热邪郁结型痛经的辅助治疗。

【补充说明】肾功能衰竭、急性胃炎患者不宜用本品。

(二)山药枸杞粳米粥

【食材配料】粳米 150 克，枸杞子 15 克，山药 25 克，当归 15 克，熟地黄 5 克，白芍 5 克，甘草 3 克。

【制法用法】当归、熟地黄、白芍、甘草加适量清水煎煮后去渣取汁，然后将粳米、山药、枸杞子下入锅中，一起煎煮至粳米熟烂即可。

【功效应用】益肾填精，养血止痛。适用于气血亏虚型痛经的辅助治疗。

【补充说明】糖尿病、身体有炎症者不宜用。

(三)陈皮眉豆粥

【食材配料】粳米 80 克，眉豆 30 克，陈皮适量，白糖 4 克。

【制法用法】将待用的食材洗净备用，陈皮切成细丝，在砂锅中放入适量的清水，同时下入粳米与眉豆，煮至粳米与眉豆熟烂，最后放入陈皮丝一起煮至成粥，出锅后放入适量白糖调味即可。

【功效应用】理气疏肝、活血化瘀。适用于经前期口服。

【补充说明】阴虚体质、胃虚有火者不宜用。血糖高者慎用。

（四）羊肉粥

【食材配料】羊肉 250 克，粳米 100 克，葱、姜、食盐适量。

【制法用法】羊肉洗净，切成肉末，与粳米一同下入锅中，待肉、米熟烂后加入葱、姜、食盐调味后即可出锅食用。

【功效应用】健脾暖胃、补养亏虚。适用于经后期口服。

【补充说明】对于痛经而且经量多的患者宜选用补血的食物最佳。

三、药膳

（一）萝卜莲藕汤

【食材配料】白萝卜适量，莲藕（不去节）适量节段，少量红糖。

【制法用法】白萝卜切块、莲藕（不去节）适量，水煮至烂熟，加红糖适量食用，每日 1 次。

【功效应用】疏肝理气、调血通经。适用于肝郁气滞型痛经的辅助治疗。

【补充说明】对于糖尿病患者或者血糖偏高者慎用。

（二）马鞭草炖猪蹄

【食材配料】马鞭草、黄酒各 30 克，猪蹄 2 只。

【制法用法】将猪蹄洗净切块，油炒马鞭草，加入黄酒，稍炒，起锅装入罐内，放入猪蹄并加水适量，文火炖至猪蹄烂熟。经行前食用，连服 5 剂。

【功效应用】疏肝理气，调经活血。适用于肝郁气滞型痛经的辅助治疗。

【补充说明】酒精过敏者不宜用。

(三)茴香胡椒焖牛肉

【食材配料】茴香 3 克，胡椒 3 克，牛肉 30 克，绍酒适量。

【制法用法】将牛肉洗净后切块备用，在高压蒸汽锅内放入适量的水，然后将备好的牛肉、茴香、胡椒以及绍酒一起放入高压蒸汽锅内焖煮，先用文火焖煮 20 分钟，后改用武火焖至牛肉熟烂，汤汁入味。即可正常食用。

【功效应用】温经散寒、祛瘀止痛。适用于寒凝血瘀型痛经的辅助治疗。

【补充说明】酒精过敏者不宜用。

(四)海蜇马蹄汤

【食材配料】海蜇头 60 克，生马蹄（荸荠）60 克。

【制法用法】先将海蜇头漂洗去咸味，再与马蹄同煮，饮汤。

【功效应用】清热凉血、解郁止痛。适用于热邪郁结型痛经的辅助治疗。

【补充说明】高尿酸血症、肾病患者不宜用。

(五)北芪乌骨鸡

【食材配料】乌骨鸡一只，黄芪 100 克。

【制法用法】乌骨鸡去毛及内脏，洗净，黄芪切段，置于鸡腹内，加水 1000 毫升，煮沸后改用文火炖，直至鸡烂熟后调味食之，可分数日服食。

【功效应用】补中益气，调和气血。适用于气血亏虚型痛经的辅助治疗。

【补充说明】食用后能增加人体血红蛋白，调节人体机能，增强体抗力，尤宜于妇女经期服用。肝火旺盛、积食者不宜用。

四、药酒

(一)二皮蜜

【食材配料】柚子 1 个，陈皮 60 克，蜂蜜 500 克，白酒适量。

【制法用法】将柚子皮扒下后洗净与陈皮一起切碎，切碎后放入可以密封的瓶子内，加入白酒适量至可以淹没柚子皮和陈皮，盖好瓶盖，静置24 小时后，加入蜂蜜搅拌均匀，再浸泡 24 小时后即可食用。

【功效应用】活血行气，祛瘀止痛。用于肝郁气滞型痛经，久服效佳。

【补充说明】有酒精过敏及乳腺、甲状腺、子宫疾病者，均不宜使用。

(二)茴香酒

【食材配料】小茴香 20 克，青皮 20 克，黄酒 250 毫升。

【制法用法】将小茴香、青皮洗净后放入可密封的瓶子里，加入黄酒至淹没小茴香和青皮，盖上盖子，5～7 天后即可饮用。

【功效应用】活血行气，祛瘀止痛。用于肝郁气滞型痛经，久服效佳。

【补充说明】有酒精过敏者，均不宜使用。

分证食疗药膳

痛经常见气滞血瘀证、寒湿凝滞证、湿热瘀阻证、气血虚弱证等。下面介绍每证典型表现，并介绍相对应的食疗药膳处方，以供大家合理选用。

1. **气滞血瘀证**：经前或经期小腹胀痛拒按，块下痛减，乳房胀痛，胸闷不舒，烦躁易怒，经血量少，经行不畅，经血紫黯有块，舌质紫黯或有瘀点，脉弦。

（1）陈皮眉豆粥

请参考本节药粥下"（三）陈皮眉豆粥"。

（2）桂枝山楂汤

请参考本节药茶下"（二）桂枝山楂汤"。

2. **寒湿凝滞证**：经前或经期小腹冷痛，得热痛减，畏寒怕冷，手足欠温，月经后期，量少，经色黯而有瘀块，带下量多，舌苔白或腻，脉弦或沉紧。

（1）椒姜羊肉汤

食材配料：花椒 3 克，大蒜 5 克，生姜 10 克，羊肉 100～150 克。

制法用法：花椒、大蒜、生姜、羊肉切片加盐少许，煮汤食用（可在三餐时代汤食用）。

功效应用：温经散寒、除湿止痛。适用于寒湿凝聚型痛经的辅助治疗，适用于经期。

补充说明：对于阴虚火旺、湿热者，慎用。

（2）肉桂酒

食材配料：肉桂 10 克，白酒 500 毫升。

制法用法：肉桂研为粗末，用白酒浸泡半月后始服，每次 10 毫升，早晚各服一次。

功效应用：温经散寒、除湿止痛。用于寒湿凝滞型痛经，久服效佳。

补充说明：有肝脏疾病或酒精过敏者，均不宜使用。

3. 湿热瘀阻证：经前或经期小腹刺痛或胀痛拒按，有灼热感，腰部酸胀，月经不调。经血暗红，质稠有块，带下量多，色黄质稠，低热起伏，口腻，头身困重，舌质红，苔黄或腻，脉弦数或滑。

（1）丝瓜莲藕汤

请参考本节药茶下"（一）丝瓜莲藕汤"。

（2）油菜粥

请参考本节药粥下"（一）油菜粥"。

4. 气血虚弱证：经后小腹隐隐作痛，小腹及阴部有下坠感，喜按，月经量少，色淡，质清稀，面色无华，神疲乏力，气短懒言，舌质淡，脉细无力。

（1）山药枸杞粳米粥

请参考本节药粥下"（二）山药枸杞粳米粥"。

（2）黄芪阿胶鸡肉汤

食材配料：黄芪 25 克，阿胶 15 克，鸡肉 250 克，生姜 5 片，食盐少许。

制法用法：将鸡肉切块，与黄芪、生姜一起放入砂锅内，加适量水，先用旺火煮沸后再用小火炖至鸡肉熟烂，加入阿胶，搅匀使其溶化，用盐调味即成，食肉喝汤。

功效应用：补气固表、养血散寒。适用于经后气血亏虚型痛经的辅助治疗。

补充说明：经期、月经过多者不宜用。

（李雅静　王旺）

第二十七节　月经过少

月经过少指月经周期正常，经量明显少于平时正常经量的一半，或少于20 毫升，或经行时间不足 2 天，甚或点滴即净。月经过少常见病因病机为肾虚、血虚、血瘀、痰湿，且分虚实，但在临床上以虚证或虚中夹实者多见，应重视病机的转化，抓主要问题配合食疗，防止因饮食失误而使病情加重或缠绵难愈。传统中医食疗药膳对于改善月经过少存在一定优势，可以辅助应用。

"冲任之本在于肾"，月经的产生由肾为主导，以血为本，以血为用，以滋阴补血饮食为主，宜选择多液多汁的食物。月经病虚证的食疗以补肾养气调经或病后改善体质，促进康复为原则，可选用黄芪、当归、阿胶、红枣、党参、山药等配以羊、鸡、猪肝等血肉有情、养血补肾之品。避免暴饮暴食或过食肥甘，因为饮食的偏嗜及寒温失宜可损伤脾胃，引发诸症。

一、药茶

(一)黑豆苏木饮

【食材配料】黑豆 100 克，苏木 10 克。

【制法用法】黑豆、苏木加水适量炖至黑豆熟透，去苏木，加入红糖适量融化后即成。

【功效应用】活血化瘀调经。适用于血瘀型月经过少者。

【补充说明】忌食生冷、瓜果、冷饮以及难以消化的食品。

(二)调经生化蜜膏

【食材配料】当归、益母草各 30 克，川芎、桃仁、甘草、丹皮各 10 克，炮姜 5 克，白蜜 300 克。

【制法用法】前七味加水 500 毫升，煮取 300 毫升，去渣，加白蜜收膏。每服 30 毫升，日服 3 次。

【功效应用】活血化瘀，祛瘀生新，适用于血瘀型月经过少者。

【补充说明】消化不良者，可加陈皮、山楂各 3 克。

二、药粥

(一)地黄粥(《寿亲养老书》)

【食材配料】生地黄 20 克，诃子肉 15 克，粟米、糯米各 50 克，盐少许。

【制法用法】先煎生地黄，去渣取汁；再煮糯米、粟米，将熟时加入诃子肉末、地黄汁，盐花，搅匀，煮作粥，每日早晚热服。

【功效应用】调和气血，适用于血虚型月经过少者。

【补充说明】服此药粥时，忌吃萝卜、韭菜、薤白及葱白。

(二)艾叶粥

【食材配料】艾叶 10 克，红糖 50 克，粳米 50 克。

【制法用法】艾叶煎汤取汁去渣，加入粳米熬成粥，熟时放入红糖适量，稍煮即可食用，每日 2 次。

【功效应用】理气行滞，活血调经，适用于血寒型月经过少者。

【补充说明】阴虚血热的患者要慎用。血糖高者慎用。

三、药膳

(一)鸡血藤炖河蟹

【食材配料】鸡血藤 50 克，河蟹 2 只（约 250 克），米酒 50 克。

【制法用法】鸡血藤洗净切碎；河蟹洗净去鳃备用。先用清水 3 碗，文火煎鸡血藤至 2 碗，加入河蟹再煎至 1 碗，入 60 度米酒 50 克，煮沸，调味即成，趁热吃蟹饮汤，每日 1 次。

【功效应用】活血养血。适宜于血虚、血瘀型月经过少者。

【补充说明】伤风、发热、胃痛以及腹泻、脾胃虚寒患者不宜服用。

(二)归枣酒酿冲鸡蛋

【食材配料】当归 10 克，红枣 10 克，陈皮 3 克，干姜 5 克，酒酿 30 克，鸡蛋 1 个，白糖 12 克。

【制法用法】将当归、红枣、干姜、陈皮煮沸后，滤渣取汁，冲入鸡蛋搅匀。放入酒酿、白糖。

【功效应用】补血调经，适用于血虚型月经过少者。

【补充说明】糖尿病患者禁用。

(三)八珍鸡

【食材配料】 人参、白术、茯苓、当归、白芍、熟地各 10 克，甘草、川芎各 6 克；鸡肉 100 克；大枣数枚，生姜适量。

【制法用法】 将八味中药经过浸泡，煎煮取汤剂，加鸡肉、大枣、生姜煲汤至鸡肉烂熟，服食方法是喝汤吃肉。

【功效应用】 气血双补，适用于血虚型月经过少者。

【补充说明】 不适合在秋冬季节长期食用。

四、药酒

红花山楂酒

【食材配料】 红花 15 克，山楂 30 克，白酒 250 克。

【制法用法】 取红花，山楂浸入白酒 250 克中，等待 1 周。每次饮 15～30 毫升，每日 2 次。

【功效应用】 活血化瘀。适用于血瘀型月经过少者。

【补充说明】 有肝脏疾病或酒精过敏者，均不宜使用。

分证食疗药膳

月经过少常见肾虚证、血虚证、血瘀证、痰湿证等。下面介绍每证典型表现，并介绍相对应的食疗药膳处方，以供大家合理选用。

1. **肾虚证**：经行量少，经色淡黯；头晕耳鸣，腰骶酸软，小腹凉，夜尿多；舌淡黯，苔薄白，脉沉细。

（1）黑豆苏木饮

请参考本节药茶下"（一）黑豆苏木饮"。

补充说明：本品既有活血化瘀作用，也有温肾助阳功效，故可适用于肾虚型月经过少者。并忌食生冷、瓜果、冷饮以及难以消化的食品。

（2）苁蓉羊肉粥

食材配料：肉苁蓉 10 克（布包），羊肉 60 克，粳米 60 克。

制法用法：将猪腰剖开洗净，用盐与白酒搓洗，去膻味，反复冲洗干净后切片，加入姜片、葱段及少量盐拌和。起油锅烧至六成热，放入猪腰片烷炒 1～2 分钟，加入开水，同时放入党参与经过浸泡 2 小时后的芡实，用文火熬煮 1 小时，放入调料调味。

功效应用：温肾助阳调经，适用于肾虚型月经过少者。

补充说明：忌食生冷、瓜果、冷饮以及难以消化的食品。

2. **血虚证**：经血量少，经色淡红，质稀薄；面色萎黄，头晕眼花，心悸气短，经行小腹绵绵作痛；舌淡红，苔薄，脉细弱。

（1）鸡血藤炖河蟹

请参考本节药膳下"（一）鸡血藤炖河蟹"。

（2）归枣酒酿冲蛋

食材配料：当归 10 克，红枣 10 克，陈皮 3 克，干姜 5 克，酒酿 30 克，鸡蛋 1 个，白糖 12 克。

制法用法：将当归、红枣、干姜、陈皮煮沸后，滤渣取汁，冲入鸡蛋搅匀。放入酒酿、白糖。

功效应用：补血调经，适用于血虚型月经过少者。

补充说明：糖尿病患者禁用。

3. **血瘀证**：经血量少，色黯红，或夹有小血块；小腹胀痛不适，血块排出后痛减；舌紫黯，有瘀斑或瘀点，脉细涩或弦涩。

（1）红花山楂酒

请参考本节药酒下之"红花山楂酒"。

（2）调经生化蜜膏

请参考本节药茶下"（二）调经生化蜜膏"。

4. **痰湿证**：经血量少，色淡红，质黏稠或夹杂黏液；形体肥胖，胸脘满闷，倦怠乏力，或带下量多，色白质稀；舌胖，边有齿痕，苔白腻，脉弦滑或细滑。

（1）乌鱼粥

食材配料：乌鱼肉 150 克，粳米 100 克，料酒少许。

制法用法：乌鱼肉切成小丁，与粳米、料酒共熬成粥，接近熟时调入盐、香醋、味精、麻油、大蒜末、胡椒粉各少许，稍煮后即可食每日早晚热食。

功效应用：化痰除湿调经。适用于痰湿型月经过少者。

补充说明：避免暴饮暴食或过食肥甘，鱼虾过敏者禁服。

（2）薏米山楂扁豆红糖粥

食材配料：薏苡仁 30 克，炒扁豆 20 克，山楂 15 克，粳米 30 克，红糖适量。

制法用法：将薏米、扁豆、山楂一起放入砂锅内，加水煮粥；粥成后加红糖调味。

功效应用：健脾化痰除湿，适用于痰湿型月经过少、月经后期患者。

补充说明：患有寒热病者、患冷气者以及患疟疾者不能食用薏米扁豆粥。

（王旺　毛洁）

第二十八节　月经后期

月经后期指月经周期延长 7 天以上，甚至 3～5 个月一行，连续出现 2 个周期以上，亦称"经行后期""月经延后""经迟"等。月经后期伴月经过少，常发展为闭经。青春期月经初潮 1 年内，或围绝经期，周期时有延后而无其他症候者，不作病论。

月经后期以观察月经量、色、质的变化作辨证，结合舌脉诊及全身症候，以辨虚实。虚与实常兼夹，或实中夹虚，或虚中兼实。本病治疗不及时或失治，日久常可发展为闭经，故应积极治疗。

药膳主要以中医学"虚则补之、实则泻之、寒则热之、热则寒之"等原则指导饮食。阳虚偏寒者，宜温补，食益气温中，散寒健脾，温性热性的食物，忌寒凉生冷食物；阴虚偏热者，宜滋补清热，选清热、生津、养阴的寒凉平性食物，忌温燥伤阴食物；实证者宜辨明寒热后，抓住主要矛盾配合食疗，防止饮食失误而加重病情或缠绵难愈。

一、药茶

(一)当归益母茶

【食材配料】当归 8 克，益母草 10 克。

【制法用法】当归、益母草沸水冲泡或水煎，取药液代茶饮用。

【功效应用】补血化瘀，通经调冲。适用于血虚型月经后期患者。

【补充说明】出血者或有出血倾向者慎用。

(二)山楂红糖茶

【食材配料】山楂 50 克，红糖 30 克。

【制法用法】山楂煎水去渣取汁，冲红糖水服用。

【功效应用】活血化瘀调经。适用于气滞血瘀型月经后期患者。

【补充说明】脾胃虚弱者慎服，糖尿病患者不宜服用。

二、药粥

(一)红花糯米粥

【食材配料】红花、当归各 10 克，丹参 15 克，糯米 100 克。

【制法用法】先煎红花、当归、丹参，去渣取汁，后入糯米煮作粥。

【功效应用】养血活血调经。适用于血虚、血瘀型月经后期患者。

【补充说明】不宜与鸡肉、藜芦同食。

(二)桃仁生地粥

【食材配料】桃仁、生地各 10 克，陈皮 6 克，红糖 50 克，粳米 100 克。

【制法用法】桃仁、生地，陈皮共煎半小时，去渣取汁，放入粳米煮粥，起锅
前放入红糖，每日早晚热服。

【功效应用】理气行滞，活血调经。适用于气滞血瘀型月经后期患者。

【补充说明】合并溃疡活动出血时不宜服用。

(三)牛肾粥

【食材配料】牛肾 1 枚，阳起石 30 克，粳米 100 克。

【制法用法】牛肾洗净，剖为 2 片，去掉肾中白膜筋，切细；葱适量，切细
末。将阳起石洗净砸碎，用纱布包后扎口放入锅内，加水 4 碗，
煮至 2 碗，去渣取汁，加入粳米与牛肾，用文火熬至极烂时入
盐、葱花、味精，拌匀即成。每日空腹吃 2 次。

【功效应用】温经散寒，适用于血寒型月经后期患者。

【补充说明】肾虚、肝肾功能不全、高尿酸血症等患者不宜服用。

三、药膳

(一)艾桂暖宫汤

【食材配料】精羊肉 150 克，生姜 10 克，肉桂 5 克，艾叶 15 克，小茴香
10 克，食盐适量，黄酒少许。

【制法用法】将羊肉剔筋，焯去血水，切丁备用。生姜、黄酒爆香，加清水，再加入肉桂、艾叶、小茴香，先用大火烧沸后，撇去浮沫。再以小火煨2~3小时，将羊肉煮至烂熟，即可食用。

【功效应用】扶阳祛寒调经。适用于虚寒型月经后期者。

【补充说明】孕妇、哺乳期女性及高血压患者不宜服用。

(二)白芷鱼头汤

【食材配料】大鱼头1个，川芎、白芷各10克，生姜适量。

【制法用法】川芎、白芷用布包后，与鱼头、生姜一齐置瓦罐内，加水适量，文火煮熟。调味服食。

【功效应用】气血双补，固肾调精。适用于气滞型月经后期者。

【补充说明】肝阳上亢、阴虚者不宜使用，月经过多，孕妇不宜服用。

(三)当归羊肉汤

【食材配料】当归30克，川芎6克，吴茱萸5克，精羊肉150克，生姜10克，食盐适量。

【制法用法】将羊肉剔筋，焯去血水，切丁备用。当归、川芎、吴茱萸用布包。生姜、黄酒、食盐等调料适量，放入砂锅，加清水没过料，投入药包。先用大火烧沸后，撇去浮沫。再以小火煨2~3小时，将羊肉煮至烂熟，捞去药包及葱姜。即可食用。

【功效应用】温经散寒，养血调经。适合实寒型月经后期患者。

【补充说明】平时怕热、容易上火、手足心发热的人，或患有感冒、口腔溃疡、发热、咽喉疼痛等病症的人不宜服用。

四、药酒

归芪酒

【食材配料】当归150克，黄芪150克，红枣适量，黄酒500毫升。

【制法用法】当归、黄芪洗净切片，连同适量红枣置于绢袋内，浸入黄酒内，加盖密封，一周后开始服用，每次服10毫升，日服2次。每次在月经周期前一周开始饮用，经行即停，余酒加盖密封，待下个经期再服。

【功效应用】调和气血，用于血虚型月经后期患者，久服效佳。

【补充说明】经行即停，有肝脏疾病或酒精过敏者，均不宜使用。

分证食疗药膳

月经后期常见肾虚证、血虚证、血寒（虚寒、实寒）证、气滞证、痰湿证。下面介绍每证典型表现，并介绍相对应的食疗药膳处方，以供大家合理选用。

1. **肾虚证**：经期延后，量少，色淡黯，质稀；头晕耳鸣，腰膝酸软，或带下清稀，性欲淡漠；舌淡，苔白，脉沉迟无力。

（1）苁蓉当归莲子粥

食材配料：肉苁蓉 20 克，莲子 30 克，当归 15 克，粳米 100 克。

制法用法：当归水煎去渣取汁，加粳米与肉苁蓉、莲子共熬成粥，近熟时加红糖适量或食盐少许调味即可。分 2 次热服，每日 1 剂。适用于妇女经期拖延，属于脾肾阳虚证者。

功效应用：补肾助阳，适用于肾虚型月经后期患者。

补充说明：忌食生冷、瓜果、冷饮以及难以消化的食品。腹泻者不适用。

（2）肉桂粥

食材配料：肉桂 3 克，粳米 50 克，红糖适量。

制法用法：将肉桂煎取浓汁，再将粳米煮粥，近熟时加入肉桂汁和红糖适量稍煮即可。每日早晚食用。

功效应用：补肾助阳，适用于肾虚型月经后期患者。

补充说明：忌食生冷、瓜果、冷饮以及难以消化的食品。

2. **血虚证**：经行延后，量少，色淡，质稀；或小腹绵绵作痛，面色萎黄，头晕眼花，心悸失眠，爪甲不荣；舌淡，苔薄，脉细弱。

（1）当归益母茶

请参考本节药茶下"（一）当归益母茶"。

（2）归芪酒

请参考本节药酒下之"归芪酒"。

3. **虚寒证**：经行延迟，量少，色淡红，质清稀；小腹冷痛，喜暖喜按；腰膝冷痛，小便清长；舌淡，苔白，脉沉细迟。

（1）艾桂暖宫汤

请参考本节药膳下"（一）艾桂暖宫汤"。

（2）艾叶粥

食材配料：艾叶 10 克，粳米 50 克，红糖适量。

制法用法：艾叶煎汤取汁去渣，再加入粳米熬成粥，熟时放入红糖适量稍煮即可食用，每日 2 次。

功效应用：扶阳祛寒调经，适用于虚寒型月经后期、月经量少者。

补充说明：阴虚血热者不宜服用。

4. 实寒证：经行延后，量少，色黯有块；小腹冷痛，畏寒肢冷，面色苍白，小便清长；舌黯红，苔白，脉沉紧或沉迟。

请参考本节药膳下"（三）当归羊肉汤"。

（2）牛肾粥

请参考本节药粥下"（三）牛肾粥"。

5. 气滞证：经行延后，量少，色黯红有块；小腹胀满，或胸胁乳房胀痛不适，精神抑郁，时太息；舌质正常或略黯，苔白，脉弦。

（1）白芷鱼头汤

请参考本节药膳下"（二）白芷鱼头汤"。

（2）桃仁生地粥

请参考本节药粥下"（二）桃仁生地粥"。

6. 痰湿证：经行延后，量少，色淡，质黏；头晕体胖，心悸气短，脘闷恶心；带下量多；舌淡胖，苔白腻，脉滑。

（1）苡仁实脾粥

食材配料：粳米 15 克，南瓜 20 克，薏苡仁 20 克，莲子 8 克，炒谷芽 8 克（包）。

制法用法：将薏苡仁提前浸泡 12 小时，滤水后与其他材料一同放入锅内，加水 600 毫升煮成稀粥。早餐食用，每日 1 剂。

功效应用：健脾化痰除湿，适用于痰湿型月经后期患者。

补充说明：避免暴饮暴食或过食肥甘。

（2）薏米山楂扁豆红糖粥

食材配料：薏苡仁 30 克，炒扁豆 20 克，山楂 15 克，粳米 30 克，红糖适量。

制法用法：将薏米、扁豆、山楂一起放入砂锅内，加水煮粥；粥成后加红糖调味。

功效应用：健脾化痰除湿，适用于痰湿型月经后期、闭经患者。

补充说明：患有寒热病者及疟疾者不能食用。

（王旺）

第二十九节　更年期综合征

　　更年期综合征是指女性在绝经前后（45～55岁），因卵巢功能衰退引起性激素波动或减少，导致血管舒缩和自主神经功能紊乱及精神神经异常，出现以月经失调、出汗、潮热、失眠、情绪异常、骨关节肌肉疼痛等为主要表现的临床综合征，又称为"围绝经期综合征"，中医称为"绝经前后诸证""经断前后诸证"。其发病率和严重程度受种族、地域和个体差异等多种因素影响。据调查，超过85%的女性可能会出现不同程度的更年期症状。

　　妇女围绝经期阶段身体器官开始走向衰老、免疫能力下降，这时要调整饮食结构、制订营养食谱，以满足身体所需。出现月经不调、月经量时多时少，再加上女性本身的生理特点，可能会出现贫血现象，间或会出现思考能力和记忆力下降的现象。此时尤其要注意多食用一些含铁丰富的食物，如猪肝、海带、黑木耳、鸡肉、鱼肉、牛肉、蛋、紫菜、菠菜、芝麻、红枣、山药、豆类等；同时要注意多食用一些含维生素C丰富的蔬菜与水果，以有利于提高铁的吸收率。另外，女性围绝经期很容易出现缺钙，因此在平常饮食中要多食用一些含钙丰富的食物，如乳类及其制品、豆类及其制品以及虾皮、海带、核桃仁、香菜、菠菜等食物；为了提高钙的吸收率，可适当补充维生素D。可多配些薯类食品，以防便秘。避免高盐饮食，每天不能超过6克盐，注意适当补充钾，可每天早晨和睡前饮一杯热的鲜牛奶。

一、药茶

(一)益肝肾茶

【食材配料】熟地黄200克，枸杞子150克，当归100克，杭菊40克。

【制法用法】上药研成粗末或细末，每日取30～50克，用药锅稍煮沸，或置于保温瓶中用沸水冲泡盖焖约30分钟。频频饮服。

【功效应用】补益肝肾，养血明目。适用于更年期肝肾两虚，阴血不足之疲乏肢软，腰腿酸软，两目干涩，头晕眼花或视物模糊等症。

【补充说明】阳虚便溏者不宜。

(二)女贞桑椹茶

【食材配料】女贞子15克，桑椹15克，旱莲草10克。

【制法用法】用药锅稍煮沸，或置于保温瓶中，用沸水冲泡盖焖15～30分钟。代茶频饮。

【功效应用】养阴润燥。适用于更年期肝肾阴虚所致的虚烦不眠、头晕目眩、双目干涩、腰腿酸软等症。

【补充说明】阳虚便溏者不宜。

二、药粥

(一)生地黄精粥

【食材配料】生地黄30克，黄精（制）30克，粳米30克。

【制法用法】先将前两味水煎去渣取汁，用药汁煮粳米为粥，早晚服。食时可加糖少许。

【功效应用】滋阴清热，补气养血。用于更年期不适辅助调养。

【补充说明】凡诸因所致阴阳气血不足者，都可服食。

(二)山萸肉粥

【食材配料】山萸肉20克，糯米100克。

【制法用法】将山萸肉和糯米共入砂锅中，加水600毫升，用慢火煮熬至米烂粥稠、表面有粥油为度。

【功效应用】补益肝肾利尿。适用于更年期肝肾虚损、腰膝酸软、月经不调、虚汗不止者。

【补充说明】每天晨起空腹服1次，10天为1个疗程，休息1周后依法再服，连服2～3个疗程。

三、药膳

(一)红枣莲子煲鸡肉

【食材配料】活鸡1只，红枣10枚，莲子60克，生姜3片，调味料少许。

【制法用法】鸡宰杀去毛洗净切块，红枣（去核）、莲子（去心）洗净后与鸡块同入砂锅，加入适量清水和姜片，用大火烧沸后，改用小火煲3小时，调味后分次食用。

【功效应用】健脾益气，滋阴养血。适用于更年期情绪不稳、心悸失眠、头晕乏力者。

【补充说明】有湿痰、积痰者禁用。

(二)山楂橙子糖汁

【食材配料】山楂 30 克，橙子 1 个，白糖适量。

【制法用法】将山楂洗净后去核，橙子去皮、核，榨汁后加糖，调匀饮用。

【功效应用】活血祛瘀，健脾和胃，生津止渴。适用于更年期瘀血痛经、闭经者。

【补充说明】孕妇禁用。

四、药酒

人参枸杞酒

【食材配料】人参 20 克，枸杞子 150 克，大枣 200 克，熟地黄 100 克，冰糖 200 克，白酒 5000 毫升。

【制法用法】制作时将人参、熟地黄切片，枸杞子、大枣及冰糖共放入坛内，倒入白酒，加盖密闭浸泡 15～20 天，每隔 3 天搅拌一次，到期后即可饮用，每日早晚各一次，每次 10～20 毫升。

【功效应用】此酒有补肝肾、益气血、强身益寿之功效，适用于各种体虚劳损之食少、乏力、自汗、眩晕、腰痛等症，也适宜病后体虚及贫血、营养不良、神经衰弱、更年期综合征患者饮用。无病者常饮，可气血双补、强身益寿。

【补充说明】孕妇禁用。

分证食疗药膳

更年期综合征常见肾虚肝郁证、肾阴虚证、心肾不交证、肾阳虚证。下面介绍每证的典型表现，并介绍相对应的食疗药膳处方，以供大家合理选用。

1. **肾虚肝郁证**：绝经前后，月经紊乱，量少，色红；烘热汗出，情志异常（烦躁易怒，或易于激动，或精神紧张，或郁郁寡欢）；腰膝酸软，头晕失眠，乳房胀痛或胁肋疼痛，口苦咽干。舌红，苔薄，脉细弦数。

（1）**益肝肾茶**

请参考本节药茶下"（一）益肝肾茶"。

（2）**女贞桑椹茶**

请参考本节药茶下"（二）女贞桑椹茶"。

（3）**山萸肉粥**

请参考本节药粥下"（二）山萸肉粥"。

2. **肾阴虚证**：绝经前后，月经紊乱，月经提前，量少或量多，或崩或漏，经色鲜红；头晕耳鸣，烘热汗出，五心烦热，腰膝、足跟疼痛，皮肤干燥瘙痒，口干尿少便结。舌红少苔，脉细数。

（1）**生地黄精粥**

请参考本节下药粥"（一）生地黄精粥"。

（2）**党参墨鱼汤**

食材配料：党参30克，墨鱼400克，鸡肉200克

制法用法：党参洗净，切4厘米长的块。鸡肉洗净切块，姜切段。党参、墨鱼、鸡肉、姜、葱、料酒同时放炖锅内，加水2500毫升，置大火上烧沸，再用小火煮35分钟。

功效应用：滋阴养血。适用于阴虚、气弱之更年期综合征。

补充说明：阳虚便溏者不宜。

3. **心肾不交证**：绝经前后，月经紊乱，量少，色红；烘热汗出，心悸怔忡；腰膝酸软，头晕耳鸣，心烦不宁，失眠多梦，甚则情志异常。舌红，苔薄，脉细数。

（1）**红枣莲子煲鸡肉**

请参考本节药膳下"（一）红枣莲子煲鸡肉"。

（2）**甘麦大枣粥**

食材配料：小麦30克，粳米50克，大枣10枚，甘草15克。

制法用法：先将小麦、甘草、大枣加水煎煮后取汁，再将粳米洗净，加入药汁后煮成稀粥。每日分两次服下。

功效应用：益气安神，对于围绝经期容易精神恍惚、哭笑无常的妇女有良好疗效。

（3）归参龙眼猪心汤

食材配料：当归、党参、龙眼、枸杞子、酸枣仁、白芍各 10 克，猪心 1 个。

制法用法：食盐适量。将猪心洗净切片，诸药水煎取汁、煮沸，下猪心煮熟，加食盐调味服用。

功效应用：养心安神、补益心血，适用于围绝经期因心血不足而致情志失常的妇女，症见喜怒无常，喃喃自语，哭笑无常，时悲时忧。

补充说明：有积痰者禁用。

4. 肾阳虚证： 患者绝经前后，食少纳呆，畏寒怕冷，四肢不温，精神不振，健忘，忧思抑郁，倦怠乏力，舌淡苔白，脉沉弱。

（1）附片鲤鱼汤

食材配料：炮附片 15 克，鲤里 1 条（500 克）。

制法用法：将鲤鱼去鳞杂，洗净待用。用清水煎煮附片 1～2 小时，取汁去渣，再用药汁煮鲤鱼，待鱼熟时，加入姜末、葱花、盐、味精等调味品。食之。

功效应用：温肾利水。鲤鱼甘平，能利小便治各种水肿；附片温肾阳，祛寒止痛。

补充说明：故凡肾阳虚弱，腰膝酸冷，大便溏薄，面目浮肿者，皆可用之。

（2）二仙烧羊肉

食材配料：仙茅 15 克，淫羊藿 15 克，生姜 15 克，羊肉 250 克，盐、食油、味精各少许。

制法用法：先将羊肉切片，放砂锅内入清水适量，再将仙茅、淫羊藿、生姜用纱布裹好，放入锅中，文火烧羊肉烂熟，入佐料即成。食时去药包，食肉饮汤。

功效应用：温补肾阳。二仙温肾阳；羊肉性甘温，有补益精气的作用。全方既能温阳散寒，又健脾益气。

补充说明：凡下焦虚寒者即可服食之。

（3）枸杞羊肾粥

食材配料：枸杞子 30 克，羊肾 2 对，羊肉 250 克，葱茎 1 条，五味佐料适量，粳米 50 克。

制法用法：将羊肾去膜洗净，羊肉切块。枸杞子、羊肾、肉并入佐料，放入锅中同煮汤，或下米成粥。晨起作早餐食用。

功效应用：补肾助阳，填精益髓。枸杞子滋肾填精，羊肉甘热，补虚劳，益气血，加入羊肾旨在补肾助阳。

补充说明：凡大病、久病、五劳七伤而引起的腰膝酸软、神疲乏力者，即可服食此粥，以促其早日康复。与"第三十六节疲劳综合征"下之"（三）枸杞羊肾粥互参"。

（左婧　王旺）

第三十节　男性勃起功能障碍

男性勃起功能障碍，是指性交时阴茎无法勃起，或虽勃起但勃起不坚，或勃起不能维持，无法完成性交活动全过程的一种病症。既往流行病学研究表明，男性勃起功能障碍的发病率与年龄呈正相关，40～70 岁人群的发病率高达 52%。本病的病因可分为器质性和心理性两大类，其中前者包括血管、神经、内分泌及阴茎本身疾病等因素。

中医将男性勃起功能障碍称之为阳痿，既往认为该病的发生主要是因为肾精肾气亏耗，故多从补肾论治本病。如唐代药王孙思邈便认为阳气在男子性活动的过程中起到至关重要的作用，指出："男子者，众阳所归，常居于燥，阳气游动，强力施泄，则成虚损。"近年来，进一步的研究发现，情志失常所致肝气郁结、肝失疏泄以及瘀血阻络也是阳痿发病的主要病机，故现代中医多提倡从肝肾两脏辨证论治阳痿。

在临床上，男性勃起功能障碍发病多迁延难愈，许多患者难以坚持服药治疗，选方得当的药茶、药粥、药膳、药酒，对男性勃起功能障碍的日常调摄具有良好的效果。

一、药茶

(一)羊藿覆盆子茶

【食材配料】淫羊藿 10 克，覆盆子、金樱子各 20 克。

【制法用法】将上药拣去杂质，放入茶壶内，用沸水冲泡，代茶频饮。

【功效应用】温肾固精，兴阳起痿。适用于肾阳虚衰型阳痿。

【补充说明】阴虚火旺或实热证者忌用。

(二)逍遥茶

【食材配料】柴胡、郁金各 10 克，枸杞 15 克。

【制法用法】上药加水 500 毫升，煎沸 5 分钟，取汁代茶饮，每日 1 剂。

【功效应用】疏肝解郁，养血益精。适用于肝气郁结型阳痿。

【补充说明】忌用于阴虚火旺及肾阳不足者。

二、药粥

(一)苁蓉羊肉粥

【食材配料】肉苁蓉 15 克，羊肉 100 克，粳米 50 克，精盐适量。

【制法用法】将肉苁蓉加适量水煮烂去渣，备用；羊肉切片放入砂锅内，加水，煮数沸，待肉烂后再加入肉苁蓉及粳米，煮熟后温热食用，早晚各服一次。

【功效应用】补肾壮阳，润肠通便。适用于肾阳不足型男性勃起功能障碍，症见腰膝酸软、性欲减退、头晕耳鸣等。

【补充说明】对于阴虚火旺者不宜。

(二)麦芽薄荷墨鱼粥

【食材配料】生麦芽 50 克，鲜薄荷 20 克，墨鱼 250 克，粳米 100 克，精盐适量。

【制法用法】生麦芽、鲜薄荷洗净，加水煮汁，墨鱼除去内骨，润软洗净，加入粳米一起煮熟，精盐调味食用。

【功效应用】疏肝解郁，养血滋阴。适用于肝郁不舒型阳痿，症见抑郁烦躁、食欲不振、大便不畅者。

【补充说明】对于肾阳不足者不宜。

(三)枸杞韭黄炒猪腰

【食材配料】枸杞子 15 克，韭黄 150 克，猪腰1个，葱段、姜片各 5 克，植物油、料酒、精盐适量。

【制法用法】将猪腰从中间破开，除去内中的臊腺，洗净切片，放入盐、料酒腌制去腥。将韭黄洗净切成小段，枸杞子洗净。起油锅将猪腰子快速炒熟铲起，将韭黄炒熟后倒入猪腰、枸杞子、葱段、姜片即成。

【功效应用】滋补肝肾，兴阳起痿。适用于肾阳不足型男性勃起功能障碍，症见腰膝酸软、性欲减退、头晕耳鸣等。

【补充说明】阴虚火旺者忌服。

三、药膳

(一)枸杞炖羊肉

【食材配料】羊腿肉100克，枸杞子20克，姜片适量，葱段少许，精盐适量。

【制法用法】将羊腿肉煮熟切块，加油烧热，放入姜片、葱段一起煸炒，加入枸杞子、清水炖熟，调味食用。

【功效应用】壮阳，益精，补肾。适用于肾阳不足型男性勃起功能障碍，症见腰膝酸软、性欲减退、头晕耳鸣等。

【补充说明】羊肉性甘温，内有实热者忌服用本品。

(三)黄狗肉温补方

【食材配料】黄狗肉1000～1500克，陈皮5克，胡椒5克，川椒3克，炒小茴香6克，葱段、姜片各5克，精盐适量。

【制法用法】将黄狗肉洗净，放入锅内汆透，捞出，洗净血沫，切块；再与其余诸味一并入锅，加水适量，先以武火烧沸，继以文火慢煨，加盐等佐料调味。

【功效应用】温肾助阳，暖腰强身，补益脾胃。适用于肾阳不足型男性勃起功能障碍，症见腰膝酸软、性欲减退、头晕耳鸣等。

【补充说明】本方为温补之剂，故素体气壮多火之人不宜过多食用。

四、药酒

(一)补肾壮阳酒

【食材配料】枸杞子、人参、菟丝子、山萸肉各20克，肉苁蓉40克，当归15克，白酒1000毫升。

【制法用法】 将上药洗净后，共研为粗末，放入纱布袋中，扎紧口，放入酒坛内，加入白酒浸泡7日后，去渣留液，装瓶备用。

【功效应用】 补肾填精，补益命门。适用于肾精亏虚所致之阳痿早泄、腰膝酸软、遗精等。

【补充说明】 对于肝气郁结型不宜。

(二)鹿茸枸杞酒

【食材配料】 鹿茸2克，枸杞子60克，红参10克，海马3克，高粱酒1500毫升。

【制法用法】 将前4味捣碎，置容器中，加入白酒，密封，浸泡28日后，过滤去渣，即成。

【功效应用】 补肾阳，益精血，强筋壮骨。适用于肾阳不足型男性勃起功能障碍，症见腰膝酸软，性欲减退，头晕耳鸣等。

【补充说明】 每次服用10～20毫升，不可服用过量，酒精过敏者，不宜使用。阴虚火旺者忌用。

分证食疗药膳

男性勃起功能障碍临床常见肝气郁结证、肾阳亏虚证、肾阴亏虚证及心脾两虚证。下面介绍各个证型典型表现，并介绍相对应的食疗药膳处方，以供大家合理选用。

1. **肝气郁结证**：主要临床症状为阴茎逐渐痿软，或阳痿突生；伴精神不畅，情志抑郁，胸胁胀满，善太息，纳食不香；舌淡或红，苔薄，脉弦或细弦。

（1）逍遥茶

请参考本节药茶下"（二）逍遥茶"。

（2）麦芽薄荷墨鱼粥

请参考本节药粥下"（二）麦芽薄荷墨鱼粥"。

2. **肾阳亏虚证**：阳事不举或举而不久，多由正常而逐渐不举，终至痿软不起；伴阴部冷凉，形寒肢冷，腰膝酸软，头晕耳鸣，面色淡白，精神萎靡；舌质淡润，苔薄白，脉沉细。

（1）羊藿覆盆子茶

请参考本节药茶下"（一）羊藿覆盆子茶"。

（2）黄狗肉温补方

请参考本节药膳下"（三）黄狗肉温补方"。

3. **肾阴亏虚证**：阳事不举，或举而不坚；伴腰膝酸软，眩晕耳鸣，失眠多梦，遗精，形体消瘦；舌红少津，脉细数。

（1）百合莲子银耳羹

食材配料：百合 15 克，莲子 20 克，银耳 10 克，枸杞子 10 克，冰糖适量。

制法用法：银耳用温水泡发，撕成小朵，莲子、百合洗净，与银耳一起放入锅中，加适量水，用中火煮至银耳和莲子变软，加入枸杞子和冰糖，再煮 10 分钟即可。

功效应用：滋阴，益精，补肾。适用于肾阴虚引起的阳痿、失眠多梦、口干舌燥等。

补充说明：血糖高者慎用，或在专业医师指导下使用。

（2）海参瘦肉汤

食材配料：海参 50 克，瘦猪肉 200 克，枸杞子 15 克，生姜 3 片，精盐适量。

制法用法：海参提前泡发，切段；瘦肉切块焯水，将海参、瘦肉和生姜片放入炖锅，加适量水，用小火炖煮 1 小时，加入枸杞子，再炖煮 30 分钟，加盐调味，即可食用。

功效应用：滋阴补肾，益精填髓。适用于肾阴虚引起的阳痿、腰膝酸软、头晕耳鸣等。

补充说明：因海参偏温，对于肾阴虚明显者，可适当减少用量。

4. **心脾两虚证**：阴茎临房不举，或举而不坚不久；伴心悸不宁，精神不振，夜寐不安，不思饮食，倦怠乏力，面色不华；舌质淡，苔薄白，脉细。

（1）枣仁莲子粥

食材配料：大米 100 克，酸枣仁 15 克，莲子 20 克，大枣 10 枚。

制法用法：将酸枣仁洗净后炒熟，将大米、莲子、大枣与炒过的酸枣仁一起入锅加适量的清水煮至烂熟即成。

功效应用：宁心安神、健脾止泻、益肾涩精。适用于心脾两虚型阳痿，阴虚火旺或阳虚证者忌用。

补充说明：血糖高者慎服，或在专业医师指导下使用。

（2）大枣杞子炖乳鸽

食材配料：大枣 20 克，枸杞子 30 克，乳鸽 1 只。

制法用法：将乳鸽杀死，去毛及内脏，将枣肉、枸杞子和乳鸽一起放入炖盅内加适量的清水，隔水炖 1 个小时即成。

功效应用：补中益气、补肾益精、养肝明目、补血安神，对于心脾两虚型阳痿有辅助调理作用。

补充说明：鸽肉性温热，应当避免和热性食物一起食用。

（周健文　叶和松）

第三十一节　黄褐斑

　　黄褐斑是指位于面部的黄褐色色素沉着斑，其主要表现为额、眉、颊、上唇等处出现局限性淡褐色或褐色斑片，境界清楚，多呈对称性分布，斑片颜色深浅可随季节、日晒、内分泌及精神情绪而变化。黄褐斑的发病女性高于男性，比例约为 1 : 9。

　　黄褐斑病因尚不明确，血中雌激素高是主要原因，口服避孕药的妇女黄褐斑发生率可高达 20％，自身免疫性甲状腺病患者也更易患本病。日光也是重要的促发因素之一，夏季日晒可诱发或加重黄褐斑的发生。男性黄褐斑患者的主要病因为遗传。

　　中医认为黄褐斑发病总由气机不畅，腠理受风，忧思抑郁，肝脾肾功能失调所致。病机为肝郁气滞，气滞血瘀，脾胃虚弱，肝肾不足，辨证分别为肝郁气滞证、气滞血瘀证、脾虚湿阻证、肝肾阴虚证。需根据不同的病机及证候辨证施治，食疗也应当辨证选用。

　　黄褐斑患者日常饮食应注意以下几点：①常吃含维生素 C 的食物，含维生素 C 较丰富的食物有枣、猕猴桃、刺梨、西红柿等。它们能抑制黑色素的形成，从而减少面部色素的沉淀，达到治疗目的。②常吃含维生素 A 的食物，例如菠菜、胡萝卜、禽蛋、奶制品，同时服用有烟酸的食物如花生、豆类、肝等。③常吃含蛋白质和铁质较高的食物，如蛋、乳、瘦肉、豆制品等。含铁较多的食物有动物肝、肾、核桃、葡萄干、豆类等。④忌食脂肪油腻、黏滞、辛辣、酸涩的食品，忌海腥发物。

一、药茶

(一)月季花茶

【食材配料】鲜月季花 15 克。

【制法用法】泡茶服。每日 1 次。

【功效应用】活血养血。适用于肝郁气滞证黄褐斑患者，兼见性格急躁或抑郁，喜嗳气、女子月经不调、乳房胀痛、失眠多梦者。

【补充说明】女性经期不宜多饮。

(二)珍珠母百合煎

【食材配料】珍珠母 30 克，百合 15 克。

【制法用法】先以珍珠母水煎，取汁。去药渣。用汁加百合煎饮。每日 1 次。

【功效应用】补益肝肾。适用于肝肾阴虚证，兼见腰膝酸软、头晕目眩、耳鸣眼涩、月经不调、五心烦热者。

【补充说明】本品有安神之效，应晚间服用。

(三)桑椹蜜膏

【食材配料】黑桑椹 100 克，黑芝麻 50 克，炙何首乌 10 克，当归 20 克，麦冬 20 克，生地 20 克，蜂蜜适量。

【制法用法】加水常法煎煮，30 分钟提取 1 次药液，反复 3 次。将 3 次汁液合并，小火煎熬浓缩，至稠黏如膏状，加蜂蜜 1 倍，拌匀再次煮沸，停火置冷，装罐贮藏。饮时每次一匙，用沸水冲化，每日 2～3 次。

【功效应用】疏肝理气，化瘀通络。用于气滞血瘀、阴血不足型黄褐斑辅助调养。

【补充说明】何首乌宜用炙首乌，不宜用生何首乌。有肝胆胰腺等病史，或有肝功能损伤病史者，可去何首乌，或在食用前、食用期间，监测肝功能。

(四)黑芝麻牛乳饮

【食材配料】黑芝麻 30 克，桃仁 15 克，莲子 15 克（去芯），白糖 25 克，牛乳 200 克，豆浆 150 毫升。

【制法用法】将黑芝麻、桃仁、莲子用水浸泡约 20 分钟，研末成浆，与牛乳、豆浆相混合，倒入锅中煮沸，加白糖搅匀取出即可饮用。每日 1～2 次。

【功效应用】生津养颜，润肤祛斑。用于<u>血虚血瘀型黄褐斑</u>辅助调养。

【补充说明】乳糖不耐受者忌用。本品易致泻，便溏者慎服。糖尿病患者去糖服。

二、药粥

栗子粥

【食材配料】栗子粉 30 克，糯米 50 克，细盐少许。

【制法用法】栗子去壳切片晒干磨粉取 30 克，加糯米及细盐，加水 400 毫升，用砂锅以文火煮成稠粥（以粥面上有粥油形成为度）。温热服食，早晚各 1 次。

【功效应用】健脾滋肾。用于脾肾不足型黄褐斑辅助调养。

【补充说明】多食易腹胀、便秘。

三、药膳

(一)五白糕

【食材配料】白扁豆 50 克，白莲子 50 克，白茯苓 50 克，白菊花 15 克，山药 50 克，面粉 200 克，饴糖 50 克。

【制法用法】将扁豆、莲子、茯苓、山药、菊花磨成细面，与面粉调匀，加水和面蒸食。

【功效应用】健脾理气，祛湿通络。适用于脾虚湿阻证，兼见面色萎黄，神疲乏力，少气懒言，大便溏薄，脘腹胀满者。

【补充说明】糖尿病及高血糖患者请在专业医师指导下应用。

(二)香附鸡

【食材配料】鸡 1 只，香附 20 克，枳壳 10 克，金橘饼 20 克。

【制法用法】鸡洗净后去脏杂，把香附等放入鸡腹中，放蒸锅内隔水蒸熟。去药渣，喝汤吃鸡肉，食后含咽金橘饼。每周 1 次。

【功效应用】疏肝解郁，调理气血。适用于肝郁气滞证黄褐斑患者。

【补充说明】女性经期不宜多食。

(三)当归生姜羊肉汤

【食材配料】当归 30 克，生姜 15 克，羊肉 250 克。

【制法用法】当归、生姜用纱布包好，与羊肉一起放入锅中煲汤，温食。

【功效应用】温中补血。兼有脾胃虚寒，腹中拘急疼痛，喜温喜按者食用更佳。

【补充说明】本品有发散之效，有皮肤疾患、高血压患者慎食。

(四)厚朴香附煨猪肘

【食材配料】厚朴 15 克，香附 10 克，枳壳 15 克，川芎 6 克，猪肘 500 克，葱、姜、料酒、盐、味精、酱油、糖等佐料适量。

【制法用法】将上四味中药压碎，装入纱布袋，与猪肘共入砂锅中，加水及葱、姜、料酒、酱油、糖等适量，武火烧沸，撇去浮沫，再用文火煨至熟烂，去除药包，加入适量盐、味精等，再煨片刻，即可食用。

【功效应用】疏肝行气，活血化瘀。适用于气滞血瘀证，兼见急躁易怒、胸胁胀痛者的辅助治疗。

【补充说明】本品兼可行气通便，气虚便秘或便溏者可多食。高血脂者少食。

(五)玫瑰花鸡蛋汤

【食材配料】玫瑰花 10 克，鸡血藤 30 克，萼梅花 10 克，鸡蛋 2 只。

【制法用法】上述材料加清水 3 碗同煮，蛋熟去壳再煮片刻，加少量白糖，饮汤吃蛋，每日 1 次。

【功效应用】疏肝理气，活血养肤。适用于属气滞血瘀证的黄褐斑患者。

【补充说明】汤勿过浓。糖尿病或糖耐量异常者去糖服。

(六)淮山苡仁猪肾粥

【食材配料】淮山 60 克，薏苡仁 30 克，猪肾 1 个，粳米 100 克。

【制法用法】将猪肾剖开去臊腺，切碎；淮山切成小块，同薏苡仁、粳米加清水煮粥，熟时加上少许盐、味精调味食用。每日1～2次。

【功效应用】补脾益肾，理气祛湿。适用于脾虚湿阻证黄褐斑患者。

【补充说明】本品性寒，脾虚便溏，肾虚尿频者慎用。猪肾有滋肾阴之效，若肾气虚寒者，非所宜矣。兼有高脂血症者慎用。

(七)地黄蒸白鸭

【食材配料】生地黄100克，鲜淮山药160克，枸杞子30克，白鸭1只（去内脏、骨头）。

【制法用法】取鸭肉用盐、胡椒粉、米酒、葱、姜腌1小时待用。生地黄装入纱布袋内，垫在盆底。将腌好的白鸭肉和淮山药均切成小丁块，与枸杞子和匀放在生地黄药袋上，添入清汤适量，上笼蒸2小时，去药袋服食，每食适量。

【功效应用】清热养阴生津。适用于属肝肾阴虚证的黄褐斑患者。

【补充说明】本品适宜阴虚有热患者。

(八)黄芪炖甲鱼

【食材配料】黄芪50克，枸杞子30克，甲鱼500克。

【制法用法】将黄芪、枸杞洗净，与甲鱼同炖，熟后去渣，放入调味品即可。

【功效应用】益气养阴。适用于肝肾阴虚证，兼有气血虚弱，气阴两虚者。

【补充说明】肠胃功能虚弱、消化不良的人慎食。甲鱼活血通络，女性经期应少食，以免经量过多。

四、药酒

(一)佛手酒

【食材配料】醋制佛手15克，米酒30克。

【制法用法】佛手、米酒加水适量，煎后趁热服，每日2次。

【功效应用】疏肝解郁，理气止痛。适用于属肝郁气滞证的黄褐斑患者。

【补充说明】酒精过敏、痛风、肝功能异常或合并心脑血管疾病患者忌饮酒。女性经期慎饮酒。

(二)红花酒

【食材配料】 红花 30 克，黄酒 500 克。

【制法用法】 红花与黄酒同煎，温服，每日 1 次。

【功效应用】 活血化瘀。适用于属气滞血瘀证的黄褐斑患者。

【补充说明】 酒精过敏、痛风、肝功能异常或合并心脑血管疾病患者忌饮酒。
女性月经量多、孕妇及合并出血性疾病患者忌食本品。

(三)玫瑰花酒

【食材配料】 玫瑰花 30 克，米酒 500 克。

【制法用法】 玫瑰花浸于米酒种花，半月后服，每日 2 次。

【功效应用】 疏肝理气，活血化瘀。用于属气滞血瘀型的黄褐斑辅助调养。

【补充说明】 酒精过敏、痛风、肝功能异常或合并心脑血管疾病患者忌饮酒。
女性经期慎饮酒。

分证食疗药膳

黄褐斑常见肝郁气滞证、气滞血瘀证、脾虚湿阻证、肝肾阴虚证等证型。下面介绍每证典型表现，并介绍相对应的食疗药膳处方，以供大家合理选用。

1. **肝郁气滞证**：主要症状为面部青褐色斑片，或浅或深，边界清楚，对称分布于两颧周围，伴性格急躁或抑郁，喜嗳气；女子或有月经不调、乳房胀痛、失眠多梦等症状。

（1）香附鸡

请参考本节药膳下"（二）香附鸡"。

（2）月季花茶

请参考本节药茶下"（一）月季花茶"。

2. **气滞血瘀证**：主要症状为颜面出现黄褐色斑片，色泽较深，多伴有急躁易怒、胸胁胀痛，妇女多月经不调，经色暗有块。

（1）桑椹蜜膏

请参考本节药茶下"（三）桑椹蜜膏"。

（2）厚朴香附煨猪肘

请参考本节药膳下"（四）厚朴香附煨猪肘"。

3. **脾虚湿阻证**：主要症状为面部淡褐色斑片如尘土，或灰褐色，边界不清，分布于鼻翼、前额及口周；伴面色萎黄，神疲乏力，少气懒言，大便溏薄，脘腹胀满等症状。

（1）五白糕

请参考本节药膳下"（一）五白糕"。

（2）淮山苡仁猪肾粥

请参考本节药粥下"（六）淮山苡仁猪肾粥"。

4. **肝肾阴虚证**：主要症状为面部黑褐色斑片，大小不等，形状不规则，分布于两颧、耳前和颞部，伴有腰膝酸软、头晕目眩、耳鸣眼涩、月经不调，五心烦热等症状。

（1）珍珠母百合煎

请参考本节药茶下"（二）珍珠母百合煎"。

（2）黄芪炖甲鱼

请参考本节药膳下"（八）黄芪炖甲鱼"。

（阎涵　柏志芳）

第三十二节　痤疮

痤疮又叫粉刺。它是生长在人的颜面和胸背等处的一种炎性丘疹，除表现为丘疹以外，还可表现为脓疱、硬结及囊肿等。在中医中又名"肺风粉刺""面粉渣""酒刺""风刺"等，类似于西医的"寻常性痤疮"，是一种困扰着许多年轻人的皮肤病。

西医学认为痤疮是由多种因素引起的皮肤病，发病原因比较复杂，多与雄激素、痤疮丙酸杆菌增殖、毛囊皮脂腺导管的异常角化、环境因素及遗传等因素有关。而中医方面，痤疮的发病主要因为饮食不节，过食肥甘厚味，肺胃湿热，复感风邪而发病，与饮食结构存在很大关系，因此治疗上除了可以采用中药内服外用辨证论治外，饮食调理也可在痤疮治疗中发挥重要作用。

对于痤疮患者而言，在日常饮食中应以谨和五味、多素少荤、清淡适量为主，在日常食物谱系中应有所节制，高脂肪食物、高糖食物、辛辣食物以及易导致过敏反应的鱼虾等海产品类食物在痤疮的护理期内应尽量控制或避免摄入。

一、药茶

(一)绿豆薏米汤

【食材配料】绿豆、薏米各 25 克，山楂 10 克。

【制法用法】洗净，加清水 500 克，泡 30 分钟后煮开，煮沸几分钟后即停火，不要揭盖，焖 15 分钟即可，当茶饮。每天 3～5 次。

【功效应用】清热利湿。适用于油性皮肤。

【补充说明】绿豆薏米汤性微寒，虚寒体质、消化功能不良者、孕妇应谨慎食用。

(二)雪梨柠檬饮

【食材配料】雪梨 150 克，柠檬 1/5 个，西红柿 1 个（150 克）。

【制法用法】将上三味同捣烂绞汁。随时可饮。每日 1 次，连服 7～10 日为 1 个疗程。

【功效应用】清热降火，润肺化痰。用于痤疮辅助治疗。

【补充说明】糖尿病、脾胃虚弱者忌食。

(三)凉血五花膏

【食材配料】银花 10 克，槐花 10 克，鸡冠花 10 克，月季花 10 克，玫瑰花 10 克，生石膏 30 克，蜂蜜、红糖适量。

【制法用法】将生石膏加水煎煮 30 分钟，之后取汁，放入诸花，加红糖适量，以大火煮沸后，用小火熬煮，待成膏状，放入蜂蜜适量，熬沸停火，置凉装瓶备用。每日服食 2～3 次，每次 1 匙，以沸水冲饮。

【功效应用】清热凉血。用于痤疮辅助治疗。

【补充说明】脾胃虚寒无瘀滞、糖尿病患者忌服。

二、药粥

(一)枇杷薏米粥

【食材配料】生薏苡仁 100 克，鲜枇杷 60 克（去皮核），枇杷叶 10 克。

【制法用法】先将枇杷叶洗切碎煮 10～15 分钟捞去渣后，纳入薏苡仁煮粥，粥煮后切碎枇杷肉放入其中搅匀。每日 1 剂，每日服 2 次。

【功效应用】清热润肺，解毒散结。用于痤疮辅助治疗。

【补充说明】虚寒体质、孕妇慎用。

(二)山楂荷叶粥

【食材配料】山楂 15 克，荷叶 10 克，大米 100 克，白糖 30 克。

【制法用法】山楂洗净切片，荷叶洗净，大米淘洗干净。大米、荷叶、山楂同放锅内，加水适量，武火上烧沸，再用文火煮 30 分钟，除去荷叶，加入白糖搅匀即成。每日 1 次，每次吃粥 100 克。

【功效应用】清热解毒，化积软坚。对瘀结型青春痘有疗效。

【补充说明】脾胃虚弱、血脂过低、血糖高者及孕妇慎用。

(三)石膏莲米粥

【食材配料】石膏 30 克，莲子 20 克，杷叶、菊花各 10 克，大米 50 克。

【制法用法】将杷叶、菊花、石膏一起用纱布包好。将此药包与大米、莲子一起入锅加适量的清水煮粥，米熟后捞出药包即成。

【功效应用】此方具有清热泻肺、解毒散结的功效，尤其适合痤疮表现为脓疱、硬结的患者使用。

【补充说明】脾胃虚寒及血虚、阴虚发热者忌服。

(四)枸杞消炎粥

【食材配料】枸杞子 30 克，白鸽肉、粳米各 100 克，细盐、味精、香油适量。

【制法用法】洗净白鸽肉，剁成肉泥备用，洗净枸杞子和粳米，同放入砂锅中，加鸽肉泥及适量水，文火煨粥，粥成时加入细盐、味精和香油，拌匀。

【功效应用】脱毒排邪，养阴润肤。用于痤疮辅助治疗。

【补充说明】食积胃热、阴虚者忌食。

三、药膳

(一)海带二豆汤

【食材配料】海带、绿豆、扁豆、甜杏仁各 10 克，玫瑰花（可用干品代替）5 克，白糖适量。

【制法用法】将海带、绿豆、扁豆、甜杏仁和玫瑰花一起入锅加适量的清水熬汤，待绿豆熟后加入白糖即成。此方可每日饮 1 剂，应连饮 7～10 天。

【功效应用】清热解毒，消肿散结。尤其适合因上火而患痤疮的人使用。

【补充说明】甲状腺功能亢进、孕妇及哺乳期人群忌食。

(二)苡仁天葵汤

【食材配料】薏苡仁 30 克，紫背天葵 15 克。

【制法用法】将紫背天葵洗净后用纱布包好。将包有紫背天葵的纱布包与薏苡仁一起入锅，加适量的清水熬汤，待薏苡仁熟后去掉药包即成。

【功效应用】清热利湿，解毒散结。适合痤疮表现为脓疱的患者使用。

【补充说明】虚寒体质、孕妇、经期人群不宜食用。

(三)丝瓜瘦肉汤

【食材配料】丝瓜 250 克，扁豆花 10 克，瘦猪肉 150 克，精盐、味精等适量。

【制法用法】将丝瓜洗净、切块。将瘦猪肉洗净、切片。将丝瓜块与猪肉片一起入锅加适量的清水熬汤，待猪肉熟后，向锅中加入扁豆花及精盐、味精等调味品，再煮 10 分钟左右即成。

【功效应用】 此方具有清热、利湿、解毒的功效，尤其适合因上火而患痤疮的人使用。

【补充说明】 丝瓜瘦肉汤性质寒凉，不宜长期大量饮用，否则容易导致腹泻；不宜与白酒同食。

分证食疗药膳

痤疮临床常见肺经风热证、脾胃湿热证、痰湿瘀滞证、冲任不调证。下面介绍每证典型表现，并介绍相对应的食疗药膳处方，以供大家合理选用。

1. 肺经风热证：皮损以红色或皮色丘疹、粉刺为主，或有痒痛，小便黄，大便秘结，口干。

（1）枇杷薏米粥

请参考本节药粥下"（一）枇杷薏米粥"。

（2）雪梨柠檬饮

请参考本节药茶下"（二）雪梨柠檬饮"。

2. 脾胃湿热证：颜面皮肤油腻，伴有黑头粉刺、丘疹、脓疱、小结节及囊肿，红肿疼痛，口臭，便秘，尿黄。

（1）石膏莲米粥

请参考本节药粥下"（三）石膏莲米粥"。

（2）茵陈银花饮

食材配料：茵陈 30 克，金银花 15 克，藿香 6 克，山楂肉 10 克，土茯苓 30 克，生米仁 30 克，生地黄 20 克。

制法用法：加水 1000 ml，煎取汁液 500 ml。去渣，加入少许白糖，再稍煮片刻至糖溶化即可。代茶分数次饮用。每日一剂，连服 10 天为一个疗程。

功效应用：清化湿热。用于脾胃湿热型痤疮的辅助调养。

补充说明：血糖高者慎用，或用甜叶菊、木糖醇等调味。

3. 痰湿瘀滞证：皮损以结节及囊肿为主，颜色暗红，也可见脓疱，日久不愈；可有纳呆、便溏。

（1）山楂荷叶粥

请参考本节药粥下"（二）山楂荷叶粥"。

（2）海藻薏苡仁粥

食材配料：海藻、昆布、甜杏仁各 9g，薏苡仁 30g。

制法用法：将海藻、昆布、甜杏仁加水适量煎煮，弃渣取汁，再与薏苡仁煮粥食用。

功效应用：活血化瘀，消炎软结。用于痰湿瘀滞型痤疮的辅助调养。

补充说明：甲状腺功能亢进者不宜。

4. 冲任不调证：多见于年轻女性，局部症状常在月经前加重，月经后减轻，具有周期性变化，常见较多红色丘疹、脓疱及囊肿；伴月经不调或伴痛经，经前心烦易怒，乳房胀痛不适。舌紫暗，部分有瘀斑，苔薄黄，脉弦细数。

黑豆益母草粥

食材配料：益母草 15 克，红花 6 克，丹参 15 克，绿萼梅 6 克，黑豆 60 克，粳米 100 克，红糖适量。

制法用法：前四味放锅中，加水适量，煎煮至水沸后 30 分钟，去渣。取黑豆洗净后放入药液中，加适量水，煎煮至黑豆八成熟。再取粳米淘洗干净，放入继续煮至熟烂成粥。加入红糖搅匀即可。

功效应用：调理冲任，养阴清热。用于冲任不调型痤疮的辅助调养。

补充说明：糖尿病患者及孕妇慎用。

（顾小文　柏志芳）

第三十三节　荨麻疹

荨麻疹是临床最常见的皮肤病之一，15%～25% 的人一生中至少发生过一次荨麻疹。现代医学认为，本病是由皮肤黏膜小血管扩张及渗透性增加所致的过敏性疾病。在其发病中，组胺起到了非常重要的作用。荨麻疹的病因有食物、药物、感染、物理、动物与植物、精神因素等，其发病机制则可分为变态反应与非变态反应两类。

根据病程可将荨麻疹分为急性荨麻疹和慢性荨麻疹。皮损反复发作超过 6 周以上称为慢性荨麻疹。中医学谓之"瘾疹"。中医学认为此病内因为素体禀赋不耐、卫外不固，外因风寒湿热诸邪乘袭、搏结于肌表腠理而发病，久之气血耗伤、气血两虚、营卫不固，而易复发。

荨麻疹宜吃胶原蛋白含量高的食物，如猪蹄、银耳、燕窝、猪皮、鱼皮、鹅皮、驴皮、鸡骨、鸡脚、鸡翅、鸭爪、牛蹄筋、海参、虾皮、椰子、鱼翅、豆制品；宜吃维 C 含量高的食物，如蔓越莓、草莓、树莓、柠檬、桑葚、蓝莓、猕猴桃、火龙果、柚子、冬枣、木瓜、番茄、荔枝、橙子、菜椒、西兰花、油菜、芹菜、甘蓝、空心菜。应少吃油炸类食品、甜食、碳酸饮料、辛辣类食物、奶茶、腌菜、腌肉、烧烤、冰激凌、冷饮等。

合理选择食疗药膳方法，有利于荨麻疹的辅助治疗。

一、药茶

(一)蝉衣防风浮萍饮

【食材配料】 蝉衣 6 克，防风 10 克，浮萍 50 克。

【制法用法】 水煎服，日服 2 次，早晚各 1 次。

【功效应用】 有祛风止痒作用。适用于荨麻疹瘙痒明显者。

【补充说明】 用量和使用方法需谨慎，以免引起不良反应或副作用。

(二)荸荠薄荷饮

【食材配料】 荸荠 200 克，鲜薄荷叶 15 克，白糖 10 克。

【制法用法】 将荸荠洗净去皮切碎绞汁，鲜薄荷叶加白糖捣烂，放荸荠汁中加温水，频饮。

【功效应用】 有凉血祛风止痒作用。用于荨麻疹的辅助调养。

【补充说明】 糖尿病或血糖高者请咨询专业医师。

(三)马齿苋地龙饮

【食材配料】 马齿苋 30 克，乌梅、绿豆、地骨皮各 15 克，干地龙 9 克。

【制法用法】 将马齿苋洗净切碎，与乌梅、绿豆、地骨皮、地龙一起入砂锅内，加水适量，共煎 30 分钟，弃渣取汁。每日 2 次，每次 1 剂。

【功效应用】 清热息风。主治急性荨麻疹，伴恶心呕吐、纳差便溏者。

【补充说明】 孕妇、哺乳期妇女、儿童等特殊人群在使用前最好咨询医生。对于药物过敏者或有特殊疾病的患者，在使用草药之前最好先咨询专业医生。

二、药粥

(一)生姜桂枝粥

【食材配料】生姜10片，桂枝3克（研末），粳米50克，红糖30克。

【制法用法】煮稀粥食，每日1～2次。

【功效应用】散寒温阳活血。用于荨麻疹，临床表现为皮疹色淡呈丘疹状，遇寒尤剧者。

【补充说明】糖尿病或高血糖者不宜。

(二)黄芪党参山药白术粥

【食材配料】生黄芪30克，党参40克，山药30克，生白术15克，小米100克。

【制法用法】同熬粥服食，每日1次，连用1～2周。

【功效应用】益气固表御风。适用于卫外不固型慢性荨麻疹，患者常恶风自汗，汗后着风则出皮疹，色淡或同肤色，常成批出现，瘙痒不止，反复发作，舌质淡苔薄，脉浮虚。

【补充说明】血分有热者不宜。血糖高者不宜。

(三)大枣枸杞芝麻桂圆粥

【食材配料】大枣10枚，枸杞30克，黑芝麻40克，桂圆30克，小米100克。

【制法用法】同熬粥服食，每日1次，连用1～2周。

【功效应用】养血健脾散风。适用于气血亏虚型慢性荨麻疹。风团色淡或皮肤干燥，常伴饮食不香，睡眠不佳，神疲力乏，面色不华，舌质淡苔少，脉细。

【补充说明】血糖高者不宜。

(四)莲子茯苓薏仁芡实粥

【食材配料】莲子10枚，茯苓40克，薏苡仁30克，芡实30克，小米100克。

201

【制法用法】同熬粥服食，每日1次，连用1～2周。

【功效应用】益气健脾除湿。适用于气虚夹湿型慢性荨麻疹，全身反复出现淡红色风团，瘙痒剧烈，夜间尤甚，伴食少，腹胀，便溏，身体困重，舌淡胖苔白润或腻，脉滑。

【补充说明】血糖高者不宜。

(五)丝瓜络赤小豆薏苡仁黑豆粥

【食材配料】干丝瓜络20克，赤小豆40克，薏苡仁30克，黑豆50克，粳米100克。

【制法用法】同熬粥服食，每日1次，连用1～2周。

【功效应用】凉血清热疏风。适用于血热型慢性荨麻疹，皮疹红色，遇热则加剧，得冷则减轻，多夏季发病，常由日晒、受热、运动出汗等因素诱发，舌质红苔薄黄，脉浮数。

【补充说明】血糖高者不宜。

(六)红枣山药粥

【食材配料】红枣10枚，山药250克，粳米50克。

【制法用法】以上加水同煮粥服食，每日1剂，连用1～2周。

【功效应用】有健脾利湿、养血祛风作用。用于气血不足型慢性荨麻疹的辅助调养。

【补充说明】对于慢性荨麻疹，单一食疗可能无法直接治愈，应结合医生的治疗建议。任何食物或药膳对于个体的反应都有所不同，使用前最好咨询医师的意见。

三、药膳

(一)防风苏叶瘦肉汤

【食材配料】防风15克，紫苏叶10克，白鲜皮15克，猪瘦肉30克，生姜5片。

【制法用法】将前3味中药，用干净纱布包裹和猪瘦肉、生姜一起煮汤，熟时去药包，饮汤吃猪瘦肉。

【功效应用】疏风止痒。用于风寒型慢性荨麻疹辅助调养。

【补充说明】对于血热型者不宜。

(二)黄花菜汤

【食材配料】黄柏15克，蝉蜕10克，地黄30克，黄花菜60克，芡实30克。

【制法用法】水煎服，每日两剂。

【功效应用】疏风清热，利湿。对皮疹色赤、遇热则发、尿黄者有疗效。

【补充说明】孕妇、哺乳期妇女、儿童等特殊人群在使用前最好咨询医生意见。对于药物过敏者或有特殊疾病的患者，在使用草药茶之前最好先咨询专业医生。

(三)牛肉南瓜条

【食材配料】牛肉300克，南瓜500克。

【制法用法】牛肉炖七成熟，捞出切条；南瓜去皮、瓤，洗净切条，与牛肉同炒即可。

【功效应用】温阳补血散寒。用于荨麻疹，临床表现为皮疹色淡呈丘疹状，遇寒尤剧者。

【补充说明】对于慢性荨麻疹，单一食疗可能无法直接治愈，应结合医生的治疗建议。任何食物或药膳对于个体的反应都有所不同，使用前最好咨询医师的意见。

(四)乌梢蛇羹

【食材配料】乌梢蛇1条，姜、料酒、盐、湿淀粉各少许。

【制法用法】乌梢蛇杀好洗净，整条放入砂锅中，加清水适量，放入姜、料酒各少许。先用旺火烧开，撇去浮沫后用小火将蛇肉煮熟，降温后将蛇捞出。用手将蛇肉撕碎，将撕碎的蛇肉放回原锅汤中，加盐调味后，用大火烧开，调入湿淀粉。佐膳食，隔日1次，连食

3～5次。

【功效应用】祛风通络定惊。主治慢性荨麻疹，经常复发，伴有饮食差、面色欠华、睡眠不佳、神疲。

【补充说明】血虚生风者慎服。有胃病者慎用。

(五)红芦汤

【食材配料】红枣10个，芦根30克，藿香10克，茯苓10克，乌梅5克，甘草3克。

【制法用法】以上诸品洗净，煎汤服用。

【功效应用】有养血清暑化湿、防过敏的作用。用于气血不足型慢性荨麻疹兼有暑湿者的辅助调养。

【补充说明】湿热明显者慎用。

(六)冬瓜皮汤

【食材配料】冬瓜皮50克。

【制法用法】加水煎汤代茶，时时饮之。

【功效应用】利湿消肿。主治荨麻疹之风团肿胀明显者。

【补充说明】荨麻疹风团急起，单一食疗可能无法直接治愈，应结合医生的治疗建议。

(七)大枣山药汤

【食材配料】大红枣10枚，山药250克。

【制法用法】同烧汤服食，每日1剂，连用1～2周。

【功效应用】健脾利湿，养血祛风。主治荨麻疹伴面色不华，周身乏力，纳少便溏者。

【补充说明】慢性荨麻疹，单一食疗可能无法直接治愈，应结合医生的治疗建议。任何食物或药膳对于个体的反应都有所不同，使用前最好咨询医生或中医师的意见。

(八)香蕉桃仁泥

【食材配料】香蕉 2 只，桃仁 15 克。

【制法用法】同捣烂调匀服食，每日 1 次。

【功效应用】疏风散瘀，润肠通便。主治荨麻疹伴大便干结难下者。

【补充说明】慢性荨麻疹，单一食疗可能无法直接治愈，应结合医生的治疗建议。

(九)冬瓜芥菜汤

【食材配料】冬瓜 200 克，芥菜 30 克，白菜根 30 克，芫荽 10 克。

【制法用法】水煎，熟时加适量红糖调匀，即可饮汤服用。

【功效应用】有祛风止痒作用。用于慢性荨麻疹辅助调养。

【补充说明】对于孕妇、哺乳期妇女、儿童等特殊人群，以及有特殊疾病的患者，使用前需咨询医生。

分证食疗药膳

荨麻疹临床常见风寒束表证、风热犯表证、胃肠湿热证和血虚风燥证。下面介绍每证典型表现，并介绍相对应的食疗药膳处方，以供大家合理选用。

1. **风寒束表证**：主要症见风团色白，遇寒加重，得暖则减；恶寒，口不渴；舌淡红，苔薄白，脉浮紧。

（1）防风苏叶瘦肉汤

食材配料：防风 15g，紫苏叶 10g，白鲜皮 15g，猪瘦肉 30g，生姜 5 片。

制法用法：将前 3 味中药，用干净纱布包裹和猪瘦肉、生姜一起煮汤，熟时去药包，饮汤吃猪瘦肉。

功效应用：散寒解表，祛风止痒。用于风寒束表型荨麻疹的辅助调养。

补充说明：虚寒证忌服。

（2）生姜桂枝粥

请参考本节药粥下"（一）生姜桂枝粥"。

2. **风热犯表证**：主要症见风团鲜红，灼热剧痒，遇热加重，得冷则减；伴有发热，恶寒，咽喉肿痛；舌质红，苔薄白或薄黄，脉浮数。

（1）丝瓜络赤小豆薏苡仁黑豆粥

请参考本节药粥下"（五）丝瓜络赤小豆薏苡仁黑豆粥"。

补充说明：丝瓜络祛风活血，药理研究有抗炎作用；薏苡仁清热消肿利湿；黑豆祛风活血利水，可改善荨麻疹风团水肿。

（2）蝉衣防风浮萍饮

请参考本节药茶下"（一）蝉衣防风浮萍饮"。

3. 胃肠湿热证：主要症见风团片大色红，瘙痒剧烈；发疹的同时伴脘腹疼痛，恶心呕吐，神疲纳呆，大便秘结或泄泻；舌质红，苔黄腻，脉弦滑数。

（1）马齿苋地龙饮

请参考本节药茶下"（三）马齿苋地龙饮"。

补充说明：马齿苋清热除湿，因此脾胃虚寒、肠滑作泄者忌用。用于胃肠湿热型荨麻疹的辅助调养。

（2）冬瓜皮汤

请参考本节药膳下"（六）冬瓜皮汤"。

4. 血虚风燥证：主要症见反复发作，迁延日久，午后或夜间加剧；伴心烦易怒，口干，手足心热；舌红少津，脉沉细。

（1）大枣枸杞芝麻桂圆粥

请参考本节药粥下"（三）大枣枸杞芝麻桂圆粥"。

（2）大枣山药汤

请参考本节药膳下"（七）大枣山药汤"。

（马捷　柏志芳）

第三十四节　银屑病

银屑病俗称"牛皮癣"，是一种由环境因素刺激、多基因遗传控制、免疫介导的皮肤病，典型表现为鳞屑性红斑或斑块，局限于一处或全身广泛分布。银屑病是一种全球性的慢性皮肤疾病，在不同地区和人群中都有一定的发病率。根据世界卫生组织（WHO）的数据，全球约有约1%～3%的人口患有银屑病。

多数患者冬季加重或复发，夏季可缓解。部分患者可同时有关节症状（如关节肿胀、疼痛）、指（趾）甲的异常，中重度患者患代谢综合征（以肥胖、血脂紊乱、高血压、血糖异常为主要表现）、心血管疾病的风险增加。银屑病严重影响患者的生活质量。尽管目前治疗尚无法达到避免复发，但积极治疗可以明显减轻皮损或者促使痊愈，避免出现严重并发症，明显改善患者生活质量。银屑病有四种类型，分别是斑块型、关节病型、脓疱型和红皮病型。

银屑病患者应注意以下几点：

（1）多摄入抗炎食物：摄入富含抗炎成分的食物，如蔬菜、水果、鱼类（富含 ω-3 脂肪酸）和坚果，有助于减轻身体的炎症反应。

（2）控制酒精和咖啡因摄入：过量摄入酒精和咖啡因可能引起身体内的炎症反应加剧，建议适量饮用或尽量避免。

（3）减少饱和脂肪和加工食品：高饱和脂肪和加工食品可能加重身体炎症。建议减少炸食、加工肉类和高糖食物的摄入。

（4）保持适当的体重：控制体重有助于减轻身体炎症反应，维持健康的身体状态。

（5）增加维生素 D 摄入：维生素 D 有助于免疫系统的正常功能，有些研究表明补充维生素 D 可能有助于减轻银屑病症状。

对于银屑病，传统中医食疗药膳有着较大的优势，可以辅助应用。

一、药茶

(一)荆芥菊花茶

【食材配料】干燥的荆芥 1～2 克，干燥的菊花花朵 1～2 克。

【制法用法】取适量干燥的荆芥和菊花。将荆芥和菊花放入茶壶或茶杯中，煮沸的水待温度在 80～90 ℃ 左右冲泡（不宜用沸水直接冲泡）。盖上茶壶或茶杯盖，静置 5～10 分钟，即可饮用。可根据个人口味适量加入蜂蜜或柠檬片等调味。

【功效应用】镇定舒缓、清热解毒，可有助于减轻某些皮肤不适感。可用于银屑病的辅助调养。

【补充说明】孕妇、哺乳期妇女、儿童等特殊人群在使用前最好咨询医生意见。对于药物过敏者或有特殊疾病的患者，在使用草药茶之前最好先咨询专业医生。

(二)土槐饮

【食材配料】 土茯苓 30 克，生槐花 30 克，甘草 9 克。

【制法用法】 每日 1 剂，日服 2 次，泡水代茶饮。

【功效应用】 除湿、清热、解毒，用于"湿热之邪，客于皮肤"的银屑病。

【补充说明】 孕妇、哺乳期妇女、儿童等特殊人群，以及有特殊疾病的患者，在使用药茶之前最好先咨询专业医生。

二、药粥

(一)薏米桂花粥

【食材配料】 桂枝、牛膝各 9 克，杜仲 18 克，薏米 30 克。白糖适量。

【制法用法】 将桂枝、牛膝、杜仲同放锅内加水适量煎煮，取药汁。用药汁煮薏米成粥。粥熟加白糖调用。每日 1 次，10 日为 1 个疗程。

【功效应用】 活血通络、熄风除湿。适用于牛皮癣等皮肤病。

【补充说明】 对于孕妇、哺乳期妇女、儿童等特殊人群，以及有特殊疾病的患者，在使用前需咨询医生。血糖高者不宜。

(二)高粱桃仁粥

【食材配料】 高粱米（或粳米）50 克，桃仁（去皮尖）10 克。

【制法用法】 先将桃仁和米研碎，然后加水煮成稀粥，加少许红糖。作早餐用。

【功效应用】 活血熄风。适用于牛皮癣。

【补充说明】 忌吃一切海鲜发物。血糖高者不宜。

(三)蚕沙车前薏米粥

【食材配料】 蚕沙 9 克，车前子 15 克，薏米 30 克，白粥适量。

【制法用法】 将车前子布包，与蚕沙同放锅内加水适量煎煮，去渣取汁，用药汁加薏米熬煮成粥，加白糖调匀服用。每日 1 次，7 日为 1 个疗程。

【功效应用】 清热消毒利湿。适用于银屑病（牛皮癣）。

【补充说明】对于慢性疾病如银屑病，需要系统的治疗和管理，建议在专业医生的指导下进行。对于孕妇、哺乳期妇女、儿童等特殊人群，以及有特殊疾病的患者，在使用草药前需咨询医生。

三、药膳

(一)菟丝子仙茅羊肉汤

【食材配料】菟丝子 15 克（布包），仙茅 18 克，当归 9 克，羊肉 60 克，盐适量。

【制法用法】将仙茅、菟丝子、当归加水适量，煎煮，取药汁。将羊肉切碎放药汁里炖煮，肉熟后，加盐适量调味。每日 1 次，7 日为 1 个疗程。

【功效应用】调摄冲任，熄风润燥。适用于牛皮癣。

【补充说明】不适合于长期大量食用，最好在医师的指导下进行。对于孕妇、哺乳期妇女、儿童等特殊人群，以及有特殊疾病的患者，使用前需咨询医生。

(二)海带猪排汤

【食材配料】猪排骨 250 克，海带 100 克。

【制法用法】将海带洗净切丝，猪排骨洗净切碎，一同入锅，加水煮至排骨烂熟，食盐调味。饮汤，食海带、排骨。

【功效应用】温中利水。适用于牛皮癣。

【补充说明】单一食疗可能无法直接治愈，应结合医生的治疗建议。任何食物或药膳对于个体的反应都有所不同，使用前最好咨询医师。

四、药酒

(一)二黄马钱酒

【食材配料】细辛、马钱子（生用不去毛），硫黄、生草乌各 3 克，雄黄、白矾各 6 克，冰片 3 克，75％的乙醇（酒精）100 毫升。

【制法用法】将以上诸药共研细末，置容器中，加入 75％的酒精，密封，时时摇动，浸泡约 1 周后，去渣，备用。取此药涂于患处，每日涂擦

1～2 次，以愈为度。

【功效应用】 解毒杀虫，利湿止痒。可用于各种顽癣、牛皮癣。

【补充说明】 银屑病是一种复杂的慢性皮肤疾病，且本品刺激性较强，使用前需咨询医生。

(二)蝮蛇人参酒

【食材配料】 人参 15 克，蝮蛇 1 条，白酒 1 000 毫升。

【制法用法】 将蝮蛇、人参置容器中，用白酒浸泡 7 日后取出，弃渣，装瓶待用。每日 2 次，每次 10～15 毫升。

【功效应用】 熄风解毒。适用于银屑病。

【补充说明】 银屑病是一种复杂的慢性皮肤疾病，使用前需咨询医生。

(三)斑蝥酒

【食材配料】 斑蝥 30 个，青皮 6 克，白酒 250 毫升。

【制法用法】 上药取净品，放入白酒中，在密闭的玻璃容器中浸泡 7 日，过滤去渣即得。用温水洗净患处，再用棉签蘸取药酒，反复涂搓患处，直至患部感到发热、痛痒并起白疱，然后刺破白疱，用清洁水洗去脱皮。如不易脱去，可再搓药酒 2～4 次。

【功效应用】 活血熄风，杀虫止痒，适用于牛皮癣。

【补充说明】 本品毒性大，尽量不要接触健康皮肤。

分证食疗药膳

　　银屑病辨证可分为血热内蕴证、血虚风燥证、气血瘀滞证、湿毒蕴积证、风寒湿痹证、火毒炽盛证。下面介绍每证典型表现，并介绍相对应的食疗药膳处方，以供大家合理选用。

　　1. **血热内蕴证**：皮疹多呈点滴状，发展迅速，颜色鲜红，层层鳞屑，瘙痒剧烈，刮去鳞屑有点状出血；伴口舌干燥，喉咙疼痛，心烦易怒，便干溲赤；舌质红，苔薄黄，脉弦滑或数。

　　（1）斑蝥酒

　　请参考本节药酒下"（三）斑蝥酒"。

　　（2）二黄马钱酒

　　请参考本节药酒下"（一）二黄马钱酒"。

2. **血虚风燥证**：病程较久，皮疹多呈斑片状，颜色淡红，鳞屑减少，干燥皲裂，自觉瘙痒；伴口咽干燥；舌质淡红，苔少，脉沉细。

（1）高粱桃仁粥

请参考本节药粥下"（二）高粱桃仁粥"。

（2）菟丝子仙茅羊肉汤

请参考本节药膳下"（一）菟丝子仙茅羊肉汤"。

3. **气血瘀滞证**：皮损反复不愈，皮疹多呈斑块状，鳞屑较厚，颜色暗红；舌质紫暗有瘀点、瘀斑，脉涩或细缓。

炖穿山甲肉

食材配料：穿山甲肉100克。

制法用法：取穿山甲肉加适量水炖至肉烂熟，加少许食盐调味。食肉饮汤。

功效应用：生阴养血柔肝。适用于牛皮癣。

补充说明：对于孕妇、哺乳期妇女、儿童等特殊人群，以及有特殊疾病的患者，使用前需咨询医生。

因穿山甲为保护动物，故欲用本方，需在取得合法手续前提下进行。

4. **湿毒蕴积证**：皮损多发生在腋窝、腹股沟等褶皱部位，红斑糜烂有渗出，痂屑黏厚，瘙痒剧烈，或表现为掌跖红斑、脓疱、脱皮；或伴关节酸痛、肿胀，下肢沉重；舌质红，苔黄腻，脉滑。

（1）薏米桂花粥

请参考本节药粥下"（一）薏米桂花粥"。

（2）海带猪排汤

请参考本节药膳下"（二）海带猪排汤"。

5. **风寒湿痹证**：皮疹红斑不鲜，鳞屑色白而厚，抓之易脱，关节肿痛，活动受限，甚至僵硬畸形；伴形寒肢冷，舌质淡，苔白腻，脉濡滑。

（1）土槐饮

请参考本节药茶下"（二）土槐饮"。

（2）蚕沙车前薏米粥

请参考本节药粥下"（三）蚕沙车前薏米粥"。

6. **火毒炽盛证**：全身皮肤潮红，肿胀，大量脱皮，或有密集小脓疱，伴局部灼热痒痛；壮热畏寒，头身疼痛，口渴欲饮，便干溲赤；舌质红绛，苔黄腻，脉弦滑数。

（1）荆芥菊花茶

请参考本节药茶下"（一）荆芥菊花茶"。

（2）蝮蛇人参酒

请参考本节药酒下"（二）蝮蛇人参酒"。

（邹雄飞　柏志芳）

第三十五节　湿疹

　　湿疹是由多种内外因素引起的一种具有明显渗出倾向的皮肤炎症反应，按皮损表现分为急性、亚急性、慢性三期。急性湿疹常急性发作，皮疹呈多形性，边界不清楚，瘙痒剧烈可有红斑、丘疹、水疱、脓疱、糜烂渗液、结痂等临床表现；亚急性皮损以小丘疹、鳞屑和结痂为主；慢性湿疹多由急性湿疹演变而来，皮疹是皮肤增厚而粗糙，苔藓样变化，脱屑，色素沉着，皮疹边界清楚，自觉剧痒，常可急性反复发作。

　　湿疹需要注意寻找致病的过敏因素。如某些食物确属能诱发湿疹的，则需禁食。对局部要避免搔抓、沸水烫、肥皂及有刺激性的液体洗涤等。婴儿湿疹，俗名奶癣，近来被认为是特应性皮炎的婴儿型。

　　湿疹饮食原则上宜选用清热利湿的食物，以清淡为主，多食水果、蔬菜、豆类及高纤维素类食物，多吃富含维生素和矿物质的食物，以调节生理功能，减轻皮肤过敏反应。忌食毛笋、鱼、虾、蟹、辣椒、浓茶、咖啡、酒类等发物和刺激性食物。饮食宜清淡，可吃富含维生素 B_6 的食物，如土豆、鸡肉、牛肝、肾脏、香蕉等。核桃仁、向日葵子、香榧子、小核桃、西瓜子等富含锌和亚油酸，也可常吃。其他尚有茶叶、苹果、胡萝卜、瘦肉、蛋类等也可经常服食。小儿因牛奶引起湿疹者，可改吃豆奶，也可将牛奶煮沸几次以改变其白蛋白的性质，从而减少其过敏程度。

　　对于湿疹，传统中医食疗药膳有着较大的优势，可以辅助应用。

一、药茶

(一)萝卜藕汁饮

【食材配料】鲜藕 100 克，白萝卜 100 克，蜂蜜 30 克。

【制法用法】将鲜藕、白萝卜洗净切碎，放入榨汁机中榨汁，过滤后在汁中调入蜂蜜即可服用。每日 2 次，代茶饮用。

【功效应用】清热凉血解毒。治血虚风燥型湿疹、皮损肥厚，伴有抓痕、血痂者。

【补充说明】胃寒不适及大便稀溏者慎用。

(二)防风茶

【食材配料】防风 50 克，大红枣 30 克。

【制法用法】将上述两味放入砂锅加清水煮沸，转小火炖 15 分钟，代茶频饮。

【功效应用】祛风止痒，养血润肤。用于湿疹辅助治疗。

【补充说明】本品用于血虚风燥证湿疹患者的辅助治疗，效果颇佳。

(三)荆芥菊花茶

请参考第三十四节"银屑病"药茶下"（一）荆芥菊花茶"。

二、药粥

(一)绿豆百合苡仁粥

【食材配料】绿豆 75 克，百合 50 克，薏苡仁 50 克，芡实 50 克，冰糖适量。

【制法用法】将粳米、百合、绿豆、薏苡仁提前分别清洗，浸泡 2～3 小时，将备好的四种食材放入电饭煲，加清水调至煮粥档即可。在出锅前 10 分钟按个人口味放入适量的冰糖。

【功效应用】健脾除湿。主治脾虚湿盛型湿疹患者，皮损不红，渗出较多，瘙痒不剧，口炎，舌苔腻者。

【补充说明】糖尿病患者请在专业医师指导下应用。

(二)茅根薏苡仁粥

【食材配料】鲜茅根 30 克，生薏苡仁 300 克，粳米 60 克。

【制法用法】先煮茅根 20 分钟后去渣留汁，纳生薏苡仁、粳米煮成粥，每日 1 次，以粥代食，可加糖少许调味，半个月为 1 疗程。

【功效应用】清热凉血，除湿利尿，主治湿疹湿热蕴结型皮损潮红、丘疹水疱广泛、尿赤者。

【补充说明】脾虚苔白之湿疹，不宜用本品。

三、药膳

(一)豆腐菊花羹

【食材配料】豆腐 100 克，野菊花 10 克，蒲公英 15 克，水淀粉及精盐、味精等调味品各适量。

【制法用法】豆腐切块。将野菊花、蒲公英入锅加适量的清水煎煮后去渣取汁，然后用此药汁炖煮豆腐块，煮至豆腐熟后加入精盐、味精等调味品，用水淀粉勾芡即成。可每日吃 1 剂。

【功效应用】清热解毒。尤其适合瘙痒症状较重及处于恢复期的湿疹患者食用。

【补充说明】尿酸高者慎用。

(二)鹌鹑去湿汤

【食材配料】鹌鹑 4 只，薏苡仁、百合各 50 克，姜 3 片。

【制法用法】鹌鹑、薏苡仁、百合、姜一同放入砂锅中，加清水适量煲煮 1 个半小时即可。

【功效应用】清热去湿，润肺化痰，主治湿疹兼有湿热的皮疹患者。

【补充说明】苔腻、纳差者不宜。

(三)和中化湿煲

【食材配料】木棉花 30 克，鸡蛋花 30 克，槐花 30 克，薏苡仁 30 克，瘦肉 100 克，炒扁豆 30 克，陈皮或砂仁 12 克。

【制法用法】上述各味洗净一同放入砂煲中，加清水适量，大火煲开后转小火煲 1 小时即可。

【功效应用】健脾除湿，清热解毒。主治湿疹脾虚湿热偏盛者。

【补充说明】胃寒、纳差者不宜。

（柏志芳）

第三十六节　慢性疲劳综合征

　　慢性疲劳综合征，是以疲劳状态为主要表现的症候群，指在排除其他疾病的情况下疲劳持续 6 个月或以上，并且临床表现为在工作、社交或个人活动中能力明显下降，短期记忆力减退，注意力不集中，无红肿的多关节疼痛，肌痛等症状，且以上症状不会因为休息而缓解。慢性疲劳综合征，有时也被认为是一种亚健康状态。

　　中医无此病名，根据其临床表现应属"虚劳""不寐""心悸"等范畴，传统中医多从肝脾肾入手进行调理。食疗药膳作为中医调理方法中较有特色的措施，也常被用作慢性疲劳综合征的辅助调理。

一、药茶

(一)橘皮佛手茶

【食材配料】橘皮 10 克，佛手 10 克。

【制法用法】水煎取汁，或沸水冲泡，焖半小时，随时频服，代茶饮。

【功效应用】疏肝理气。对于肝气郁滞引起的疲乏无力、晨起懒动有辅助调节作用。

【补充说明】《内经》有"肝者，罢极之本"的说法，所以慢性疲劳综合征有相当一部分并非体虚所致，而是当今社会压力、工作压力或者家庭压力等导致的肝气郁结。

(二)人参茶

【食材配料】人参 3 克。

【制法用法】将人参以沸水冲泡，焖半小时后即可代茶频饮。

【功效应用】补益肺脾，抗疲劳。用于气虚之疲劳综合征。

【补充说明】体质偏气虚者，用生晒参；体质偏气阴两虚者，用西洋参；体质偏阳气不足者，用红参。

二、药粥

(一)人参粥(《食鉴本草》)

【食材配料】人参3克，粳米100克，冰糖适量。

【制法用法】将粳米淘净，与人参（切片或打粉）一起放入砂锅内，加水适量，煮至粥熟。再将化好的冰糖汁加入、拌匀，即可食用。

【功效应用】补元气，益脾肺，抗疲劳，生津安神。用于脾肺气虚所致的短气懒言，神疲乏力，动则气喘，易出虚汗及食欲不振、大便溏薄等。对于脾肺气虚引起的慢性疲劳综合征有较好的效果。

【补充说明】本方作用平和，坚持数日，方可见效。一般以生晒参、红参最为常用，易生虚火者可改用西洋参。实证、热证均不适合。因为是粥类，血糖高者不宜。

(二)韭仙粥

【食材配料】韭菜籽5～10克，仙鹤草30～60克，仙灵脾10克，粳米60克。

【制法用法】仙鹤草洗净与仙灵脾、韭菜籽纱布包好，大火烧开，改小火，取药汁煮粳米为粥。坚持食用。

【功效应用】补益肝肾，壮阳固精，抗疲劳。用于肾阳不足所致之疲劳，同时也可用于肾阳虚衰、肝肾不足所致的阳痿、遗精、尿频、带下。

【补充说明】韭菜籽粥本出自《备急千金要方》，但对肾阳不足之疲劳欠佳，故加上仙灵脾、仙鹤草，且韭菜籽通便，仙鹤草止泻，合用有调平之功，适合大多数人群。

(三)枸杞羊肾粥(《饮膳正要》)

【食材配料】枸杞叶250克（枸杞子30克），羊肉60克，羊肾1个，粳米60克，葱白2茎，食盐适量。

【制法用法】将新鲜羊肾剖开，去内筋膜，洗净，切细。羊肉洗净切碎。煮枸杞叶取汁，去渣，也可用枸杞叶切碎备用。同羊肾、羊肉、粳米、葱白一起煮粥。待粥成后，入盐少许，稍煮即可。每日早、晚服食。

【功效应用】温肾阳，益精血，抗疲劳。用于肾虚劳损，阳气衰败之腰脊冷痛，脚膝软弱，头晕耳鸣，视物昏花，听力减退，夜尿频多等。

【补充说明】外感发热，或阴虚内热、痰火壅盛者不宜。

三、药膳

(一)参芪莲肉汤

【食材配料】炙黄芪 10 克，党参 10 克，莲子 15 枚，冰糖 30 克。

【制法用法】将黄芪、党参与去芯莲子肉放碗内，加水适量浸泡至透，再加入冰糖。置蒸锅内隔水蒸炖 1 小时左右即可食用。

【功效应用】补气益脾，养心解乏。用于脾虚气弱之疲劳综合征。

【补充说明】脾虚气滞或湿阻、食积所致的胸闷腹胀、食欲不振、苔腻或厚者不宜。大便燥结者不宜。

(二)补骨脂胡桃煎(《类证本草》)

【食材配料】补骨脂 100 克，胡桃肉 200 克，蜂蜜 100 克。

【制法用法】将补骨脂酒拌，蒸熟、晒干、研末。胡桃肉捣为泥状。蜂蜜溶化煮沸，加入胡桃泥、补骨脂粉，和匀。收贮瓶内，每服 10 克，黄酒调服，每日 2 次。

【功效应用】温肾阳，强筋骨，定喘嗽。用于肾阳不足之疲乏、尿频腰酸、久咳虚喘等症。

【补充说明】不善饮者开水调服。痰火咳喘及肺肾阴虚之喘嗽均忌服用。

四、药酒

(一)佛手酒(《清太医院方》)

【食材配料】干佛手 100 克，栀子 10 克，五加皮 20 克，高良姜 10 克，木瓜 10 克，当归 15 克，肉桂 5 克，桂花 10 克，陈皮 10 克，紫丁香 5 克，砂仁 5 克，冰糖 500 克，白酒 2 000 毫升。

【制法用法】将前 11 味药捣碎，入布袋，置容器中，加入白酒，密封，用文火加热，30 分钟，过滤去渣，加入冰糖，待溶化后，贮瓶备用。每次服 20～30 毫升，每日早、中各服 1 次。

【功效应用】疏肝解郁，理气调中。用于肝郁气滞之胁肋胀痛，胸闷嗳气，腹中冷痛等。

【补充说明】有肝脏病史者不宜，对酒精过敏者不宜。

(二)巴戟牛膝酒(《备急千金要方》)

【食材配料】巴戟天 100 克，怀牛膝 100 克，白酒 1 500 毫升。

【制法用法】将以上两味药洗净，切碎，置容器中，加入白酒，密封，浸泡 30 天，过滤去渣即成。每日早晚各服 15～30 毫升。

【功效应用】温肾阳，健筋骨，祛风湿，抗疲劳。用于肾阳不足所致疲劳，也可用于肾阳虚弱，腰膝冷痛或风湿日久者。

【补充说明】本方性较温热，遇热盛阳亢者不宜饮用。

分证食疗药膳

慢性疲劳综合征临床常见肝肾亏虚证、肝郁脾虚证、心脾两虚证。下面介绍每证典型表现，并介绍相对应的食疗药膳处方，以供大家合理选用。

1. **肝肾亏虚证**：主症：五心烦热，发热或潮热，耳鸣，齿松发脱，夜晚尿频，性欲减退，腰痛，易汗出，健忘，下肢水肿，脉细，面色暗黑；次症：神志恍惚不安，精神抑郁，咽喉疼痛，舌青紫，舌淡，头晕。

（1）补骨脂胡桃煎

请参考本节药膳下"（二）补骨脂胡桃煎"。

（2）益肝肾茶

请参考第二十九节"更年期综合征"药茶下的"（一）益肝肾茶"。

2. **肝郁脾虚证**：主症：善太息，精神抑郁，烦躁易怒，咽喉疼痛，善思多虑，舌青紫，面色萎黄，咽部红肿，苔黄/腻，胁肋、乳房、少腹胀痛；次症：性欲减退，神志恍惚不安，食欲不振，腹胀，便溏。

（1）佛手酒

请参考本节药酒下"（一）佛手酒"。

（2）佛参粥

食材配料：佛手 10 克，党参 10 克，橘皮 10 克，粳米 100 克，冰糖适量。

制法用法：将粳米淘净，与纱布包好的橘皮、佛手、党参一起放入砂锅内，加水适量，煮至粥熟。再将化好的冰糖汁加入、拌匀，即可食用。

功效应用：疏肝健脾，抗疲劳。用于肝郁脾虚引起的慢性疲劳综合征有较好的辅助效果。

补充说明：血糖高者慎用。

3. 心脾两虚证： 主症：食欲不振，纳差，面色苍白，头晕，腹胀，肌肉或关节痛，胸闷心悸；次症：神志恍惚不安，善思多虑，舌淡，脉弱，便溏，健忘，面色萎黄。

（1）人参粥

请参考本节药粥下"（一）人参粥"。

（2）参芪莲肉汤

请参考本节药膳下"（一）参芪莲肉汤"。

（沈佳）

第三十七节　颈肩腰腿痛

颈肩腰腿痛临床上较为常见，是一组多种疾病的统称，多为慢性劳损及无菌性炎症引起的，以病患部位疼痛、肿胀甚至功能受限为主的一组疾病。常见病包括颈椎病、肩周炎、腱鞘炎、腰椎间盘突出、腰肌劳损、骨质增生等疾病。因起病比较隐蔽，症状不典型或疼痛时轻时重，有时甚至可自行缓解，因而不被广大患者所认识，从而错过了治疗的最佳时机。

对于各种颈肩腰腿痛，除了尽可能明确诊断，针对性治疗外，合理选择相应食疗药膳手段，也有一定辅助调理效果。

一、药茶

(一)木瓜五加茶

【食材配料】木瓜 15～20 克，南五加 12 克，炙甘草 6 克。

【制法用法】上药加水 500 毫升，煎煮 15 分钟后便可饮服。药汁饮尽后，再以沸水冲泡，代茶饮用，每日一剂。

【功效应用】舒筋活络，和胃化湿，适用于因湿邪引起的骨节疼痛，四肢拘挛、腰部不适等。

【补充说明】因木瓜有雌激素样作用，对于伴有乳腺结节、甲状腺结节及子宫疾病者不宜。

(二)枸骨苦丁茶

【食材配料】枸骨叶 500 克，苦丁茶叶 500 克。

【制法用法】将枸骨叶与茶叶各等份，共研粗末，用滤泡袋分装，每袋 4 克。每日 2 次，每次 1 袋，以沸水冲泡 10 分钟。代茶饮用。

【功效应用】祛风活血，舒筋止痛，养阴清热，生津止渴，适用于风湿痹痛、跌打损伤、腰部不适等症。

【补充说明】脾胃虚弱者慎用。

二、药粥

山药奶肉羹

【食材配料】羊肉 500 克，生姜 25 克，羊汤一碗，山药片 100 克，牛奶半碗。

【制法用法】羊肉洗净切块，放生姜，小火清炖半日。取羊汤一碗，加去皮山药片，放入锅内煮烂，加牛奶半碗，盐少许，待煮沸后即可食用。

【功效应用】温肾健脾，散寒活血。病后气虚兼有四肢冷，肾阳不足引起疲倦乏力、腰腿病、肢体萎软等症。

【补充说明】糖尿病及高血糖、高血脂者请在专业医师指导下应用。

三、药膳

(一)生姜羊肉汤

【食材配料】鲜羊腿肉 1 000 克，姜片 15 克，橘皮 10 克、当归 5 克、黄酒 25 克，葱花 5 克，胡椒粉 1 克，熟猪油 50 克，味精少许，食盐适量。

【制法用法】羊肉洗净切片，把黄酒、熟猪油、当归、姜片、食盐一起放入大瓷碗中，加水蒸 2～3 小时，加入味精、葱花、胡椒粉即成。

【功效应用】温阳散寒，活血止痛。本品适用形寒肢冷、颈肩腰腿痛并伴有关节肌肉僵硬等患者。

【补充说明】阴虚火旺或者实热、湿热较甚者慎用。

(二)墨鱼猪脚汤

【食材配料】墨鱼干 1 个，猪脚 1 只，花豆 20 克，莴笋 50 克，姜片、葱白适量，胡椒粉、盐 1 匙，料酒 1 匙。

【制法用法】猪脚洗净切块，墨鱼干、花豆洗净泡胀，墨鱼干切块，莴笋去皮洗净，滚刀切。花豆、猪脚、墨鱼干入锅，加适量清水煮沸后撇去浮沫，倒入高压锅内；放姜片、葱白，加料酒、胡椒粉焖 15 分钟，放气揭盖；放入莴笋煮熟，拣掉姜和葱，加盐调味即可。

【功效应用】猪脚有壮腰补膝的作用，可治疗因肾虚引起的腰膝酸痛。

【补充说明】苔腻、纳差者应先健脾再服用。

分证食疗药膳

颈肩腰腿痛常见有气滞血瘀证、风寒阻络证、湿热下注证、肝肾两虚证。下面介绍每证典型表现，并介绍相对应的食疗药膳处方，以供大家合理选用。

1. **气滞血瘀证**：颈肩腰部症状明显、脊椎侧弯，第 4～5 腰椎间有明显压痛且向下肢放射，患者在咳嗽、大笑时症状加重。疾病晚期可见患者肌肉萎缩，直腿抬高试验阳性，强迫体位，脉弦数或细涩舌质暗紫。

（1）伸筋草茶

食材配料：伸筋草 5 克，鸡血藤 5 克。

制法用法：将伸筋草、鸡血藤等分，共研粗末，用滤泡袋分装，每袋 10 克。每日 2 次，每次 1 袋，以沸水冲泡 10 分钟。代茶饮用。

功效应用：祛风活血，舒筋止痛，适用于跌打损伤、腰部不适等。

补充说明：脾胃虚寒者请在专业医师指导下应用。

（2）胡桃白术粥

食材配料：胡桃 50 克，白术 10 克，川芎 10 克，黄芪 10 克，粳米 50 克。

制法用法：先将白术、川芎、黄芪装入纱布口袋扎紧袋口，入砂锅内，加水适量，文火煮 30 分钟去药渣取汁，再加水至 500 毫升，入粳米煮成稀粥后，将胡桃肉去皮捣烂，加入稀粥内，再用文火煎至粥稠表面有油为度。温热时食，早晚各1次。

功效应用：健脾补肾，益气活血，通络止痛。用于颈肩腰腿痛辅助调养。

补充说明：糖尿病及高血糖、高血脂请在专业医师指导下应用。

（3）当归牛肉汤

食材配料：当归10克，川芎15克，生山楂15克，鲜牛肉50克。

制法用法：先将当归、川芎入砂锅文火煮20分钟，取药汁，加水至600毫升，再将牛肉（切成丁）、山楂（切片），用文火煮至牛肉肥烂后，入姜、葱、盐少许，趁热食肉喝汤。10天为1个疗程。

功效应用：活血化瘀，行气止痛。用于气滞血瘀型颈肩腰腿痛辅助调养。

补充说明：阴虚火旺或者实热、湿热较甚者慎用。

（4）杜仲丹参酒

食材配料：杜仲30克，丹参30克，川芎20克，黄酒500克（1斤）。

制法用法：上药共制成颗粒状，用黄酒浸泡7天，去除药渣，饮用清液。

功效应用：活血化瘀，行气止痛。用于气滞血瘀型颈肩腰腿痛辅助调养。

补充说明：阴虚火旺或者实热、湿热较甚者慎用。

2. 风寒阻络证：颈肩腰腿疼痛有沉重感，自觉四肢湿冷，症状随天气变化，脊椎侧弯，椎旁压痛或放射痛，患者喜暖恶寒，脉沉迟，舌苔白腻。

（1）木瓜五加茶

食材配料：木瓜15～20克，南五加12克，炙甘草6克。

制法用法：上药加水500毫升，煎煮15分钟后便可饮服，药汁饮尽后，再以沸水冲泡。代茶饮用，每日一剂。

功效应用：舒筋活络，和胃化湿，适用于因寒湿邪引起的骨节疼痛，四肢拘挛、腰部不适等。

补充说明：有甲状腺、乳腺、子宫等病变者不宜。

（2）苡仁粥

食材配料：苡仁30克，陈粳米50克。

制法用法：先将生苡仁洗净晒干，碾成细粉，每次取苡仁粉30克，加入陈粳米50克，同入砂锅内，加水500毫升，煮成稀粥，为早晚餐，10天为1个疗程。

功效应用：健脾利湿。对寒湿阻络所致腰痛，可作辅助治疗食品。

补充说明：糖尿病及高血糖、高血脂请在专业医师指导下应用。

（3）羊肉汤

食材配料：鲜羊腿肉1 000克，姜片15克，橘皮10克、当归5克、黄酒25克，葱花5克，胡椒粉1克，熟猪油50克，味精少许，食盐适量。

制法用法：羊肉洗净切片，把黄酒、熟猪油、当归、姜片、食盐一起放入大瓷碗中，加水蒸2～3小时，加入味精、葱花、胡椒粉即成。

功效应用：本品适用形寒肢冷、颈肩腰腿痛并伴有关节肌肉僵硬等患者。

补充说明：阴虚火旺或者实热、湿热较甚者慎用。

（4）羌活酒

食材配料：羌活 150 克，独活 60 克，五加皮 90 克，生地 150 克，黑豆 200 克，米酒 1500 克（3 斤）。

制法用法：羌活、独活、五加皮三药捣成粗粒。生地煎煮浓汤，约 200 毫升。炒黑豆。将纳入米酒中的黑豆趁热放在火上沸腾 2～3 次，取下候冷，去除药渣，过滤备用。

功效应用：祛风湿，壮腰。用于腰痛，俯仰困难。每天两次，每次温饮 30 毫升。

补充说明：阴虚火旺或者实热、湿热较甚者慎用。

3. 湿热下注证：颈肩腰腿疼痛，肢体无力，疼痛处有热感，遇热或者雨天疼痛加重，恶热口渴，小便短赤，脉弦数或濡数，舌苔黄腻。

（1）杜车茶

食材配料：杜仲 5 克，车前草 3 克，小茴香 3 克，山茱萸 3 克，花茶 3 克。

制法用法：上述药品加水 350 毫升，煮水代茶饮。

功效应用：强壮筋骨、清利湿热，适用湿热于颈肩腰膝酸软、肾虚腰痛等人群。

补充说明：孕妇慎用。

（2）锁阳羊肉粥

食材配料：锁阳 20 克，羊肉 250 克，粳米 60 克。

制法用法：取上述食（药）材，一起煮粥，粥成后加盐少许，早晚各 1 次。

功效应用：具有补肾阳益经的功效，适用于肾阳不足出现不孕、腰膝冷痛、夜尿频数、畏寒怕冷等。

补充说明：糖尿病及高血糖、高血脂者请在专业医师指导下应用。

（3）菟丝子粥

食材配料：菟丝子 30 克，粳米 60 克。

制法用法：取菟丝子 30 克，捣碎，水煎取汁，以药汁加入 60 克粳米煮粥。粥将熟时加入适量白糖，再煮片刻即成。

功效应用：具有滋补肝肾、固精缩尿、清肝明目之功效，适用于肾经亏虚、遗精早泄、腰膝酸软、头昏、头晕、尿频等证。

补充说明：糖尿病及高血糖、高血脂者请在专业医师指导下应用。

（4）火爆腰花

食材配料：猪腰子 2 个，水发玉兰片、木耳各 30 克，熟猪油 100 克，葱段、泡辣椒、姜片、蒜片、精盐、胡椒粉、料酒、淀粉、酱油各适量。

制法用法：将猪腰子片两半，除脂皮，洗净，先斜刀上刀花（每刀相距约 0.3 厘米），再切成 4～5 块，放碗内，加精盐、料酒、湿淀粉拌匀；将玉兰片切为薄片，用酱油、胡椒粉、湿淀粉和少许肉汤调成芡汁待用。炒锅上火放油，烧至八成热，下入腰花炒散，再加葱、姜、蒜、泡辣椒、木耳、玉兰片煸炒片刻，烹入芡汁，颠翻均匀即成。

功效应用：补肾益精，利水消肿。猪肾性平味咸，有补肾止遗，利水敛汗等功效，可用于治疗肾虚腰痛、水肿、遗精、盗汗、老年耳聋诸症。以玉兰片、黑木耳为配料，与猪肾同烹食，可有质地脆嫩，鲜香适口的特点，撩人食欲。本方对肾虚腰痛有很好的疗效。

补充说明：脾胃虚寒，湿寒较甚者慎用。

4. 肝肾两虚证：颈肩腰腿疼痛久治不愈，症状反复发作，患者筋骨痿软，按压疼痛处症状有所缓解，劳累后症状明显加重，侧卧时症状减轻，有时腿部发麻时伴有耳鸣耳聋，脉弦细迟脉弱，舌淡苔白。

（1）肉桂百合茶

食材配料：肉桂、百合、白芷各 5 克。

制法用法：将肉桂、百合、白芷等分，共研粗末，用滤泡袋分装，每袋 15 克。每日 2 次，每次 1 袋，以沸水冲泡 10 分钟。用法：代茶饮用。

功效应用：强壮筋骨、壮阳、补肺益肾的功效，适用于腰膝酸软、肾虚腰痛等人群。

补充说明：孕妇慎用。

（2）山药奶肉羹

食材配料：羊肉 500 克，生姜 25 克，羊汤 1 碗，山药片 100 克，牛奶半碗。

制法用法：羊肉洗净切块，放生姜，小火清炖半日，取羊汤 1 碗，加去皮山药片，放入锅内煮烂，加牛奶半碗，盐少许，待煮沸后即可食用。

功效应用：补益肝肾。用于肾阳不足引起疲倦乏力、腰腿病、肢体萎软等症。

补充说明：糖尿病及高血糖、高血脂者请在专业医师指导下应用。

（3）墨鱼猪脚汤

食材配料：墨鱼干 1 个，猪脚 1 只，花豆 20 克，莴笋 50 克，姜片、葱白适量，胡椒粉、盐 1 匙，料酒 1 匙。

制法用法：猪脚洗净切块，墨鱼干、花豆洗净泡涨，墨鱼干切块，莴笋去皮洗净，滚刀切；花豆、猪脚、墨鱼干入锅，加适量清水煮沸后撇去浮沫，倒入高压锅内；放姜片、葱白，再加料酒、胡椒粉焖 15 分钟，放气揭盖；放入莴笋煮熟，拣掉姜和葱，加盐调味即可。

功效应用：猪脚有壮腰补膝的作用，可治疗因肾虚引起的腰膝酸痛。

补充说明：苔腻、纳差者，应先健脾后再服用。

（王栋）

第三十八节　肿瘤化疗后骨髓抑制

骨髓是人体主要的造血器官。造血干细胞是最原始的造血细胞，造血干细胞可进一步分化成各系造血祖细胞。化疗引起的骨髓抑制包括急性骨髓抑制和潜在骨髓损伤。当化疗药物导致造血祖细胞耗竭时，即出现急性骨髓抑制，此时造血干细胞启动自我更新并增殖分化成造血祖细胞，以维持造血系统稳态。但当化学药物引起造血干细胞自我更新能力发生障碍时，将导致潜在的骨髓损伤。所谓化疗后的骨髓抑制，是指由于化疗药物的细胞毒副作用抑制了骨髓的正常造血功能，从而出现全血细胞减少的现象。

目前化疗后骨髓抑制的分级采用的是《世界卫生组织抗癌药物急性及亚急性毒性反应分级标准》。

	0 度	1 度	2 度	3 度	4 度
血红蛋白（g/L）	≥110	109～95	94～80	79～65	＜65
白细胞（10^9/L）	≥4.0	3.9～3.0	2.9～2.0	1.9～1.0	＜1.0
中性粒细胞（10^9/L）	≥2.0	1.9～1.5	1.4～1.0	0.9～0.5	＜0.5
血小板（10^9/L）	≥100	99～75	74～50	49～25	＜25

根据中国抗癌协会和临床肿瘤学会的专家共识，化疗后骨髓抑制可以分为肿瘤化疗所致白细胞减少（或/和中性粒细胞减少）、化疗所致血小板减少症和化疗相关贫血。化疗后白细胞减少一般在化疗后 7～10 天出现，持续时间因人而异，一般持续 3～5 天，可能没有症状，也可能会出现乏力，严重的患者会出现发热等感染症状。化疗后血小板减少比白细胞降低出现得稍晚，容易出现出血或血不容易止住，如身上出现不明原因的乌青、刷牙时牙龈出血、鼻出血或小便颜色变红、大便变黑、血便等。化疗后贫血一般缓慢出现，多会表现为乏力，严重者会出现头晕、耳鸣、心悸、胸闷等器官缺血表现。

化疗后的病人在饮食上要保证均衡营养，宜多吃富含优质蛋白质、多种维生素和微量元素的蛋类、禽类、新鲜蔬菜水果和海产品等。食疗以补气养血、补益肝脾肾为主。

一、化疗后白细胞减少

(一)药茶

白术麦冬茶

【食材配料】白术 9 克，麦冬 6 克。

【制法用法】中药加水放入砂锅中煮沸，后转小火煮 30 分钟，代茶频饮。

【功效应用】益气健脾。用于脾气虚型白细胞减少。

【补充说明】如化疗后大便干而难解，用生白术；如果化疗后大便稀溏，用炒白术。

(二)茶粥

地黄粥

【食材配料】生地黄 30 克，党参 25 克，黄精 30 克，莲子 30 克，生黄芪 30 克，粳米 100 克。

【制法用法】中药加水 800 毫升煎至 400 毫升，去渣，加粳米 100 克熬成粥。每日 4 次，每次 60～80 毫升，连服 1 周。

【功效应用】健脾补肾。用于脾肾两虚型白细胞减少。

【补充说明】如化疗后胃口不佳，可加木香、砂仁。

(三)药膳

1. 益智羊肉汤

【食材配料】羊肉 250 克，益智仁 20 克，生姜片、桂皮、小茴香、精盐少许，料酒适量。

【制法用法】羊肉洗净切块，与洗净的益智仁、生姜片、桂皮、小茴香、精盐同放入砂锅中，加适量清水，大火煮沸后加适量料酒，小火炖至羊肉熟烂。佐餐当菜，随量服食。

【功效应用】补肾温脾。用于脾肾两虚型白细胞减少。

【补充说明】肝胆胰腺病史者，请在医生指导下使用。

2. 黄芪炖花生米

【食材配料】炙黄芪 30 克，花生米 50 克，盐少许。

【制法用法】黄芪片和花生米用温水浸泡 30 分钟，加水适量，小火炖 30 分钟，待汤汁基本收干时，加盐少许，拌匀即可。

【功效应用】健脾益气。用于脾气虚弱型白细胞减少。

【补充说明】花生米可健脾益气养血，与黄芪同煲有协同作用。

3. 黄芪母鸡汤

【食材配料】生黄芪 50 克，鸡血藤 30 克，母鸡 1 只（乌骨乌肉白毛者佳）。

【制法用法】取鸡血与黄芪、鸡血藤两药搅拌和匀，将其塞入去净鸡毛及内脏的鸡腹腔内，闭合腹壁，以水适量，小火煮之，肉熟为度，去药渣吃肉喝汤。每隔 3～4 天吃 1 只。

【功效应用】益气养血。用于气血虚弱型白细胞减少。

【补充说明】消化不良纳食不佳者加适量山楂、陈皮。对肿瘤患者化疗后白细胞减少及临床原因不明性白细胞减少症均有效，对于慢性肝炎导致的白细胞减少、白球蛋白比例倒置也有一定疗效。

4. 归芪猪蹄汤

【食材配料】生黄芪 30 克，当归 6 克，猪蹄 360 克，精盐少许。

【制法用法】猪蹄清洗干净切块，清水烧开放入猪蹄烫后捞出备用。汤锅放入清水，加猪蹄、当归、黄芪大火烧开，后转小火炖 1 小时左右，加入精盐即可。1 周 1 次。

【功效应用】健脾益气养血。用于气血虚弱型白细胞减少。

【补充说明】当归黄芪补气和血，猪蹄中丰富的钙元素能促进骨骼生长发育。

5. 景天牛骨汤

【食材配料】红景天 15 克，熟地黄 15 克，牛尾巴骨 300 克，盐少许。

【制法用法】牛尾巴骨洗净焯水后，把牛尾巴骨、红景天、熟地黄放入汤锅中加清水，大火烧开后转小火炖至肉烂，加盐去渣喝汤吃肉。1 周 1～2 次。

【功效应用】填精益髓，健脾益气。用于脾肾亏虚型白细胞减少。

【补充说明】熟地黄、红景天能刺激机体白细胞的增殖、分化和成熟，增强免疫调节。如乏力明显，可加黄芪、山药。

二、化疗后血小板减少

化疗后血小板减少者避免进食坚硬、刺激性食物。

(一)药茶

1. 枸杞茶

【食材配料】枸杞 10 克。

【制法用法】枸杞直接放入开水中泡后，代茶频饮。

【功效应用】滋养肝肾。用于肝肾不足型血小板减少。

【补充说明】少数人可能对枸杞有过敏反应，请注意个人体质。枸杞茶还能用于维生素 C 缺乏者。

2. 鸡血藤大枣茶

【食材配料】鸡血藤 30 克，大枣 10 枚，地骨皮 30 克。

【制法用法】药物放在砂锅中，加入清水，大火烧开后，小火再煮 30 分钟，弃去药渣，代茶频饮。

【功效应用】益气补血养阴。用于气血虚弱阴液耗损型血小板减少。

【补充说明】对放化疗后阴液不足者尤为适用。

3. 仙鹤草红糖茶

【食材配料】仙鹤草 30 克，红糖适量。

【制法用法】仙鹤草放在砂锅中，加入清水，大火烧开后，小火再煮 30 分钟，弃去药渣，加红糖适量，代茶频饮。

【功效应用】补血养血。用于气血虚弱阴液耗损型血小板减少。

【补充说明】可加大枣 10 枚同煮。仙鹤草又叫脱力草，对化疗后乏力、出血效佳，且有一定的抗肿瘤功效。

(二)药粥

旱莲草粥

【食材配料】旱莲草 15 克，大枣 10 枚，粳米 60 克。

【制法用法】旱莲草、大枣加水，大火煮开后小火煮 30 分钟，去渣加粳米熬
成粥，分次服用。此为 1 日量。

【功效应用】补益肝肾。用于肝肾亏损型血小板减少。

【补充说明】旱莲草还有止血功效。

(三)药膳

1. 花生衣红枣汤

【食材配料】花生红衣 8 克，党参 15 克，红枣 10 枚。

【制法用法】砂锅加水，放入花生红衣、党参、红枣，大火煮开，小火再煮 30
分钟，弃去党参、花生红衣，吃红枣喝汤。可以每日服用。

【功效应用】益气健脾养血。用于脾气虚弱型血小板减少。

【补充说明】有瘀血者不建议多吃。

2. 党参枸杞鸡蛋汤

【食材配料】党参 15 克，枸杞 10 克，大枣 10 枚，鸡蛋 2 个。

【制法用法】砂锅放适量水，加入党参、大枣、枸杞，大火烧开。鸡蛋煮熟去
壳，放入煮开的药物中，小火煮 20 分钟，吃蛋饮汤。

【功效应用】滋养脾胃，补益气血。用于脾胃虚弱气血不足型血小板减少。

【补充说明】消化明显低下者慎用。

三、化疗后贫血

　　化疗后贫血患者参见"贫血"的食疗药膳。要特别说明的是：食疗不能
代替医疗，2 度以下的骨髓抑制及时至正规医院就诊，以免贻误病情。

分证食疗药膳

化疗后骨髓抑制常见有气血亏虚证、肝肾亏虚证、脾胃气虚证，食疗以补气养血、补益肝脾肾为主。下面介绍每证典型表现，并介绍相对应的食疗药膳处方，以供大家合理选用。

1. 气血亏虚证： 主要症状为神疲、乏力，气短、懒言，面色淡白或萎黄，头晕、目眩，心悸，失眠，健忘，唇甲色淡，舌质淡，脉弱或细。

（1）黄芪母鸡汤

请参考本节化疗后白细胞减少下"（三）黄芪母鸡汤"。

（2）红枣人参茶

食材配料：红枣3枚，人参4～5片。

制法用法：红枣剖开，切面朝下放入碗中，人参4～5片，加白开水50毫升。放入蒸锅中隔水蒸30分钟。吃枣喝水，参也可吃掉。每日1次。

功效应用：益气养血。用于化疗后骨髓抑制气血亏虚的辅助调养。

补充说明：如化疗后口干明显，可加入麦冬3～4颗。

2. 肝肾亏虚证： 主要症状有头晕，眼花，耳鸣，健忘，腰膝酸软，肢体麻木、痿软或痉挛，毛发脱落，形瘦、骨立，男子精少、不育，女子经闭、不孕等。

（1）枸杞茶

请参考本节化疗后血小板减少下"（一）枸杞茶"。

（2）旱莲草粥

请参考本节化疗后血小板减少下"（五）旱莲草粥"。

3. 脾胃气虚证： 主要症状有食欲不振，脘腹痞胀，食后尤甚，大便溏薄或泄泻，神疲、倦怠，舌质淡，脉缓弱，伴见面色萎黄，头晕、乏力，消瘦。

（1）黄芪炖花生米

请参考本节化疗后白细胞减少下"（二）黄芪炖花生米"。

（2）白术麦冬茶

请参考本节化疗后白细胞减少下"（六）白术麦冬茶"。

（王霞）

第三十九节 肿瘤化疗后消化道反应

消化道反应是肿瘤化疗中最常见的不良反应之一，能明显降低患者的生活质量，往往使一些患者对治疗产生恐惧或抗拒心理，降低治疗的依从性和耐受性。化疗引起的消化道不良反应主要包括：口干、恶心呕吐、食欲不振、便秘以及腹痛、腹泻等。

化疗期间绝大多数患者会出现食欲不振、恶心呕吐等症状。此类患者宜少食多餐，进食高热量、高蛋白可口的饭菜。同时增加富含纤维素的食物，适量多饮水、多运动，以增加胃肠蠕动，改善消化。

化疗期间很多原因会导致患者腹泻，腹泻严重或持续时间长，会导致患者脱水或营养不良。如果出现腹泻，要注意食用对胃肠道刺激小的食物，避免食用会加重腹泻的高纤维食品（坚果、瓜子、全谷物、豆类）、生冷食物以及高脂肪食品等。宜少食多餐，减轻胃肠道的负担。由于严重腹泻会使机体丢失钾，造成电解质紊乱，宜补充富含电解质的水分（如果汁、淡盐水），清淡流质食物（如浓米汤、面汤）。

化疗期间患者也常出现便秘的情况，日常饮食中可以适当增加含膳食纤维素的食物。富含膳食纤维的食物有：魔芋、苹果、香蕉、薯类等。同时适当增加水分，如蜂蜜水（甲状腺癌、乳腺癌及卵巢癌等不宜）、绿茶水等。也可适当增加些含脂肪多的食物，如花生、核桃、芝麻及豆油等。

对于化疗后消化道反应，传统中医食疗药膳有着较大的优势，可以辅助应用。

一、药茶

(一)山楂麦芽茶

【食材配料】生山楂5克，炒麦芽5克。

【制法用法】取干品，用开水冲泡，盖好杯盖，焖半小时左右，待温后即饮，随时加水饮用。

【功效应用】消食和胃。用于化疗后脾胃受损导致的食欲不振、恶心呕吐。

【补充说明】腹胀明显者，可加大腹皮6克、木香3克。

(二)半夏生姜茶

【食材配料】姜半夏15克，生姜3～4片。

【制法用法】姜半夏加水大火煮开后，加生姜片3～4片，再煮15分钟后去渣，每日1剂，约400毫升，代茶频饮。

【功效应用】化湿止呕。用于化疗后恶心呕吐。

【补充说明】如难以下咽，可加陈皮6克，少许白糖佐味。

(三)佛手玫瑰花茶

【食材配料】佛手3克，玫瑰花3克，麦芽2克。

【制法用法】上三味放入开水中泡饮。

【功效应用】疏肝理气和胃。用于化疗后肝气郁结的食欲不振、情绪低落。

【补充说明】如有口干口苦，可加入白菊花3克以清肝。

(四)苁蓉通便茶

【食材配料】肉苁蓉15克，当归15克，火麻仁15克。

【制法用法】上三味放入砂锅中，加清水，大火煮开后转为小火再煮30分钟，每日1剂，代茶频饮。

【功效应用】温阳润肠通便。用于化疗后阳虚津亏肠燥引起的便秘。

【补充说明】可加少许蜂蜜，调味且能增加润肠功效。

二、药粥

(一)山药红枣粥

【食材配料】干山药45克（或者鲜山药100克），粳米100克，大枣10枚。

【制法用法】鲜山药洗净去皮切成小块，粳米淘后和大枣先煮开，放入山药，煮至熟烂即可。如为干山药，先浸泡 1 小时，再加入粳米和大枣，煮至熟烂。早晚分服。

【功效应用】健脾和胃。用于化疗后脾胃受损导致的食欲不振。

【补充说明】如恶心呕吐明显，可加两片生姜同煮。

(二)马齿苋粥

【食材配料】鲜马齿苋 200 克，粳米 100 克。

【制法用法】粳米放入锅中煮成粥，粥将成时放入切碎的马齿苋，边搅拌边加热，5 分钟后喝粥，早晚各 1 次。

【功效应用】清热解毒涩肠。用于化疗后热毒内盛型的腹泻，常见泻下臭秽，肛门灼热疼痛。

【补充说明】可加鲜山药同煮以健脾。

(三)五仁粥

【食材配料】杏仁 10 克，柏子仁 10 克，火麻仁 10 克，郁李仁 10 克，芝麻 10 克，粳米 100 克。

【制法用法】杏仁、柏子仁、火麻仁、郁李仁、芝麻打粉，跟粳米一起放入锅中熬成粥，早晚各 1 次。

【功效应用】润肠通便。用于化疗后气阴亏虚型的便秘。

【补充说明】饮用时可加少许蜂蜜调味润肠。

三、药膳

(一)参芪炖牛肉

【食材配料】党参 20 克，黄芪 30 克，白术 10 克，神曲 15 克，鸡内金 15 克，大枣 10 枚，牛肉 500 克。

【制法用法】牛肉焯水后晾干。中药放入布袋中，加水 1 000 毫升，大火煮开后放入牛肉，煮开后小火炖至肉烂，弃渣吃肉。

【功效应用】健脾补气和胃。用于化疗后脾胃气虚导致的乏力、食欲不振、消化不良。

【补充说明】化疗结束1周左右滋补更为适宜。

(二)扁豆薏仁山药羹

【食材配料】白扁豆60克，薏仁米60克，鲜山药100克。

【制法用法】将白扁豆、薏仁米、山药加水适量，煮成羹状，可加少许糖调味。

【功效应用】健脾益气，化湿止泻。用于化疗后脾胃虚弱食欲不振，纳少乏力，时时腹泻。

【补充说明】便秘者不宜。

(三)芡实苡仁山药糕

【食材配料】芡实50克，炒薏苡仁50克，山药50克，红豆沙适量。

【制法用法】芡实、薏苡仁、山药打成粉加入适量水搅拌成湿粉，捏成方形或搓成圆形压扁，裹上红豆沙，大火蒸熟。

【功效应用】健脾祛湿养胃。用于脾虚痰湿型的泄泻、大便稀溏、大便不成形。

【补充说明】如乏力明显，可加党参20克研粉。

分证食疗药膳

化疗后消化道反应常见有胃阴虚损证、脾胃虚弱证、肝胃不和证，痰湿内阻证，脾肾阳虚证。下面介绍每证典型表现，并介绍相对应的食疗药膳处方，以供大家合理选用。

1. 胃阴虚损证：临床症状见干呕，恶心，呃逆，嘈杂，口燥咽干，大便秘结，舌红少津，脉细弱或细数。

（1）石斛麦冬茶

食材配料：石斛2克，麦冬3克。

制法用法：取干品，用开水冲泡，盖好杯盖，焖半小时左右，待温后即饮，随时加水饮用。

功效应用：养阴和胃。用于化疗后胃阴虚损导致的口燥咽干、舌红少津。

补充说明：如恶心欲吐，可加生姜汁2滴。

（2）百合山药粥

食材配料：干山药45克或者鲜山药100克，粳米100克。

制法用法：鲜山药洗净去皮切成小块，粳米淘后先煮开，放入山药，煮至熟烂即可。如为干山药，先泡1小时，再加入粳米，煮至熟烂。早晚分服。

功效应用：健脾养阴和胃。用于化疗后胃阴虚损导致的嘈杂。

补充说明：此粥亦可用于安神助眠。

2. 脾胃虚弱证：临床症状有恶心，呕吐，纳呆，腹胀，便溏，舌质淡红，或有齿痕苔白，脉缓或细缓。

（1）山楂麦芽茶

请参考本节"（一）山楂麦芽茶"。

（2）参芪炖牛肉

请参考本节"（四）参芪炖牛肉"。

3. 肝胃不和证：临床症状见呃逆，嗳气，呕吐，胁腹胀痛，情志不畅，舌红苔白，脉弦。

（1）佛手玫瑰花茶

请参考本节"（五）佛手玫瑰花茶"。

（2）柴胡白芍粥

食材配料：柴胡10克，白芍15克，粳米100克。

制法用法：柴胡、白芍加水浸泡30分钟，大火煮开后去药渣，放入粳米后小火煮烂，每日1次。

功效应用：疏肝和胃养阴。用于化疗后肝胃不和导致的胃胀嗳气。

4. 痰湿内阻证：临床可见呕吐清水痰涎，时有泛恶，脘腹痞满，食欲不振，心慌头晕，舌淡，苔白腻，脉滑。

（1）芡实苡仁山药糕

请参考本节药膳"（三）芡实苡仁山药糕"。

（2）山药苡仁茯苓粥

食材配料：干山药45克或者鲜山药100克，炒薏苡仁30克，茯苓15克，粳米100克。

制法用法：薏苡仁、茯苓浸泡1小时，鲜山药洗净去皮切成小块，粳米淘后加入薏苡仁、茯苓先煮开，再放入山药，煮至熟烂即可。如为干山药，和薏苡仁、茯苓同泡1小时，再加入粳米，煮至熟烂。早晚分服。

功效应用：健脾和胃除湿。用于化疗后脾虚痰湿内阻导致的食欲不振呕吐。

补充说明：此方亦可打粉搓成丸剂服用。

（王霞）

第四十节　肿瘤化疗后肝功能异常

　　在抗肿瘤化疗药物使用过程中，因药物本身和/或其代谢产物或由于特殊体质对药物的超敏感性/耐受性降低所导致的肝脏损伤称为药物性肝损伤。近期的流行病学调查结果发现，我国药物性肝损伤发病率约为 23.8/10 万，远高于其他国家。从导致药物性肝损伤的药物种类来看，抗肿瘤药占比为6.3%。随着医疗技术的进步，肿瘤患者生存期逐渐延长，因此抗肿瘤药物导致的药物性肝损伤也呈增多趋势。

　　化疗后肝功能异常是最常见的化疗副反应之一。通常肝功能损伤后，需要应用保肝药物进行对症治疗，同时应注意均衡饮食。均衡的饮食能量来源组合应该是：55%～65% 来自碳水化合物能量（例如米饭、面食）；11%～15% 来自蛋白质能量（例如肉类、豆类）；20%～30% 来自脂肪能量，其中不饱和脂肪占比 85%（例如植物油）。

　　化疗后轻中度的肝功能异常，可以考虑中医食疗药膳辅助应用。

一、药茶

(一)菊花决明子茶

【食材配料】菊花 3 克，决明子 3 克。

【制法用法】放入开水中泡饮。

【功效应用】清肝明目。用于化疗后心肝火旺的肝功能异常。

【补充说明】如眼睛干涩明显，用杭白菊；如火大口苦，用野菊花。

(二)茵陈大枣茶

【食材配料】茵陈 15 克，大枣 10 枚。

【制法用法】茵陈、大枣放入砂锅中，加水，大火煮开后小火煮 30 分钟，代茶频饮。

【功效应用】清热利湿。用于化疗后湿热内积型的肝功能异常。

【补充说明】可加蒲公英以加强清热利湿功效。

(三)三子保肝茶

【食材配料】女贞子 15 克，桑椹子 15 克，五味子 5 克。

【制法用法】三药放入砂锅中，加水，大火煮开后小火煮 30 分钟，代茶频饮。

【功效应用】补益肝肾。用于化疗后肝肾亏虚型的肝功能异常。

【补充说明】肝功能异常者服用中药要倍加小心，建议在有经验的医师指导下服用。

(四)玫瑰陈皮茶

【食材配料】玫瑰花 3 克，陈皮 3 克。

【制法用法】两药放入开水中泡，代茶频饮。

【功效应用】行气化湿。用于化疗后气滞痰阻型的肝功能异常。

【补充说明】如食欲欠佳，可加炒麦芽 3 克泡茶。

二、药粥

黄芪玉竹粥

【食材配料】黄芪 20 克，玉竹 15 克，粳米 50 克。

【制法用法】黄芪、玉竹加水浸泡 30 分钟，大火煮开后去药渣，放入粳米后小火煮烂，每日 1 次。

【功效应用】益气养阴。用于化疗后气阴两虚型的肝功能异常。

【补充说明】如无糖尿病，可稍加红糖调味。

三、药膳

银耳百合羹

【食材配料】干银耳 20 克，鲜百合 100 克，枸杞 10 克，冰糖少许。

【制法用法】干银耳加水适量泡 30 分钟，大火煮开后加入鲜百合、冰糖，小火炖煮 30 分钟，加枸杞煮 3 分钟，每日 1 次。

【功效应用】滋阴清热。用于化疗后阴虚火旺型的肝功能异常。

【补充说明】血糖控制不佳者可以不加冰糖。

分证食疗药膳

肿瘤化疗后肝功能异常常见证型有脾虚湿困证和湿热中阻证。下面介绍每证典型表现，并介绍相对应的食疗药膳处方，以供大家合理选用。

1. **脾虚湿困证**：脘腹痞胀或痛，泛恶欲吐，食少、纳呆，头身困重，倦怠乏力，肢体浮肿，大便稀溏或泄泻，小便短少，舌质淡胖，边有齿痕，舌苔白润或腻，脉濡缓。

（1）芡实苡仁山药糕

请参考上一节肿瘤化疗后消化道反应药膳中"（三）芡实苡仁山药糕"。

（2）山药苡仁茯苓粥

请参考上一节肿瘤化疗后消化道反应痰湿内阻证药膳中"山药苡仁茯苓粥"。

2. **湿热中阻证**：身热不扬，汗出不解，脘腹痞闷，泛恶、不食，口中黏腻或苦，渴不欲饮，肢体困重，大便黏滞不爽，小便短少，舌质红，舌苔黄滑或腻，脉濡数。

（1）茵陈大枣茶

请参考本节药茶"（二）茵陈大枣茶"。

（2）薏苡冬瓜葛根粥

食材配料：生薏苡仁 30 克，冬瓜 50 克，葛根 15 克，粳米 100 克。

制法用法：薏苡仁、葛根浸泡 1 小时，冬瓜洗净去皮切成小块，粳米淘后加入薏苡仁、葛根、冬瓜后煮至熟烂即可。

功效应用：清热除湿保肝。用于化疗后湿热中阻导致的肢体困重、脘腹痞闷。

补充说明：如患者转氨酶升高明显，可以加五味子 5 克。

（王霞）

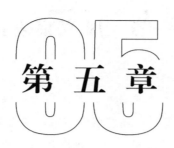

第 五 章

依证施膳

风寒束表证　　　心虚胆怯证　　　湿热下注证

风热犯表证　　　阳虚水泛证　　　脾胃气虚证

寒湿痹阻证　　　肝胆郁滞证　　　脾虚湿盛证

痰热阻肺证　　　肝胃气滞证　　　脾胃虚寒证

痰浊壅肺证　　　肝火亢盛证　　　肾气亏虚证

肺脾气虚证　　　肝胆湿热证　　　肺肾气虚证

痰热内扰证　　　风痰阻络证　　　肝肾阴虚证

气滞血瘀证　　　阴虚阳亢证　　　气阴两虚证

寒凝血瘀证　　　脾胃湿热证　　　脾肾阳虚证

气虚血瘀证　　　肠道湿热证　　　阴阳两虚证

第一节　风寒束表证

风寒束表证是中医临床常见证型，多表现为恶寒重、发热轻，无汗，头项强痛，鼻塞声重，鼻涕清稀，或有咽痒咳嗽，痰白稀，口不渴，肢节酸痛。舌苔薄白。多见于上呼吸道感染。中医多以辛温解表治疗，在治疗的同时配合一些食疗药膳，可以收到更好的效果。

一、药茶

(一)荆芥防风茶

【食材配料】荆芥、防风、苏叶、生姜各10克。

【制法用法】加水适量，用文火煎煮15分钟，然后放入红糖30克溶化。代茶饮用，每天2次。

【功效应用】具有发散风寒、祛风止痛的作用。适用于风寒感冒见恶寒、身痛、无汗等症。

【补充说明】孕妇、过敏者、体虚者、心脏病患者等要谨慎使用。血糖高或糖尿病患者可去红糖。

(二)葱豉生姜茶

【食材配料】连须葱白30克，淡豆豉10克，生姜3片，黄酒30克。

【制法用法】将葱白、淡豆豉、生姜加水500克，煎沸再加黄酒煎煮。热服，代茶饮用。

【功效应用】解表和中。适用于风寒感冒。

【补充说明】胃溃疡、消化不良、慢性胃炎、内热较重、易过敏者，要谨慎使用。

二、药粥

(一)麻黄豆豉粥

【食材配料】麻黄、荆芥、栀子各 3 克，葛根、生石膏各 10 克，淡豆豉 15 克，生姜（切片）10 克，葱白 2 茎，粳米 100 克。

【制法用法】取生石膏打碎，先煎 30 分钟，再加入栀子、淡豆豉、荆芥、葛根共煎 20 分钟，最后加入麻黄、葱白、生姜同煎 10 分钟，去渣留汁；取粳米于锅内加水适量，用武火烧沸，再用文火保持微沸，熬至八成熟时，加入上述药汁，继续煮至熟烂即成。趁热服用，每日 2 次，2～3 日为 1 个疗程。

【功效应用】解表散寒，内清郁热。适用于外感风寒表实证。

【补充说明】麻黄不能和韭菜或酒一起服用，以免出现腹泻，严重会出现皮肤过敏。高血压、肝硬化、肾病、消化性溃疡、心律失常及对豆豉过敏人群不宜使用。

(二)防风粥《千金月令》

【食材配料】防风 10～15 克，葱白 2 根，粳米 100 克。

【制法用法】先将防风、葱白煎煮取汁，去渣。粳米按常法煮粥。待粥将熟时加入药汁，煮成稀粥服食。每日早、晚食用。

【功效应用】祛风解表，散寒止痛。适用于外感风寒表证或夹湿者。可用于春季风寒感冒，对老幼体弱患者也较适宜。

【补充说明】阴虚、血虚、热病动风者慎用防风。

三、药膳

(一)葱豉汤《太平圣惠方》

【食材配料】葱白 5～10 段，淡豆豉 10 克，苏梗或陈皮 3 克，红糖适量。

【制法用法】将葱洗净，取葱白与淡豆豉、陈皮等入砂锅共煎取汁，再调入红糖。日分数次，酌量饮用。

【功效应用】发汗解表，通阳解毒。适用于伤风感冒或伤寒初起，邪在卫分者。

【补充说明】葱白不宜和蜂蜜一起过量服用，蜂蜜中含有大量的酶，能够与葱白中的营养成分发生反应，会刺激到胃肠道，导致胃肠道不适。血糖高或糖尿病患者可去红糖。

(二)五神汤

【食材配料】荆芥、苏叶各 10 克，茶叶 6 克，生姜 10 克，红糖 30 克。

【制法用法】红糖加水适量，烧沸，使红糖溶解。荆芥、苏叶、茶叶、生姜用另锅加水文火煎沸，倒入红糖溶解搅匀即成。趁热饮。

【功效应用】发汗解表。适用于风寒感冒见恶寒、身痛、无汗。

【补充说明】素体内热、表虚自汗、外感风热者不宜使用。血糖高或糖尿病患者不宜。

(三)川芎白芷炖鱼头

【食材配料】川芎、白芷各 3～9 克，鳙鱼头 500 克。

【制法用法】将鱼头去鳃洗净，连同川芎、白芷、葱、胡椒、生姜放入砂锅内，加水适量，武火烧沸，再以文火炖半小时，入盐调味即成。分早、晚两次，吃鱼喝汤。

【功效应用】祛风散寒，活血止痛。适用于风寒头风；头痛、鼻渊患者前额痛、牙龈肿痛；风湿痹痛见四肢拘挛痹痛、瘀血疼痛。

【补充说明】对于肝阳上亢、阴虚血热、有出血倾向的人不能使用。

四、药酒

豆豉荆芥酒

【食材配料】豆豉 250 克，荆芥 10 克，米酒 1000 毫升。

【制法用法】上两味同酒煎 5～7 沸，去渣，收贮备用。感冒时，将酒加温，随量饮之。每日 2～3 次，以汗微出为度。

【功效应用】外感风寒，发热无汗。

【补充说明】对于阴虚火旺、气虚多汗的人不宜使用。

（杨旭　程喜荣　毕红萍）

第二节　风热犯表证

风热犯表证是中医临床常见证型，多表现为发热重、微恶风寒，鼻塞流黄浊涕，身热有汗或无汗，头痛，咽痛，口渴欲饮或有咳嗽痰黄，舌苔薄黄。多见于呼吸道感染性疾病初起，部分为上呼吸道感染的风寒束表证化热而来。中医多以辛凉解表治疗，在治疗的同时配合一些食疗药膳，可以收到更好的效果。

一、药茶

(一)公英蜂蜜茶

【食材配料】蒲公英20克，蜂蜜15克，甘草3克，绿茶15～20克。

【制法用法】先将蒲公英、甘草、绿茶加水煎煮15分钟，取药汁加入蜂蜜服用。

【功效应用】公英茶具有清热解毒的作用，适用于风热感冒，发热微恶风寒，有汗不出，头痛鼻塞，口干微渴，咽喉肿痛等症。

【补充说明】脾胃虚弱、过敏者不宜使用。

(二)桑叶菊花茶

【食材配料】冬桑叶、菊花各5～10克，甘草2克，龙井茶3克。

【制法用法】每天泡水饮用。

【功效应用】桑菊茶具有祛风清热、利咽止咳的作用，适用于风热感冒，身热咳嗽，头痛咽痛，口微渴等症。

【补充说明】体质虚寒、低血压、过敏者不宜使用。

二、药粥

(一)荆芥粥(《养老奉亲书》)

【食材配料】荆芥 10 克，薄荷 5 克，淡豆豉 10 克，粳米 100 克。

【制法用法】先将荆芥、薄荷、淡豆豉另煎，煮开后继续煎煮 10 分钟即可，去渣取汁，备用。粳米煮粥，米烂时兑入药汁，同煮为粥。每日 1 剂，日服 2 次，趁热食。

【功效应用】疏风散热，辛凉解表。本方适用于风热感冒。

【补充说明】对于阴虚火旺、阴虚头痛、气虚多汗的人不宜使用。

(二)薄荷粥(《医余录》)

【食材配料】鲜薄荷 30 克，粳米 100 克。

【制法用法】将薄荷洗净，放入锅内，加水适量，煎煮 5~10 分钟，去渣，取汁待用；将粳米淘洗干净，置锅中加入水适量，武火上烧沸，用文火煮至七八分熟加入薄荷汁，继续煮至熟烂即成。温服，每日 2 次，2~3 日为 1 个疗程。

【功效应用】疏散风热，清利头目。适用于外感风热所致的发热头痛，目赤，咽喉肿痛等症。

【补充说明】脾胃虚寒、肝肾功能不全、过敏者不宜使用。

三、药膳

(一)双花萝卜汤

【食材配料】白萝卜 200 克，金银花 10 克，甘草 3 克。

【制法用法】将白萝卜切片加水 3 杯，煮沸后加入金银花、甘草，煎取汁 2 杯，加白糖适量。趁热服下 1 杯，半小时后再服 1 杯。每日 2 次。

【功效应用】辛凉解表，宣肺清热。适合风热外感兼消化不良者。

【补充说明】脾胃虚寒、慢性胃炎患者不宜使用。

（二）薄荷玉米羹

【食材配料】 鲜薄荷 40 克，玉米渣子 100 克。

【制法用法】 鲜薄荷洗净放入锅内加少量的水煮 10 分钟滤去药渣，取药液备用。玉米渣子用清水漂洗放入锅内加水、药液煮到黏稠即可。

【功效应用】 解热生津。适合风热外感咽痛、大便不畅者。

【补充说明】 脾胃虚寒、孕妇、哺乳期女性不宜使用。

（三）蒲公英海米汤

【食材配料】 蒲公英、海米各 50 克，鲜汤 200 毫升。

【制法用法】 将蒲公英拣去杂质，洗净切段；海米淘洗干净去沙。锅内加入鲜汤烧开，放入蒲公英、海米、盐、味精调好味即可。

【功效应用】 清热解毒，散结消肿。海米有通乳作用，故对哺乳女性外感风热出现乳房肿痛、乳汁不畅者较为合适。

【补充说明】 对于脾胃虚弱、阳虚外寒、过敏者不宜使用。

四、药酒

桑菊酒（《药酒验方选》）

【食材配料】 桑叶、菊花、杏仁、连翘各 30 克，薄荷 10 克，桔梗 20 克，芦根 35 克，甘草 10 克。

【制法用法】 取上述诸药酌情捣碎，用米酒 1000 毫升浸于瓶中，封口。5 日后去渣取液即可。早晚各服 1 次，每次约 15 毫升。

【功效应用】 疏散风热，宣肺止咳。适用于外感风热所致的咳嗽，身微热，口微渴等症。

【补充说明】 本品对于高热、烦渴、咽喉肿痛者不宜使用。

（杨旭　程喜荣　孙俊山）

第三节　寒湿痹阻证

　　寒湿痹阻证是中医临床常见证型，多表现为腰腿部冷痛重着，转侧不利，虽静卧亦不减或反而加重，遇寒痛增，得热则减，伴下肢活动受限，舌质胖淡，苔白腻。多见于游走性关节疼痛、腰腿疼痛、骨关节炎等病症。中医多以散寒行湿、温经通络治疗，在治疗的同时配合一些食疗药膳，可以收到更好的效果。

一、药茶

（一）干姜茶

【食材配料】干姜 10 克，红茶 3 克。

【制法用法】用干姜的煎煮液 250 克泡红茶饮用，冲饮至味淡。

【功效应用】温中散寒，回阳通脉。用于心腹冷痛、肢冷；寒饮咳喘；风湿寒痹。

【补充说明】干姜辛热，归脾经、胃经、肾经、心经、肺经，具有温中祛寒、回阳通脉的作用。对于素体阴虚、血热者不宜使用。

（二）附子姜甘茶

【食材配料】制附子 1.5 克，干姜 3 克，甘草 3 克，红茶 3 克。

【制法用法】先将附子、干姜、甘草置于 250 毫升水中煎煮至水沸后 30 分钟，再泡茶饮用。冲饮至味淡。

【功效应用】回阳救逆。适用于阳气虚衰，四肢厥冷、畏寒倦卧；风湿麻痹。

【补充说明】附子有大毒，孕妇及阳气过盛者不宜使用。

二、药粥

芝麻桂膝糊

【食材配料】桂枝 20 克，怀牛膝 20 克，黑芝麻 120 克，面粉 500 克。

【制法用法】将桂枝、牛膝研成细粉，黑芝麻捣碎，把上述三味加面粉共同混合搅匀，蒸熟后再放入铁锅中用文火炒黄，装入瓶中。每日3次，每次20克，用温水冲成糊状食用。

【功效应用】温通经脉、风湿痹痛；健脾润燥补肝肾。适用于关节肿痛、屈伸不利，或足跟肿痛者，可达到祛风湿、壮筋骨的功效。

【补充说明】慢性肠炎、脾弱便溏、高热、阴虚火旺者不宜使用。

三、药膳

(一)鳝鱼汤

【食材配料】黄鳝300克，大蒜、姜、葱、香菜、料酒适量。

【制法用法】黄鳝将内脏去除。洗净后将黄鳝切成大小均等的小块，泡在清水中静置30分钟，将血水泡出即可。大蒜、姜、葱切好。先将切好的姜片放入油锅爆香，放入黄鳝翻炒。依照备好的黄鳝数量倒入适当的水，加入适量料酒去腥，放入蒜头后盖锅盖煮10分钟左右。当黄鳝汤呈现出奶白色时加入适量的盐和切好的葱段、香菜点缀，即可出锅。

【功效应用】祛风湿、舒筋骨、温补气血的功效。适合寒湿痹阻之关节肿痛的辅助调养。

【补充说明】黄鳝味甘、咸，性温，归肝经、脾经、肾经，具有益气血、补肝肾、强筋骨、祛风湿的作用。对于甲亢、高血压、肺结核患者不宜使用。

(二)当归红枣煲羊肉

【食材配料】羊肉500克，当归20克，红枣20克，桂圆肉10克，枸杞10克，姜适量。

【制法用法】把所有材料准备好。羊肉洗干净，切成块。放入煮开的水中焯一下，撇去浮沫。取出备用。姜去皮，红枣去核，当归、桂圆肉、枸杞用水泡洗干净。把所有处理好的材料放进汤锅中，注入适量清水，大火煮开转中小火煮1.5~2小时即可。最后加入少量味料调味。

【功效应用】温中补血，祛寒止痛。适合寒湿痹阻之关节肿痛的辅助调养。

【补充说明】对于体质燥热、湿气重者不宜使用。

(三)木瓜煲羊肉

【食材配料】木瓜（中药）100 克，羊肉 500 克，苹果 5 克，豌豆 300 克，白糖 100 克，食盐少许，胡椒 10 克，粳米 50 克。

【制法用法】木瓜取汁，羊肉切小方块入锅，加粳米、苹果、豌豆、干姜、木瓜汁，水烧沸后改小火炖至豌豆、羊肉熟烂，调入白糖、食盐、胡椒粉，放温后服用。

【功效应用】祛风散寒、利湿通经除痹。适合寒湿痹阻之关节肿痛的辅助调养。

【补充说明】对于脾胃虚弱、消化不良或对羊肉或木瓜过敏者不宜使用。有乳腺、甲状腺、子宫疾病者慎用。

(四)白芥莲子山药糕

【食材配料】白芥子粉 5 克，莲子粉 100 克，鲜山药 200 克，陈皮丝 5 克，红枣肉 200 克。

【制法用法】先将山药去皮切薄片，与枣肉一起捣碎，再与莲子粉、白芥子粉、陈皮丝及适量水共调和均匀，蒸糕食之，每次 50～100 克。

【功效应用】健脾补肾，通络止痛，风湿痹痛。适用于痛风日久不愈，关节肢体酸痛，时重时轻者。

【补充说明】糖尿病患者、肠胃不佳者，或对山药、莲子过敏者不宜使用。

四、药酒

五加皮酒（《本草纲目》）

【食材配料】五加皮 60 克，当归、牛膝各 60 克，糯米 1000 克，甜酒曲适量。

【制法用法】将五加皮洗净，刮去骨，与当归、牛膝一起放入砂锅内煎 40 分钟，然后去渣取汁，再以药汁、米、曲酿酒。每次 10～30 毫升，每日早晚 2 次服用。

【功效应用】祛风湿，补肝肾，除痹痛。用于肝肾两亏，或风寒湿邪乘虚客于腰膝所致之四肢麻木，筋骨酸痛，腰膝无力，老伤复发等。

【补充说明】对于阴虚火旺、湿热证、五加皮过敏者不宜使用。

（杨旭　程喜荣　毕红萍）

第四节　痰热阻肺证

痰热阻肺证为中医临床常见证型，多表现为痰多咳重，痰黄黏稠，气憋胸闷，发热。舌质红，苔黄腻或黄。甚者：喉中痰鸣如吼，咯痰黄稠，胸闷，气喘息粗，甚则鼻翼煽动，烦躁不安，发热口渴，或咳吐脓血腥臭痰，胸痛，大便秘结，小便短赤。多见于慢性阻塞性肺疾病、哮病、喘病、肺痈等，中医多以清热化痰、解痉平喘等治疗。

一、药茶

(一)鱼腥草饮《本草经疏》

【食材配料】鲜鱼腥草250～1000克或干品30～60克。

【制法用法】鲜鱼腥草捣汁饮服。或干品冷水浸泡2小时后，煎煮一沸，去渣取汁，少量频饮。

【功效应用】清肺化痰。适用于肺痈热毒壅盛证，症见身体发热、咳嗽痰多，甚或咳吐腥臭脓痰，胸中隐隐作痛，舌红苔黄腻，脉滑数等。还可用于肺炎、支气管炎、小儿百日咳等属于热毒壅盛，肺热痰瘀互结者。此外，痢疾、淋证的患者见热毒、湿热者也可饮用本方。

【补充说明】本药茶既可用于肺脓肿、肺炎、支气管扩张症、支气管炎引起的发热、咳嗽、胸痛、咯吐脓血的等症，也可用于热毒、湿热引起的痢疾、泄泻、水肿、淋证。
　　　　　　　因本膳寒凉，仅适用于热毒炽盛所致肺痈咳嗽吐痰及痢疾、淋证等，外感初起或素体虚寒者慎用。

(二)夏枯草菊花桑叶茶（《中国药膳学》）

【食材配料】夏枯草 25 克，桑叶 25 克，菊花 25 克，黄豆 25 克。

【制法用法】将上述食材用清水冲洗干净，放进汤锅里，倒入 12 碗清水，火煲开后，转小火煲 30 分钟即可。每日一剂，可频饮。

【功效应用】清肺热。用于外感风热或肝阳上亢所致之感冒，肺热燥咳，头晕头痛，目赤昏花等。

【补充说明】本品性寒，脾胃虚弱者慎用。

二、药粥

(一)黄瓜薏米粥（《本草拾遗》）

【食材配料】黄瓜 1 条，薏米 50 克，粳米 100 克。

【制法用法】先将薏米、粳米煮成粥，加入黄瓜片煮 2～3 分钟即可。每日两次，早晚温服。

【功效应用】清肺泻火。用于水肿、泄泻、痰饮、湿痹、肢体拘挛疼痛、脚气肿痛、淋浊、带下等，及肺痈、肠痈、赘疣等。

【补充说明】中寒吐泻及病后体弱者禁服。

(二)马齿苋粥（《饮食疗法》）

【食材配料】鲜马齿苋 120 克，绿豆 60 克，粳米 100 克。

【制法用法】将鲜马齿苋洗净、切段，备用。绿豆、粳米洗净，一同放入锅内。加水适量，武火煮开后，放入马齿苋。改用文火继续煮至豆烂米熟即成。分早、晚两次食用。

【功效应用】清热利湿。对肺痈、肠痈、乳痈、夏季暑热也有一定治疗效果。

【补充说明】本药粥性偏寒凉，素体虚寒或脾胃虚寒者慎用。

三、药膳

(一)薄荷煲猪肺（《百病对症食疗全书》）

【食材配料】薄荷 10 克，牛蒡子 10 克，猪肺 200 克，食盐少许。

【制法用法】将猪肺切成块状，用手挤，洗去除泡沫，加清水适量煲汤，将起锅时，把薄荷、牛蒡子下入锅中煮 3～5 分钟，用食盐少许调味。饮汤食猪肺，每日 4～5 次。

【功效应用】疏风清热，解毒利咽。适用于风热搏结型扁桃体炎有辅助治疗作用。

【补充说明】体虚多汗者不宜食用。

（二）瓜蒌知母饼（《中医药膳食疗》）

【食材配料】瓜蒌 300 克，知母 60 克，面粉 750 克，白糖适量。

【制法用法】瓜蒌去籽，放在锅内，加水少许，加白糖 100 克，以小火煨熬，拌成馅。另取面粉 750 克，知母 60 克，加水适量经发酵加面碱，揉成面片，把瓜蒌夹在面片中制成面饼，烙熟或蒸熟。佐餐服用。

【功效应用】清肺化痰，散结宽胸。适用于肺癌胸痛。

【补充说明】本品甘寒而滑，脾虚便溏及湿痰、寒痰者忌用。

四、药酒

蒲金酒（《药酒验方选》）

【食材配料】蒲公英 15 克，金银花 15 克，黄酒 200 毫升。

【制法用法】将蒲公英、金银花洗净。将蒲公英、金银花与黄酒一同放入锅内。武火煮开，改用文火继续煎煮，煮至一半，去渣取汁即成。每日 1 剂，早、晚各温饮 1 次。

【功效应用】清热，解毒，消肿。适用于痈疮肿毒初起，症见红肿热痛、扪之坚实，或身热恶寒，苔薄黄，脉数有力。也可用于乳痈、肺痈、肠痈等属热毒壅盛证的治疗。

【补充说明】本药酒苦寒，泄热力强。适用于乳痈见红肿热痛、扪之坚实等。非热盛之人慎用。

（戴扬 程喜荣）

第五节　痰浊壅肺证

　　痰浊壅肺证，症见咳喘痰多，或发热形寒，倚息不得平卧；心悸气短，胸闷，动则尤甚，尿少肢肿，或颈脉显露。舌淡或略青，苔白腻，脉沉或弦滑。多见于慢性支气管炎、肺气肿、肺心病等病症。中医多以宣肺化痰，止咳平喘为主要治法，配合一些食疗药膳，可以增强治疗效果，有助于改善症状，减轻咳嗽和痰多的情况，提高生活质量。

一、药茶

(一)桔梗茶《传统药茶方》

【食材配料】桔梗 10 克，绿茶 3 克。

【制法用法】用 300 毫升开水冲泡后饮用，冲饮至味淡，即可代茶饮用。

【功效应用】开肺宣气，祛痰排脓。适用于外感咳嗽，咽喉肿痛，肺痈吐脓，胸满胁痛者。

【补充说明】胃寒胃凉、肝脏病人、孕妇、婴幼儿及哺乳期不宜喝。

(二)桑白杏仁茶《百病食疗大全》

【食材配料】桑白皮 10 克，南杏仁 10 克，绿茶 12 克，冰糖 20 克。

【制法用法】将杏仁洗净打碎。桑白皮、绿茶洗净加水与南杏仁煎汁，去渣，加入冰糖融化，即可饮服。

【功效应用】化痰止咳，泻肺平喘。可用于肺炎，咳嗽咳痰，喘息气促者的辅助治疗。

【补充说明】肺寒咳嗽者慎用。

二、药粥

百合香蕉粥（《食疗本草》）

【食材配料】百合30克，香蕉2根（中等大小），大米100克，冰糖适量。

【制法用法】将百合洗净，碾碎成末；香蕉去皮，切成小段备用。大米淘洗干净，放入锅中，加入适量的水，用旺火烧开。将碾碎的百合和香蕉段加入锅中，继续用中小火煮熬。煮至粥浓稠时，根据个人口味加入适量的冰糖，搅拌均匀即可。

【功效应用】润肺利喉。对咳嗽痰多等症状有一定的缓解效果。

【补充说明】百合有养阴润肺、清心安神的作用，香蕉则有润肺止咳、润肠通便等作用。

三、药膳

(一)凉拌海蜇头

【食材配料】海蜇头150克，水泡海米5克，白菜心100克，香菜茎少许，酸辣汁适量。

【制法用法】将海蜇头洗净，用沸水烫一下捞出，用冷水过一遍后切成片，再用冷水浸泡3小时（中间换水洗几遍）。白菜心切丝，香菜茎烫后，切断。将白菜心装盘，把海蜇头沥干，盖在白菜上面，撒上海米，香菜段，浇上酸辣汁即成。

【功效应用】清热化痰。用于肺热痰壅，咳嗽痰多，喘急胀满者的辅助食疗。

【补充说明】脾胃虚寒者慎用。

(二)鱼腥草煲猪肺（《医疗保健汤茶谱》）

【食材配料】鲜鱼腥草60克（干鱼腥草30克），猪肺200克，油、盐少许。

【制法用法】将猪肺洗净切块，鲜鱼腥草洗干净，锅里加适量水，大火烧开，倒入猪肺，煲开后除去上面的油沫，加入鱼腥草，煲开转小火煲10分钟，加少量盐调味。

【功效应用】清热解毒，润肺化痰。用于肺中有热，痰热或热毒壅肺等。

【补充说明】肺中有寒的人不宜食用。

（陈燕　丁玲　程喜荣）

第六节　肺脾气虚证

肺脾气虚证为中医临床常见证型，多表现为咳嗽，喘息，气短，动则加重，或喉中时有轻度哮鸣，痰多质稀；神疲、乏力或自汗；恶风，易感冒；纳呆或食少；腹胀或便溏；舌体胖大或有齿痕，舌苔薄白或腻。多见于咳嗽、慢性阻塞性肺疾病、过敏性鼻炎、哮喘等病症。中医多以培土生金、健脾益肺等治疗。

一、药茶

(一)黄芪红枣茶《国医大师的养生茶》

【食材配料】黄芪 30 克，红枣 15 克。

【制法用法】黄芪红枣清洗干净，红枣去核，加适量清水，大火煮沸，小火熬煮 30 分钟即可。少量多次服用。茶饮，每日 1～2 次。

【功效应用】补气升阳，健脾养血，固表止汗。适用于气虚所致的面色苍白，疲乏无力，声音低下，咳嗽气喘，常出冷汗，肢体浮肿等症。

【补充说明】黄芪红枣茶是一个基本的补气茶方，在用的时候还可以根据气虚的部位灵活添加适合的茶材。例如心气虚的人可增加五味子、桂圆、甘草；肝气虚的人可加枸杞子；肾气虚的人可加核桃、杜仲等。注意，内有积滞，阴虚阳亢，疮疡阳证、实证者不宜使用。

(二)四君子茶《中国药茶图鉴》

【食材配料】党参 10 克，白术 6 克，茯苓 12 克，甘草 4 克。

【制法用法】煎水代茶饮。

【功效应用】补气，健脾，养胃。适用于脾胃气虚，运化力弱，饮食减少，语言轻微，全身无力，大便溏泄。

【补充说明】对热证、实证者不宜使用。

二、药粥

(一)羊肉山药粥（《中华食疗大全》）

【食材配料】羊肉（瘦）150 克，山药 100 克，粳米 100 克，盐 3 克，葱白 15 克，姜 5 克。

【制法用法】将精羊肉洗净并切细，粳米洗净，山药蒸熟并研成泥状，生姜、葱切成颗粒，与食盐一同放入锅内，加入适量清水，熬煮成粥服用。

【功效应用】温肾助阳，补中益气。用于虚劳羸瘦，腰膝酸软，产后虚寒腹痛，寒疝；脾虚食少，久泻不止；肺虚喘咳；肾虚遗精，带下，尿频；虚热消渴等。

【补充说明】外感时邪或有宿热者禁服。孕妇不宜多食。

(二)杏仁猪肺粥（《食鉴本草》）

【食材配料】猪肺 500 克，粳米 100 克，杏仁 50 克。

【制法用法】将猪肺制净，加水适量，放入料酒，煮至七成熟时捞出，切成肺丁，将杏仁用温水浸泡，搓去外衣，与洗净的粳米共煮至粥半熟。同粳米、一起入锅，并加葱、姜，先置武火上烧沸，然后文火煨熬，米熟烂时加少许盐、味精调味即可。每日 1～2 次。

【功效应用】健脾补肺。适用于肺虚久咳，症见咳嗽痰少黏白，或痰中带血，口干咽燥，声音嘶哑，神疲乏力等。

【补充说明】饮食宜清淡，忌辛辣及油腻肥甘之物，忌烟、酒。

三、药膳

(一)白参炖鹌鹑（《尘肺病的生活护理》）

【食材配料】鹌鹑 1 只，白参 50 克。

【制法用法】鹌鹑剥净，去内脏，抹干水切块，白参切片，把全部用料放入炖盅内，加滚水适量，盖好，隔滚水文火炖约3小时，汤成热服。吃肉喝汤，佐餐时随量食用。

【功效应用】补气健脾，生津止渴。用于肺脾气虚之纳差泄泻，久咳痰少等。

【补充说明】老年人不宜多食。

（二）黄芪蒸鸡（《随园食单》）

【食材配料】母鸡一只（1 000 克左右），黄芪 30 克，精盐 1.5 克，米酒15 克，葱、姜各 10 克，清汤 500 克，胡椒粉 2 克。

【制法用法】母鸡清洗干净后，先入沸水锅内焯水至鸡皮伸展，再捞出清水冲洗，沥干水待用。黄芪清洗后斜切成 2 毫米厚的长片，塞入鸡腹内。鸡放入砂锅内，加葱、姜、米酒、精盐、清汤，用湿棉纸封口。上蒸笼用武火蒸，水沸后 1.5～2 小时，至鸡肉熟烂。出笼后去黄芪，加胡椒粉调味。空腹食之。

【功效应用】补益肺气、脾气。适用于脾气亏虚、清阳下陷所致之食少、倦怠乏力、气虚自汗、易患感冒、气虚眩晕，及中气下陷所引起的久泻、脱肛、子宫下垂等。

【补充说明】本药膳制作简便，疗效确切，为多种虚弱性疾病的佳膳。病后体虚、营养不良、贫血、肾炎水肿、内脏下垂等患者，经常食用本膳，具有养生保健、增强体质、预防感冒等作用。但请注意，表虚邪盛、气滞湿阻、食积停滞以及阴虚阳亢者，不宜多食。

四、药酒

黄芪酒（《备急千金要方》）

请参考《第三章依人施膳》的第三节"气虚质"下的药酒。

（戴扬　程喜荣　孙俊山）

第七节　痰热内扰证

　　痰热内扰证，症见心悸，睡眠不安，心烦懊恼，胸闷脘痞，口苦痰多，头晕目眩，胸闷或胸痛，舌红苔黄腻，脉滑数。多见于心悸、不寐、咳嗽、咳痰等病症。

　　痰热内扰证的饮食调理，当以清淡为主，多食具有消食导滞、清热化痰、宁心安神功效的食物，不食肥腻、辛辣、刺激性食物，不暴饮暴食，晚餐不宜过饱，不吃零食。

一、药茶

(一)大海百合梨饮(《春夏秋冬》)

【食材配料】梨 1 个，百合 10 克，麦冬 10 克，胖大海 5 枚，冰糖适量。

【制法用法】将梨洗净切块，与百合、麦冬、胖大海同煮，待梨八成熟时加冰糖，吃梨饮汤。

【功效应用】滋阴清热，利咽生津。用于肺热声低、咳喘痰少。

【补充说明】脾虚便溏、风寒咳嗽者忌用。

(二)姜梨汁(《医钞类编》)

【食材配料】梨汁、姜汁、蜂蜜各适量。

【制法用法】将梨、姜汁煎煮后，小火熬成膏，加蜂蜜调匀，早晚服用。

【功效应用】清热降火，用于咳嗽痰黏。

【补充说明】梨具有清肺止咳的功效。

二、药粥

百合香蕉粥(《食疗》)

【食材配料】百合 15 克，香蕉 2 个，大米 100 克，冰糖适量。

【**制法用法**】百合用清水洗干净，去皮香蕉切成小块。锅中放入 500 毫升清水，煮开水后加入百合与香蕉块，煮沸后小火慢炖 30 分钟。加入大米煮粥，煮好后加入冰糖，关火，盛入碗中晾凉即可。

【**功效应用**】清热去火，润肺止咳，生津润燥，润肠通便，益气安神。用于咳嗽痰少，心烦难寐，大便不畅者。

【**补充说明**】便溏腹泻者忌用。

三、药膳

百合鸭肉汤（《二十四节气食品养生手册》）

【**食材配料**】鸭肉 150 克，百合 30 克，盐适量。

【**制法用法**】百合泡发；鸭肉洗净切成块。将鸭肉与百合放入锅中，加适量水，大火烧开，转小火炖至鸭肉熟烂，加入适量盐调味即可。

【**功效应用**】润肺止咳，清热安神。用于肺结核、气管炎等病引起的咳嗽食疗效果佳。

【**补充说明**】鸭肉比较寒凉，避免食用过量而导致肠胃不适。

（陈燕　丁玲　程喜荣）

第八节　气滞血瘀证

　　气滞血瘀证是中医临床常见证型，多表现为咳嗽气短而不爽，气促胸闷，心胸刺痛或胀痛，痞块疼痛拒按，唇暗；或胃脘胁腹胀闷疼痛，或有刺痛，痛有定处而拒按；或下腹刺痛，带下量多，经行不畅、有块，情志不畅；或肛缘肿物突起，便时可增大，有异物感；舌质偏暗或有紫气、瘀斑。多见于颈椎病、腰痛、月经不调、带状疱疹等病症。中医多以活血化瘀、理气止痛等治疗。

一、药茶

(一)姜橘饮《家庭食疗手册》

【食材配料】生姜 60 克、橘皮 30 克。

【制法用法】水煎取汁，代茶饭前温饮。

【功效应用】理气健中，除满消胀。适用于脾胃气滞引起的脘腹胀满。

【补充说明】容易上火，牙龈肿痛者不宜。

(二)二花调经茶《民间验方》

【食材配料】月季花 9 克（鲜品加倍）、玫瑰花 9 克（鲜品加倍）、红茶 3 克。

【制法用法】上 3 味制粗末，用沸水冲泡 10 分钟，不拘时温饮，每日 1 剂，连服数日，在经行前几天服用。

【功效应用】理气活血，调经止痛。适用于气滞血瘀型月经不调或痛经。

【补充说明】也用于月经衍后，经色暗红、量少、有块，小腹疼痛，伴精神抑郁或烦躁不安，胸胁乳房胀痛，纳食减少等症。经期暂停饮用。

二、药粥

(一)桃仁粥《太平圣惠方》

【食材配料】桃仁 21 枚（去皮尖），生地黄 30 克，桂心 3 克（研末），粳米 100 克（细研），生姜 3 克。

【制法用法】地黄、桃仁、生姜三味加米酒 180 毫升共研，绞取汁备用。另以粳米煮粥，再下桃仁等汁，更煮令熟，调入桂心（肉桂）末。每日 1 剂，空腹热食。

【功效应用】祛寒，化瘀，止痛。用于寒凝血瘀所致的心腹疼痛、痛经、产后腹痛、关节痹痛等。

【补充说明】不宜长时间服用。血热明显者可去桂心（肉桂）。平素大便稀溏者慎用。

(二)羊肉粥《民间验方》

【食材配料】 羊肉、粳米适量，盐、葱白丝、生姜丝适量。

【制法用法】 先将精羊肉洗净切丝，然后放入锅中与粳米同煮，待煮沸后，再加入盐、葱白丝、生姜丝等，煮为稀粥即可食用。

【功效应用】 补气养血，化瘀散寒。适用于久病体弱，虚劳羸瘦，崩漏失血的患者。

【补充说明】 血糖高者慎用。

三、药膳

(一)牛筋祛瘀汤《百病中医药膳疗法》

【食材配料】 牛蹄筋100克，当归尾15克，紫丹参20克，雪莲花10克，鸡冠花10克，香菇10克，火腿15克，生姜、葱白、绍酒、味精、盐等适量。

【制法用法】 将牛蹄筋温水洗净，将5 000毫升清水煮沸后，放入食用碱15克，倒入牛蹄筋，盖上锅盖焖两分钟，捞出用热水洗去油污，反复多次，待牛蹄筋发胀后才能进行加工。发胀后的牛蹄筋切成段状，放入蒸碗中；将当归、丹参入纱布袋放于周边，将雪莲花、鸡冠花点缀四周，香菇、火腿摆其上面，放入生姜、葱白及调料，上笼蒸3小时左右，待牛蹄筋熟烂后即可出笼，挑出药袋、葱、姜即可。日常佐餐食用。

【功效应用】 活血化瘀通脉。主治瘀血痹阻，筋脉不通之肢体疼痛、筋脉拘急或弛纵。

【补充说明】 本药膳也可辅助治疗瘀血阻滞脉管炎。气血大亏者慎用。

(二)柚皮醪糟《重庆草药》

【食材配料】 柚子皮（去白）、木香、川芎各等份，醪糟、红糖各适量。

【制法用法】 前三味制成细末，每煮红糖醪糟1小碗，兑入药末3～6克，趁热食用，每日 2 次。

【功效应用】理气解郁，和胃止痛。适用于肝胃不和所致的脘胁疼痛，并见脘胁胀闷疼痛、嗳气呃逆、不思饮食、精神郁闷或烦躁等。

【补充说明】本方所治属于肝郁气滞，肝胃不和，气滞而略兼寒凝所致，孕妇及经期人群禁忌。

（三）地龙桃花饼（《常见病的饮食疗法》）

【食材配料】干地龙 30 克，红花 20 克，赤芍 20 克，当归 50 克，川芎 10 克，黄芪 100 克，玉米面 400 克，小麦面 100 克，桃仁、白糖各适量。

【制法用法】将干地龙以酒浸泡去其气味，然后烘干研为细面，红花、赤芍、当归、川芎、黄芪等入砂锅加水煎成浓汁，再把地龙粉、玉米面、小麦面、白糖倒入药汁中调匀，做圆饼 20 个，将桃仁去皮略炒，匀布饼上，入烤炉烤熟即可。每次食用 1～2 个，每日 2 次。

【功效应用】益气，活血，通络。用于中风后遗症、半身瘫痪等。

【补充说明】适合慢性病患者长期坚持服用，是治疗气虚血瘀的药膳佳品。

四、药酒

桃花白芷酒（《家庭药酒》）

【食材配料】桃花 250 克，白芷 30 克，白酒 100 克。

【制法用法】农历三月初或清明节前后采摘桃花，特别是生长于东南方向枝条上的花苞及初开不久的花更佳。将采得的桃花与白芷、白酒同置入容器内，密封浸泡 30 日即可。每日早晚各 1 次，每次饮服 15～30 毫升，同时倒少许酒于掌心中，两手掌对擦，待手掌热后涂擦按摩面部患处。

【功效应用】活血化瘀通络，润肤祛斑。主治瘀血所致的面部晦暗、黑斑、黄褐斑等。

【补充说明】妊娠期、哺乳期妇女及阴虚血热者忌服。

（田秋月　程喜荣　毕红萍）

第九节　寒凝血瘀证

寒凝血瘀证常表现为肢体麻木不仁，冷痛，得温痛减，遇寒痛增，下肢为著，入夜更甚；神疲乏力，畏寒怕冷，尿清便溏，或尿少浮肿，舌质淡暗或有瘀点，苔白滑。多见于痛经、月经不调、心绞痛等病症，宜食温阳散寒、活血通络之品。

一、药茶

(一)益母草红糖茶(《茶疗良方》)

【食材配料】益母草 60 克，红糖 50 克。

【制法用法】先将益母草加水煎汤取 200 毫升，再加入红糖。顿服，服后以热水袋暖腹。

【功效应用】活血调经，利水消肿。用于血瘀痛经，月经不调有胸腹胀痛者。

【补充说明】益母草具有活血调经、清热解毒、利尿消肿的功效；孕妇、月经过多者、血虚者忌用。

(二)丹参茶(《百病食疗大全》)

【食材配料】丹参 9 克，绿茶 3 克。

【制法用法】将丹参制成粗末，每取 9 克，加绿茶 3 克，放入热水瓶中，冲入半瓶沸水，旋紧瓶塞 10 分钟，代茶不拘时频饮。

【功效应用】活血化瘀，清心化痰。用于冠心病、心绞痛等。

【补充说明】丹参具有活血止痛、宁心安神的功效，不宜与柠檬、米醋同食，会导致药效降低。

二、药粥

红花糯米粥（《中国药膳大辞典》）

【食材配料】红花 10 克，当归 10 克，丹参 15 克，糯米 100 克。

【制法用法】先煎诸药，去渣取汁，后入米煮作粥。每日 2 次，空腹食。

【功效应用】养血活血调经。用于血虚、血瘀者。

【补充说明】红花具有活血通经、消肿止痛的功效，月经过多、有出血倾向者忌用。

三、药膳

(一)川芎煮鸡蛋（《健脑药膳》）

【食材配料】鸡蛋 2 只，川芎 9 克，黄酒适量。

【制法用法】锅中加水 300 毫升，放入鸡蛋、川芎同煮。鸡蛋熟后取出去壳，复置汤药内，再用文火煮 5 分钟酌加黄酒适量。吃蛋饮汤。日服 1 剂，5 剂为 1 个疗程，每于行经前三日开始服。

【功效应用】活血行气。用于气血瘀滞型闭经。

【补充说明】酒精过敏者忌用。

(二)莲藕桃仁汤（《唐瑶经验方》）

【食材配料】莲藕 250 克，桃仁 10 克，白糖适量。

【制法用法】将莲藕洗净切片，桃仁去皮尖打碎，共入砂锅中，加水适量煮汤，白糖调味。吃藕喝汤，每日 1 剂，连用 3~5 日为 1 个疗程。

【功效应用】活血通瘀，凉血散瘀。用于妇女产后血瘀发热等证。

【补充说明】桃仁具有活血祛瘀、润肠通便的功效，便溏、腹泻者慎用。

(三)姜黄鸡蛋（《性保健家庭药膳》）

【食材配料】鲜姜黄 20 克，鸡蛋 2 只，甜酒 300 毫升。

【制法用法】鸡蛋水煮后去壳，与姜黄共煮，取鸡蛋与甜酒共服。

【功效应用】理气，活血，止痛。用于气滞血瘀，经前或经期少腹痛月经淋漓不断，血色紫黑有瘀块，胸胁作胀等证。

【补充说明】姜黄具有破血行气、通经止痛的功效，孕妇食用可能引起早产、流产风险，不建议使用。

四、药酒

泽兰酒（《正骨经验汇萃》）

【食材配料】泽兰 30 克，米酒 300 毫升。

【制法用法】水煎泽兰，饮时再加少量米酒。视酒量大小，不醉为度。

【功效应用】活血化瘀。用于产后少腹疼痛，拒按，恶露量少带涩有紫黑瘀血块，面色青紫等。

【补充说明】血虚便秘、气虚者忌用。

（陈燕　丁玲　程喜荣）

第十节　气虚血瘀证

　　气虚血瘀证，多表现为面色淡白，或面唇紫暗；心悸怔忡，气短乏力；胸闷、胸痛，动则尤甚，休息时减轻；腹痛隐作，大便溏薄，便血色淡，神倦乏力，面色萎黄，纳呆，或畏寒、四肢欠温；下腹坠痛，带下量多，色白，经期延长或月经量多；或口角流涎，心悸汗出，手足肿胀；或口眼歪斜，眼睑闭合不全日久不愈，面肌时有抽搐；或肢体麻木，如有蚁行感，肢末时痛，多呈刺痛，下肢为主，入夜痛甚；或肢体偏枯不用，肢软无力，面色萎黄；或疮面腐肉已尽，新肌难生或不生，肉芽色暗淡不鲜，脓水清稀。舌体胖有齿痕，舌质黯淡或有瘀斑，脉细，弦或有间歇。中医多以补气活血治疗，在治疗的同时配合一些食疗药膳，可以收到更好的效果。

一、药茶

薏仁黄芪茶（验方）

【食材配料】薏仁 50 克，黄芪 20 克，生姜 12 克，党参、大枣各 10 克。

【制法用法】将食材各味共研碎，晚间沸水冲泡，次晨代茶饮服用。

【功效应用】补中益气。用于老年气虚，运血无力，出现精神疲乏者。

【补充说明】痰湿严重者，不建议食用。可加丹参 10 克，效果更佳。

二、药粥

(一)羊肚粥（《食鉴本草》）

【食材配料】羊胃 1 具，粳米 100 克，葱白、生姜、豆豉、花椒各适量。

【制法用法】将羊胃 1 具，洗净切，先煮待熟，入粳米 100 克，葱白、生姜、豆豉、花椒各适量，煮粥，加盐少许调味食。每日分 3 次食用。

【功效应用】补气养血，健脾和胃。用于神倦乏力，面色萎黄，纳呆，或畏寒、四肢欠温，舌质黯淡或有瘀斑，脉细等。

【补充说明】《饮膳正要》中记载："羊肚不可与小豆、梅子同食，伤人。"

(二)黄芪建中粥（验方）

【食材配料】黄芪 15 克，生姜 15 克，桂枝 10 克，白芍 10 克，粳米 100 克，红枣 4 枚。

【制法用法】黄芪、生姜、桂枝、白芍，加水浓煎取汁，去渣。取粳米、红枣加水煨粥，粥成后倒入药汁，调匀即可。每日分 3 次食用。

【功效应用】补气活血，健脾和胃。用于中风后期半身不遂，口舌㖞斜，口角流涎，言语謇涩，气短乏力，舌质紫黯或有瘀斑，脉细弦或沉细。

【补充说明】气血不足且属寒性体质的人，不宜多吃甜食，否则容易出现腹胀和便秘。

三、药膳

(一)人参猪肚(《良药佳馔》)

【食材配料】人参 10 克,甜杏仁 10 克,茯苓 15 克,红枣 12 克,陈皮 1 片,糯米 100 克,猪肚 1 具,花椒 7 粒,姜 1 块,独头蒜 4 个,葱 1 根,调料适量。

【制法用法】将人参洗净,置旺火上煨 30 分钟,切片留汤。把诸药与糯米、花椒、白胡椒同装纱布袋内,扎口,放入猪肚内,加适量奶油、料酒、盐、姜、葱、蒜,上屉用旺火蒸 2 小时,至猪肚烂熟时取出。饮汤吃猪肚、糯米饭。每周服 1~2 次。

【功效应用】补中益气,养血安神。适用于气虚引起的身倦乏力。

【补充说明】湿热痰滞内蕴者慎食、感冒期间忌食。

(二)参枣米饭(《醒园录》)

【食材配料】党参 15 克,糯米 250 克,大枣 30 克,白糖 50 克。

【制法用法】将党参、大枣煎取药汁备用,再将糯米淘净,置瓷碗中加水适量,煮熟,扣于盘中,然后将煮好的党参、大枣摆在饭上,最后加白糖于药汁内,煎成浓汁,浇在枣饭上即成。空腹食用。

【功效应用】健脾益气,养胃。适用于体虚气弱、乏力倦怠、心悸失眠、食欲不振等。

【补充说明】凡属阴虚火旺及身体健壮者不宜服用。

(三)北芪炖蛇肉(《饮食疗法》)

【食材配料】蛇肉 200 克,黄芪 60 克,生姜 5 片。

【制法用法】将蛇肉洗净,与黄芪、生姜共炖汤,加香油、盐调味即可。饮汤食肉,日分 3 次食用。

【功效应用】益气通络。适用于气虚血瘀,脉络闭阻,口眼歪斜,口角流涎,语言不利,半身不遂,肢体麻木等症。

【补充说明】阳热亢盛或阴虚内热所致的发热面红、烦躁口渴、便秘、尿赤者忌用。有胃病史者慎用。

四、药酒

双参山楂酒(《中国药膳》)

【食材配料】人参6克，丹参、山楂各30克。

【制法用法】人参，丹参、山楂置于瓶中，加白酒500毫升，浸泡半个月即成。每日服2～3次，每次10～15毫升。

【功效应用】益气和营，活血行瘀。用于冠心病、高脂血症等辨证属于气虚血瘀者。

【补充说明】人参品种繁多，红参一般药性偏温，适用于气虚又偏阳虚患者；生晒参药性微温，适用于气虚或气阴两虚者。高血压者慎用。

（高雪琴　程喜荣）

第十一节　心虚胆怯证

心虚胆怯证为中医临床常见证型，多表现为心悸怔忡，善惊易恐，坐卧不安，恶闻声响，多梦易醒。舌质淡红，苔薄白。多见于心悸、失眠、神经衰弱、贫血等病症。中医多以益气镇惊、安神定志治疗，在治疗的同时配合一些食疗药膳，可以收到更好的效果。

一、药茶

(一)安神茶(《慈禧光绪医方选议》)

【食材配料】煅龙骨9克，石菖蒲3克。

【制法用法】将煅龙骨研碎，石菖蒲切碎，水煎代茶饮，睡前1小时左右饮用。

【功效应用】健脑开窍，安神益智。用于心经病证见神志不安，心悸怔忡，失眠多梦，烦躁，以及惊痫诸证。

【补充说明】增加安神疗效，可加入薰衣草10克。

(二)酸枣仁茶 (《食物中药与便方》)

【食材配料】 酸枣仁 15～30 克，玄参 30 克。

【制法用法】 将两种药研末放保温杯中，冲入沸水，加盖焖 15 分钟后，代茶频饮。

【功效应用】 宁心安神，补肝，敛汗。用于虚烦不眠，惊悸多梦，体虚多汗，津伤口渴。

【补充说明】 有实邪郁火及患有滑泄症者慎用。

(三)参梅甘草茶 (《中国药膳学》)

【食材配料】 太子参、乌梅各 15 克，甘草 6 克，白糖适量。

【制法用法】 太子参、乌梅、甘草煎煮取汁，加入适量白糖，代茶饮。

【功效应用】 益气养阴，养心安神。适用于夏季伤暑口渴汗多、全身乏力等。

【补充说明】 夏季养生茶饮，有实邪郁火者慎用。

二、药粥

(一)养心粥 (《食疗百味》)

【食材配料】 人参 10 克（或党参 30 克），红枣 10 枚，麦冬、茯神各 10 克，糯米 100 克，红糖适量。

【制法用法】 将人参（或党参）、红枣、麦冬、茯神放在砂锅内，加水适量，共煎煮半小时，捞出党参、大枣、麦冬、茯神，在药液中加糯米 100 克，慢火煮至粥稠时，加入红糖适量，搅拌均匀即可食用。

【功效应用】 益气，养心，安神。用于症见心悸健忘、失眠多梦、面色无华等。

【补充说明】 本品为养心安神的常用药膳，粥不宜过稠。

(二)磁石粥 (《寿亲养老新书》)

【食材配料】 磁石 30 克，粳米 100 克，姜、大葱适量（或加猪腰，去内膜，洗净切条）。

【制法用法】将磁石捣碎，于砂锅内先煎煮1小时，滤汁去渣。砂锅内入粳米（猪腰）、生姜、大葱，倒入药汁，同煮为粥，晚餐温服。

【功效应用】重镇安神。适用于心神不安引起的心烦失眠、心慌、惊悸、神志不宁、头晕头痛等症。

【补充说明】磁石为磁铁矿的矿石，内服后不易消化，故不可多服。脾胃虚弱者慎用。

三、药膳

(一)参归猪肝汤《四川中药志》

【食材配料】猪肝250克，党参15克，当归15克，酸枣仁10克，生姜、葱白、黄酒、食盐适量。

【制法用法】将党参、当归洗净，切成薄片；枣仁洗净，打碎，加适量清水煎煮后取汁。猪肝洗净，切片，与党参、当归、料酒、精盐、味精、淀粉拌匀，放枣仁汁内，煮至肝片散开，加入拍破的生姜、切段的葱白，盛入盆内，蒸15～20分钟，即可吃肝喝汤。

【功效应用】养血补肝，宁心安神。适用于心肝血虚所致的心悸、失眠、面色萎黄等。

【补充说明】高血压、冠心病、高脂血症等患者慎用。

(二)豆豉猪心《食医心镜》

【食材配料】猪心1具，淡豆豉15克。

【制法用法】猪心冲洗干净，切片备用。豆豉放入锅中，加水煮约10分钟，再加入猪心，煮至熟后捞出。加葱、姜、酱油、麻油等拌匀即成。佐餐食用，每日1～2次，15天为1个疗程。

【功效应用】补心安神，适用于神经衰弱者。

【补充说明】服用本药膳不宜复用汗吐之药。

(三)甘麦大枣汤《金匮要略》

【食材配料】炙甘草20克，淮小麦100克，大枣10枚。

【制法用法】将炙甘草 20 克放入砂锅中，加入清水 500 毫升，大火烧开，小
火煎至 200 毫升，去渣，取汁备用；将大枣 10 枚洗净，去杂质，
同小麦 100 克一同放入锅内，加水适量，用慢火煮至麦熟时，加
入甘草汁，再煮沸后即可食用，空腹温热服。每日一剂，早、晚
分次饮用。

【功效应用】养心安神，和中缓急。适用于精神恍惚，常悲伤欲哭，不能自
主，心中烦乱，睡眠不安，甚则言行失常，呵欠频作，舌淡红苔
少，脉细微数。

【补充说明】痰火内盛之癫狂症不宜使用。本方如果作茶可不拘时饮，这在吴
门医学体系内称为"忘情水"，经临床观察，对于因失恋、亲戚
朋友过世等导致悲伤过度等均有较好效果；对于抑郁症者，也有
较好的辅助调养作用。

四、药酒

安神酒（《万氏家抄方》）

【食材配料】白酒 1 500 克，龙眼肉 500 克。

【制法用法】龙眼肉装入洁净纱布袋内，置入容器，将白酒倒入容器内密封，
浸泡 1 个月后取出纱布袋即可饮用。口服，每日 2 次，每次
20 毫升。

【功效应用】健脾养心，滋补气血，益智安神。适用于心悸，健忘失眠，精神
不振。

【补充说明】宜饭前空腹饮用。

（高雪琴　程喜荣）

第十二节 阳虚水泛证

　　阳虚水泛证为中医临床常见证型，多表现为喘促气急，痰涎上涌，咳嗽，吐粉红色泡沫样痰，口唇青紫，汗出肢冷，烦躁不安，舌质暗红，苔白腻，脉细促。多见于心衰、水肿、喘症等病症。中医多以温阳利水、泻肺平喘治疗，在治疗的同时，配合一些食疗药膳，可以收到更好的效果。

一、药茶

(一)蚕豆壳冬瓜皮茶《民间验方》

【食材配料】红茶叶 20 克，蚕豆壳 20 克，冬瓜皮 50 克。

【制法用法】将蚕豆壳、冬瓜皮、红茶叶加水 3 碗，煎成 1 碗，去渣后饮用。

【功效应用】健脾除湿，利尿消肿。适用于心性水肿或肾性水肿。

【补充说明】蚕豆壳即蚕豆皮，能利水渗湿，治疗水湿内盛的水肿病。

(二)橘红茶《百病饮食自疗》

【食材配料】白茯苓 9 克，橘红 6 克，生姜 2 克，蜂蜜适量。

【制法用法】将橘红、白茯苓研成粗末，生姜切丝，用沸水冲泡 15 分钟后，加入适量蜂蜜，即可饮用，每日 1 剂，不拘时代茶饮。

【功效应用】理气和中，化痰止咳利水。用于脾虚痰多质稀，下肢浮肿者。

【补充说明】肺热咳嗽、痰黄稠者不宜饮用。

二、药粥

(一)桂浆粥《中华临床药膳食疗学》

【食材配料】肉桂 5 克，车前草 30 克，粳米 30 克，红糖适量。

【制法用法】先煎肉桂、车前草，去渣取汁，后入粳米煮粥，熟后，调入红糖，空腹食用。

【功效应用】温阳利水。用于肾阳虚水泛者。

【补充说明】本方属于温热之剂，凡实证、热证、阴虚火旺者不宜食用。血糖高者不宜。

(二)扁豆玉米红枣粥（验方）

【食材配料】玉米、白扁豆、红枣各 15 克，大米 100 克，白糖 6 克。

【制法用法】玉米、白扁豆、红枣去核、大米，置于锅中大火煮至米粒绽开，小火熬煮至粥成，调入白糖入味即可。

【功效应用】补益脾胃，利水消肿。适用于营养不良性水肿、慢性肾炎、尿道炎、尿路结石等水肿。

【补充说明】玉米、扁豆需提前浸泡。血糖高者不宜。

三、药膳

(一)二仙羊肉汤（《慢性支气管炎用药与调理》）

【食材配料】仙茅 15 克，仙灵脾 15 克，羊肉 250 克，生姜 15 克，精盐、料酒、味精、白糖、植物油各适量。

【制法用法】将仙茅、仙灵脾、生姜洗净，切碎，装入纱布袋中，扎紧袋口。羊肉切薄片，用温水冲洗干净，置砂锅中，加入适量清水，放入药袋。砂锅置大火上煮沸，撇去浮沫，酌加植物油、白糖、料酒、精盐，改用小火煨炖 1 小时左右，以羊肉烂熟为度，捞出药袋，放入调味料即可食用。

【功效应用】温肾阳，调冲任。用于肾阳不足水肿辅助调养，也可用于头晕耳鸣，记忆力减退，心悸气短，月经失调的辅助调养。

【补充说明】本方为温补散寒之剂，凡阳热者、阴虚证、温热证等不宜服用。

(二)鲤鱼冬瓜汤（《圣济总录》）

【食材配料】鲤鱼半尾（约 250 克），冬瓜 500 克。

【制法用法】先煮鱼，待肉熟后去刺、骨，入冬瓜煮作羹，将葱切细丝放入即可。一般不放盐。温热服用，每日 1 剂。

【功效应用】健脾利水消肿。主要治疗阳虚水肿见形体消瘦，下肢足踝浮肿，重侧延及面目四肢，小便不利。

【补充说明】冬瓜皮洗净切块入汤，可增加利水消肿功效。

(三)牛肉茯苓膏(《本经逢原》)

【食材配料】牛肉 2000 克，白茯苓粉 60 克，黄酒适量。

【制法用法】将牛肉洗净，切小块，放入锅中，加水适量，熬煮，每小时取肉汁 1 次，加水再煎，如前取汁，共取汁 4 次，合并汁液，以小火继续煎熬，加入茯苓粉，熬至将黏稠时加入黄酒 100 毫升，再熬至黏稠时停火。倒入大碗中，冷藏备用。每次服用 4～6 克，每天 2 次。

【功效应用】补脾益气，利水消肿。用于治疗气血亏虚导致的下肢浮肿，少气懒言，面色无华，爪甲苍白，头发脱落等。

【补充说明】方中牛肉、茯苓、黄酒三者合用，共奏温阳、健脾、益气之效。

(四)雄鸡小豆汤(《肘后方》)

【食材配料】雄鸡肉 500 克，赤小豆 100 克。

【制法用法】雄鸡肉洗净，加水熬煮至七成熟时加入赤小豆，继续熬至鸡肉熟烂，不放盐。饮汤食肉，每日 1 剂。

【功效应用】补虚健脾利水。适用于脾虚或营养不良之水肿。

【补充说明】不宜与鲤鱼同时食用。鸡肉与鲤鱼：鸡肉甘温，鲤鱼甘平。鸡肉补中助阳，鲤鱼下气利水，性味不反但功能相乘。

四、药酒

核桃参杏酒(《药酒汇编》)

【食材配料】核桃仁 90 克，杏仁 60 克，人参 30 克，黄酒 1500 毫升。

【制法用法】先将核桃仁、杏仁、人参 3 味药加工捣碎，装入布袋，置于容器中，加入黄酒，密封浸泡，每日摇晃数下，二十一日后过滤去渣即可。每次服用 15～25 毫升，每日 2 次。

【功效应用】补肾纳气，止咳平喘，主治肾阳虚咳喘日久不止者。

【补充说明】阴虚或血热者忌用。

（高雪琴　程喜荣　毕红萍）

第十三节　肝胆郁滞证

肝胆郁滞证是由于肝的疏泄功能异常，疏泄不及而致气机郁滞，临床表现为右胁胀满疼痛，痛引右肩，遇怒加重，胸闷脘胀，善太息，嗳气频作，吞酸嗳腐，苔白腻，可见弦脉。多见于中医"胆石""胆瘅""胆胀"，相当于西医的急性胆囊炎、慢性胆囊炎、胆石症等疾病。中医治疗以疏肝利胆为主，搭配药膳食疗，以达到疏肝理气，柔肝止痛的效果。

一、药茶

(一)梅花茶（《本草纲目》）

【食材配料】绿萼梅 6 克，蜂蜜适量。

【制法用法】将绿萼梅洗净，放入茶杯中，用开水冲泡，盖严焖 15 分钟，加入适量蜂蜜，即可饮用，代茶饮。

【功效应用】疏肝解郁，可用于肝气郁结之胁痛。

【补充说明】孕妇，过敏体质不宜使用；糖尿病患者，以及甲状腺、乳腺、子宫附件疾病者可不加蜂蜜。

(二)柴胡郁金蜜饮（《百病食疗》）

【食材配料】柴胡 10 克，郁金 12 克，蜂蜜 20 克。

【制法用法】将柴胡、郁金洗干净，入锅加水适量，浸泡 30 分钟，用大火煮沸，改小火煎煮 30 分钟，去渣取汁，待药汁转温后调入蜂蜜即成。上下午分服。

【功效应用】疏肝利胆，行气止痛。柴胡归肝经，主要作用疏肝解郁，而郁金的主要作用是行气解郁止痛，适用于肝郁气滞引起的胁肋疼痛者。

【补充说明】脾胃虚寒的人群不宜服用；忌食生冷、油腻。蜂蜜使用可参考"梅花茶"注意事项。

二、药粥

(一)佛手内金山药粥（《常见病药膳食疗》）

【食材配料】佛手 15 克，鸡内金 12 克，山药 30 克，粳米 150 克。

【制法用法】将佛手、鸡内金加水 500 毫升，先煎 20 分钟，去渣取汁，再加入粳米、山药共煮成粥，粥成调味即可。随意食之。

【功效应用】健脾疏肝利胆。佛手善疏肝理气、和胃止痛，对肝气郁滞引起的胸胁胀痛、胃脘痞满等症状都有调理作用。

【补充说明】脾虚无积滞者、阴虚有热、气虚无滞者及孕妇慎用。

(二)香花粥（《中医食疗学》）

【食材配料】香橼 15～30 克，代代花 10 克，车前草 15～30 克，粳米 150 克。

【制法用法】将以上食物放入锅内煎煮 30 分钟以上，用煎煮后的汁液加入粳米，煮粥食用。

【功效应用】疏肝理气，调畅气机。香橼具有疏肝理气的功效，加以代代花舒肝和胃，用于肝郁气滞所致胸胁胀痛，脘腹痞满。

【补充说明】香橼辛温香燥，有耗气伤阴之虑，故阴虚血燥、气虚者慎服；孕妇忌服。

三、药膳

(一)陈皮香附蒸乳鸽(《新编肝胆病配餐宜忌》)

【食材配料】陈皮6克,制香附子9克,乳鸽1只,姜5克,葱5克,绍酒10克。

【制法用法】陈皮切丝、制香附子、乳鸽、姜、葱、盐、绍酒、放入蒸杯内,加水250毫升;把蒸杯置蒸笼内,用武火蒸40分钟即成。每次吃乳鸽半只,喝汤100毫升,每日2次。

【功效应用】行气健脾,疏肝解郁。香附子常用于治疗肝郁气滞,胸、胁、脘腹胀痛,加以陈皮理气健脾,适用于肝气郁滞型胸胁疼痛,胸闷脘胀。

【补充说明】气虚无滞、阴虚或血热者忌用。

(二)香皮汤(《中医食疗学》)

【食材配料】香橼15～30克,陈皮15克,萹蓄15克,玫瑰花10克。

【制法用法】将以上食物放入锅内煎煮30分钟以上,食用煎煮后的汁液。

【功效应用】疏肝理气,柔肝止痛。香橼具有疏肝解郁的功效,加以陈皮理气健脾,适用于肝气郁结,胸胁胀痛,脘腹痞满,呕吐噫气。

【补充说明】香橼辛温香燥,有耗气伤阴之虑,故阴虚血燥、气虚者慎服;孕妇忌服。

(何晓朦　程喜荣)

第十四节　肝胃气滞证

肝胃气滞证是指情志不畅,郁怒伤肝,横逆犯胃,导致胃失和降。表现为胃脘胀痛,窜及两胁;善叹息,遇情志不遂胃痛加重;嗳气频繁;口苦;性急易怒;嘈杂泛酸。舌质淡红,苔薄白或薄黄。临床多见于胃炎、胃痛、神经官能症等疾病。本病在预防上要重视精神与饮食的调摄。要注意有规律的生活与饮食习惯，忌暴饮暴食、饥饱不匀，同时配合药膳以疏肝理气、和胃止痛。

一、药茶

(一)梅橘饮《民间验方》

【食材配料】白梅花（绿萼梅）3 克，橘干 15 克。

【制法用法】将所有材料放入杯中，冲入沸水，加盖焖泡 15 分钟后倒出饮用。每日可多次冲泡，代茶频饮。

【功效应用】理气疏肝，和胃止痛。白梅花疏肝解郁，橘干可开胃理气，适于肝胃气滞见情绪不畅，胸闷胀痛，食欲不振者。

【补充说明】气虚较重者不宜多饮。

(二)青皮甘枣汤《民间验方》

【食材配料】青皮 10 克，甘草 6 克，大枣 3 个。

【制法用法】先将青皮和甘草放入锅中，加适量水煮 30 分钟，去渣留汤，再放入红枣，续煮 15 分钟即可。代茶饮。

【功效应用】破气消积，行气止痛，青皮搭配健脾养血的大枣和清热解毒的甘草，增强了调理脾胃的作用，适合因大怒、抑郁等情绪引起肝气犯胃出现的胃痛

【补充说明】青皮破气力较烈，不宜多服、久服。气虚及无气滞者慎服。

二、药粥

(一)白术猪肚粥《圣济总录》

【食材配料】白术 30 克，槟榔 10 克，生姜 10 克，猪肚 1 枚，粳米 100 克，葱白 3 茎，盐少许。

【制法用法】将白术、槟榔、生姜捣筛，猪肚洗净去涎滑，纳药于猪肚中缝

口，加水将猪肚煮熟，取汁，将粳米及葱白（切细）共入汁中煮粥，并入食盐，空腹服食。

【功效应用】 健脾消食，理气导滞。用于脾胃虚弱，纳运失调，气机阻滞之脘腹胀满、疼痛。

【补充说明】 不宜久食，气虚下陷者忌用。

(二)香附陈皮粥（《药粥治病养生 777 方》）

【食材配料】 香附 5 克，陈皮 5 克，粳米 100 克。

【制法用法】 香附洗净切片，陈皮洗净，与淘净的粳米一同放入砂锅中，加水适量，大火煮沸，改用小火煮至粥成。早晚分食。

【功效应用】 疏肝理气，和胃止痛。适用于肝胃气滞型胁肋胀满。

【补充说明】 忌食生冷、油腻食物。香附虽平和，但终属辛香之品，故气虚无滞及阴虚血热者慎服。

三、药膳

(一)枳壳青皮猪肚汤（《中医药膳食疗》）

【食材配料】 猪肚 1 个（约 500 克），枳壳 12 克，青皮 6 克，生姜 4 片。

【制法用法】 将猪肚去肥油漂洗干净，再放入开水氽去腥味。枳壳、青皮、生姜、猪肚一齐放入锅内，加过量清水，武火煮沸后文火煮 2 小时，调味即成。饮汤食肉佐餐食用。

【功效应用】 行气消滞，和胃止痛。适用于肝胃气滞引起的胃脘胀满。

【补充说明】 不可久服，孕妇及气虚人忌用。

(二)柴胡苋菜豆腐汤（《升级滋补王》）

【食材配料】 豆腐 150 克，苋菜（紫色）120 克，柴胡 10 克，盐、芝麻油各适量。

【制法用法】 柴胡用水洗净，豆腐切成小方块，苋菜摘去嫩梗及叶，洗净沥干。锅中倒入 5 碗水，放入柴胡煮约 20 分钟，去渣留汁。在剩约 4 碗的柴胡汁中放入豆腐和苋菜，继续煮 3～4 分钟，加盐和芝麻油调味即可。饮汤，食豆腐。

【功效应用】疏肝清肝、和中益气。适用于肝胃不和之口苦咽干、胸胁胀闷。

【补充说明】肝阳上亢及阴虚火旺者禁服。

（何晓朦　程喜荣）

第十五节　肝火亢盛证

肝火亢盛证为中医临床常见证型，多表现为眩晕头痛，急躁易怒，面红目赤，口干口苦，便秘溲赤，舌红苔黄，脉弦数。多见于眩晕、头痛、高血压、失眠等病症。中医多以清肝泻火法治疗，在治疗的同时配合一些食疗药膳，可以收到更好的效果。

一、药茶

(一)公英茶

【食材配料】蒲公英 5 克，车前草 5 克，绿茶 3 克。

【制法用法】将蒲公英与车前草、绿茶，放入茶杯，加热水，焖盖约 30 分钟。代茶饮服。

【功效应用】清肝泻火，散结利水。用于肝火亢盛之眩晕头痛、高血压等。

【补充说明】对于肝火亢盛兼有甲状腺、乳腺结节、肺结节者，更为适宜，但对脾虚者不宜。

(二)菊花决明茶

【食材配料】白菊花 5 克，决明子 5 克，绿茶 3 克。

【制法用法】将白菊花与绿茶，放入茶杯，加热水，焖盖约 30 分钟。代茶频饮。

【功效应用】清肝泄热。用于肝火亢盛之眩晕头痛、视物模糊等。

【补充说明】兼有肾虚者，可加入枸杞少许。若有黑肠病者，宜去决明子。

二、药粥

(一)菊苗粥(《遵生八笺》)

【食材配料】菊花苗 30 克，粳米 100 克。

【制法用法】将菊花苗洗净，切碎，备用。加水适量，放入锅内。武火煮开，将洗净的粳米和菊花苗放入锅内。改用文火，煮至米熟烂即成。温热服用，分 2 次食用。

【功效应用】疏风清热，平肝明目。用于肝火上炎引起的头痛眩晕，心烦不寐，目赤肿痛，羞明流泪，舌红苔少，脉弦。

【补充说明】本品为平肝清热的常用药膳。因性味偏于微苦寒，故不适合肝肾阴虚引起的头痛、眩晕、目痛等症。

(二)芹菜粥(《本草纲目》)

详见第二章中"春季"药粥。

三、药膳

(一)天麻鸡蛋汤（验方）

【食材配料】天麻 15 克，鸡蛋 1～2 只。

【制法用法】将天麻加适量清水，大火烧开，转小火煎煮 1 小时后去渣，加入打匀的鸡蛋，隔水蒸熟，日分两次食用。

【功效应用】平肝止眩。对于肝火亢盛的眩晕、高血压有辅助治疗作用。

【补充说明】可加少许胎菊，以增强疗效。

(二)香橼浆(《食物与治病》)

【食材配料】香橼 1～2 个，麦芽糖适量。

【制法用法】将新鲜香橼洗净切碎，放入带盖碗中，加入等量的麦芽糖，隔水蒸数小时，以香橼稀烂为度，每服 1 匙，早晚各一次。

【功效应用】疏肝泻火。用于肝郁化火之胁痛，口苦，便秘者。

【补充说明】本膳疏肝有余而清火不足，多用于肝郁日久化火者。血糖较高者
　　　　　　不宜。

(三)香橙饼（《随息居饮食谱·果食类》）

【食材配料】橙皮（切片）1000 克，白砂糖 200 克，乌梅肉 100 克，甘草末
　　　　　　50 克、檀香末 25 克。

【制法用法】前三味同研烂，入甘草末 50 克、檀香末 25 克，捣成小饼。每噙
　　　　　　口中。

【功效应用】生津，舒郁，辟臭，解酲，化浊痰，御岚瘴，调和肝胃，定痛止呕。

【补充说明】橙皮还可消食化痰解酒止呕，对于经常饮酒之肝火亢盛者较宜。
　　　　　　血糖较高者不宜。

四、药酒

菊花酒

　　详见第二章中"春季"药酒。

（沈佳）

第十六节　肝胆湿热证

　　肝胆湿热证指湿热之邪蕴结肝胆的病证，多由外感湿热之邪，或嗜酒，
过食肥甘辛辣，湿邪内生，郁久化热所致，或脾胃运化失常，湿浊内生，蕴
而化热，阻遏肝胆而成。表现为右胁胀满疼痛，胸闷纳呆，恶心呕吐，口苦
心烦，大便黏滞，或见黄疸，舌红苔黄腻，脉弦滑或弦数。可见于急、慢性
肝炎，急、慢性胆囊炎，胆石症，阻塞性黄疸，内分泌失调，女性阴道炎，
男性睾丸炎等。中医治疗多以利湿清热，清肝利胆为主，同时可以选择适当
饮食调理来缓解病情。

一、药茶

(一)清肝利胆茶《古今茶饮膳食方新编》

【食材配料】玉米须、蒲公英、茵陈各 30 克,白糖适量。

【制法用法】前三味加水 1 000 毫升,煎后去渣,加白糖适量。每日 3 次,每饮 200 毫升,温服。

【功效应用】健胃利胆,清热解毒。玉米须有清肝利胆、利尿泄热的作用,茵陈有清热利湿退黄的功效,蒲公英可以清热解毒,三者合用善治肝胆湿热型肝炎、胆囊炎、胆结石。

【补充说明】阳虚外寒、脾胃虚弱者忌用;玉米须尚具有降血压、降血糖的作用,故原有低血压、低血糖的病人,应谨慎饮用。

(二)玉米须白茅根饮《内蒙古中医药》

【食材配料】玉米须 30 克,白茅根 30 克,红枣 8 个。

【制法用法】用冷水浸 1 小时,文火煎煮 40 分钟。分两次吃枣喝汤。

【功效应用】疏肝利胆,清热化湿。适用于肝胆湿热型胆石症。

【补充说明】白茅根性寒,故脾胃虚寒及血分无热者忌服;玉米须尚具有降血压、降血糖的作用,故原有低血压、低血糖的病人,应谨慎饮用。

二、药粥

(一)栀子仁粥《太平圣惠方》

【食材配料】栀子仁 100 克,粳米 100 克,冰糖少许。

【制法用法】将栀子仁洗净晒干,研成细粉备用;粳米放入瓦煲内,加水煮粥至八成熟时,取栀子仁粉 10 克调入粥内继续熬煮;待粥熟,调入冰糖,煮至溶化即成。每日 2 次温热服食,3 天为一个疗程。

【功效应用】清热泄火，凉血解毒。适用于肝胆湿热型急性黄疸型肝炎，症见面目俱黄，胁肋胀痛，食欲不振，小便短黄等的辅助调养。

【补充说明】本粥虽有粳米、冰糖佐制，仍偏于苦寒，不宜久服多食；脾胃虚寒，食少纳呆者不宜服食。

(二)沙参枸杞粥(《中华临床药膳食疗学》)

【食材配料】沙参 15～20 克，枸杞子 15～20 克，玫瑰花 3～5 克，粳米 100 克，冰糖适量。

【制法用法】先煎沙参，去渣取汁，再与粳米、枸杞子同煮成粥，最后待粥快熟时，加入玫瑰花丝，稍煮片刻，调以适量白糖即成。早晚分食，可连续服用半个月至 1 个月。

【功效应用】滋阴清热，沙参具有滋阴疏肝的功效，也具有清热祛湿的作用。在一定程度上还可以用于治疗肝胆湿热引起的口苦、腹胀，适用于右胁胀痛，脘腹满闷者。

【补充说明】风寒外感者忌服。忌暴饮暴食，不宜吃刺激性强的食物。

三、药膳

(一)玉米须蚌肉汤(《中国药膳学》)

【食材配料】玉米须 50 克，蚌肉 120 克。

【制法用法】先将蚌肉放入瓦罐文火煮熟；再放玉米须一起煮烂；每次吃蚌肉 30 克，喝汤 100 毫升。

【功效应用】利尿泄热，清肝利胆。适用于湿热蕴结肝胆所致之阳黄；还可用于胆囊炎，胆石症，急、慢性黄疸型肝炎的饮食调养。

【补充说明】脾胃虚寒者慎用。

(二)鸡骨草枣汤(《岭南草药志》)

【食材配料】鸡骨草 30 克，大枣 10 枚。

【制法用法】鸡骨草与大枣一同放入陶锅，加水适量，煎煮 20 分钟即可。食枣饮汤，每日 2 次。

【功效应用】清热解毒，舒肝利湿。适用于胆囊炎、胆结石等症见右胁疼痛，脘腹胀满等。

【补充说明】脾胃虚寒者慎用；鸡骨草种子有毒，用时须摘除豆荚或种子，以免中毒。

（何晓朦　程喜荣）

第十七节　风痰阻络证

风痰阻络证为中医临床常见证型，多表现为头晕目眩，痰多而黏。舌质暗淡，舌苔薄白或白腻，脉弦滑。夹瘀者可见口眼歪斜，舌强语謇或失语，半身不遂，肢体麻木，舌暗紫，苔滑腻。多见于中风，面瘫等病症。中医多以熄风化痰、活血通络治疗，饮食上应清淡易消化，禁食肥甘厚腻之品。

一、药茶

(一)山楂荷叶茶(《中医养生药膳与食疗全书》)

【食材配料】干荷叶 10 克，山楂 20 克，陈皮 15 克。

【制法用法】干荷叶撕成碎片，陈皮切成丝。全部原料等分成 4 份，分别装入 4 个茶包袋。每次取 1 袋，沸水冲泡，焖 15 分钟后饮用，可以反复冲泡。代茶饮用，每日 2 次。

【功效应用】活血通经，降脂祛浊，理气宽中，化痰祛瘀。适用于痰湿型肥胖、头晕、犯困等症。尤其适用于高血脂的患者。

【补充说明】脾胃虚寒、腹泻、哺乳期妇女不宜饮用。

(二)玉竹山楂饮(《中医养生药膳与食疗全书》)

【食材配料】玉竹、山楂各 150 克。

【制法用法】山楂水煎 2 次，每次 15 分钟。玉竹水煎 2 次，每次 30 分钟。合并上两液，沉淀，取上清液，浓缩成清膏。每次取 1 小勺清膏，加入冰糖水中饮用，每日 3 次，连服数日。

【功效应用】和胃化积，降脂活血。适用于高血压、高血糖及高血脂的患者，尤其适用于高血脂的患者。

【补充说明】体质虚寒、腹泻、哺乳期妇女不宜饮用。

二、药粥

(一)橘皮粳米粥(《调疾饮食辨》)

【食材配料】干橘皮 20 克（或鲜者 40 克），粳米 100 克。

【制法用法】先煎取橘皮汤，再与粳米共煮成稀粥。日服两次。

【功效应用】理气健脾，化痰燥湿。适用于脘腹胀满。消化不良，咳嗽痰多，食少纳呆的患者。

【补充说明】干咳无痰者不宜服用，吐血者禁服。

(二)天麻竹沥粥(《民间药膳方》)

【食材配料】姜制天麻 10 克，竹沥 35 克，粳米 100 克，白糖 30 克。

【制法用法】将天麻洗净，切成薄片，与粳米放入砂锅内同煮粥，粥熟调入竹沥、白糖即可。挑去天麻片，食粥，每日 1~2 次。

【功效应用】平肝熄风，清热祛痰。主治肝风上扰，痰热蒙蔽心神之癫痫，头痛，眩晕，失眠等症。

【补充说明】脾胃虚寒者慎用。

三、药膳

(一)山楂萝卜排骨汤(《中国药膳辨证治疗学》)

【食材配料】山楂 50 克，白萝卜 150 克，排骨 100 克。

【制法用法】先将排骨煮熟，再入山楂、白萝卜同煮至熟烂即成。

【功效应用】消食化积，化痰止咳，活血化瘀。适用于食欲不振，腹胀嗳气。

【补充说明】食用后禁服浓茶，风热感冒及胃肠急性炎症者禁服。

(二)决明子海带汤（《饮食疗法》）

【食材配料】海带 20 克，决明子 10 克。

【制法用法】将海带与决明子加清水 2 碗，煮至 1 碗，去渣留汤。

【功效应用】清肝利水，软坚化痰。适用于肝火旺盛引起的眩晕头痛，目赤肿痛，大便秘结，高血压，高血脂的患者。

【补充说明】食用后禁服浓茶，孕妇、脾胃虚寒者禁服。

四、药酒

全蝎僵蚕酒（《酒疗良方》）

【食材配料】全蝎 30 克，僵蚕 30 克，白附子 30 克，防风 30 克，白酒 250 克。

【制法用法】将全蝎、僵蚕和白附子捣碎，置容器中，加入白酒，浸泡三天即成。日服 2 次，每服 10 克。

【功效应用】化痰通络，祛风止痉。适用于痰厥头痛、眩晕、偏正头痛等头面部疾患。外用有攻毒散结、消肿止痛之功，用于瘰疬痰核、毒蛇咬伤。

【补充说明】建议小剂量短期服用，过敏体质者禁服。

（张丹　程喜荣）

第十八节　阴虚阳亢证

阴虚阳亢证多表现为潮热，颧红，盗汗，五心烦热，咳血，视物不清，消瘦或失眠，麻木拘急，烦躁易怒，或遗精，或性欲亢进，舌红而干等。多见于脑出血、眩晕、高血压病等。中医多以滋补肝肾、育阴潜阳为治疗原则。在治疗的同时，日常生活中还需要调整生活习惯，保持稳定的情绪。

一、药茶

(一)双子菊花茶(《大国医——中国人应该这样用药》)

【食材配料】枸杞子 10 克，五味子 6 克，白菊花 10 克。

【制法用法】枸杞子、五味子和白菊花一起放入锅中，水开后再煮 20 分钟。每天代茶饮。

【功效应用】清肝泻火，滋阴润燥，补血养阴。适用于目昏不明，肺虚久咳，遗尿遗精者。

【补充说明】枸杞可滋肾精、补肝血以明目；菊花能疏散肝经风热以明目；五味子能上敛肺气，下滋肾阴。不宜与绿茶同服，不建议长期大量饮用，以免刺激肠胃，出现腹痛、腹泻等不适症状。

(二)麦冬生地茶(《中医药膳食疗》)

【食材配料】生地黄 2 克，麦冬 3 克。

【制法用法】将生地黄、麦冬一起放入杯中，倒入沸水，盖上盖子焖泡 8 分钟，即可代茶频饮。

【功效应用】养阴生津，润肺清心。可以用于虚劳咳嗽，心烦失眠，肠燥便秘，肺燥干咳，咯血，肺痿，肺痈，虚劳烦热，消渴，热病津伤、咽干口燥等属阴虚阳亢病证的治疗。

【补充说明】外感风寒咳嗽及脾胃虚寒者，不宜饮用。

二、药粥

(一)扁豆芝麻粥(《高血压合理用药与调养》)

【食材配料】粳米 60 克，扁豆 50 克，芝麻（黑、白均可）20 克，白糖、葱花各适量。

【制作用法】将扁豆用温水浸发，粳米同扁豆一起放入砂锅，加适量清水，以武火煮至八成熟，加入芝麻、白糖，待粥稠时放入葱花调匀即成。

【功效主治】清肝益肾，健脾润燥。适用于肝肾阴虚、阴虚阳亢型高血压患者。

【补充说明】本粥性滑利，大便溏泻者忌服。血糖高者不宜。

(二)百合枸杞粥《民间验方》

【食材配料】百合 60 克，枸杞子 30 克，粳米 100 克。

【制作用法】将百合、枸杞与粳米洗净，放入锅内，加水武火煮沸，再用文火熬煮成粥。

【功效主治】补肾益血，养阴明目。适用于治疗阴虚燥咳，劳嗽咯血；虚烦惊悸，失眠多梦，精神恍惚；虚劳精亏，腰膝酸痛，眩晕耳鸣，阳痿遗精；内热消渴，血虚萎黄，目昏不明等的患者。

【补充说明】凡脾胃虚弱，经常泄泻的老人忌服。

三、药膳

(一)葡萄芹菜汁《高血压养生保健知识 888 问》

【食材配料】葡萄、芹菜各适量。

【制法用法】把葡萄、芹菜洗净，捣烂取汁。以上汁液用温开水送服，每天 3 次。

【功效应用】滋阴养阴，清热平肝。适用于咳嗽，口干舌燥，咽喉肿痛，小便不畅，便秘，水肿，头痛，失眠，神经衰弱，食欲不振等不适的患者。

【补充说明】脾胃虚寒者禁服。

(二)山药桑椹汤《中医食疗学》

【食材配料】黄豆 30 克，山药 30 克，三七、桑椹、钩藤少许，鸡肉 200 克。

【制法用法】将前五味一同水煎，去渣取汁，放入砂锅内，与鸡肉块炖至熟烂，吃肉喝汤。每日分 3 次食用。

【功效应用】滋阴补肾，濡养清窍。适用于眩晕耳鸣，精神恍惚，虚劳精亏，腰膝酸痛，眩晕耳鸣，阳痿遗精，少寐健忘的患者。

【补充说明】脾胃虚寒者、孕妇及哺乳期女性禁服。

四、药酒

枸杞女贞酒（《女性青少年保健》）

【食材配料】枸杞子 30 克，女贞子 30 克，黄酒 1 升。

【制法用法】将枸杞子、女贞子与黄酒同煮数沸，再浸泡 7 天去渣，每次服 30 毫升，每天 2 次。

【功效应用】滋阴补肾，清热平肝。可适用于头晕目眩，耳鸣，视物不清的患者。

【补充说明】枸杞具有滋补肝肾，益精明目的作用；女贞子具有滋补肝肾、明目乌发等功效。但体质虚寒、感冒发烧、身体有炎症者禁服。

（张丹　程喜荣　孙俊山）

第十九节　脾胃湿热证

脾胃湿热证为中医临床常见证型，多表现为脘腹痞满、食少纳呆、口干口苦、身重困倦、小便短黄、恶心欲吐，舌质红、苔黄腻、脉滑数。多见于消化不良、腹泻、胃炎等病症，中医多以健脾利湿、理脾益气等治疗。

一、药茶

(一)麦芽茶（《中医脾胃病养生精粹》）

【食材配料】麦芽 5 克，花茶 3 克。

【制法用法】用 250 毫升水煎煮麦芽至水沸后泡花茶。

【功效应用】健脾开胃，和中消食。适用于食积不消、脘腹胀满、食欲不振、呕吐泄泻等。

【补充说明】麦芽含有麦角甾醇，抑制促乳素，故兼有回乳作用。

(二)六和茶 (《全国中成药处方集》)

【食材配料】党参 30 克，苍术 45 克，甘草 15 克，白扁豆 60 克，砂仁 15 克，藿香 45 克，厚朴 30 克，木瓜 45 克，半夏 60 克，赤茯苓 60 克，杏仁 45 克，茶叶 120 克。

【制法用法】以上各味共为粗末，每次 9 克，沸水冲泡；或加生姜 3 片、大枣 5 枚，煎汤，代茶饮用。

【功效应用】健脾益胃，理气开郁，消食化痰。适用于脾胃虚弱，饮食痰湿积滞的病证，症见脘腹胀满、食欲不振、恶心呕吐、大便溏泄者。

【补充说明】临床可用于脾虚、食积滞证引起脘腹胀满的治疗。

二、药粥

(一)薏苡仁粥 (《中医药膳学》)

【食材配料】薏苡仁 30 克，淀粉少许，桂花、砂糖适量。

【制法用法】先如常法煮薏苡仁做粥，至米烂熟，加入淀粉糊少许，再加桂花、砂糖即可。

【功效应用】健脾利湿除满。适用于脾胃湿热引起的痞满。

【补充说明】对湿蕴而夹有热象之痞满者，也可辅以此粥。血糖高者不宜。

(二)茯苓粥 (《中医药膳学》)

【食材配料】茯苓 30 克，粳米 50 克，红糖适量。

【制法用法】将茯苓用温水浸泡，水开后加入粳米和茯苓，小火慢煮做粥，至糜烂如泥，再加进红糖即可。

【功效应用】利水消肿，渗湿健脾。用于湿热蕴结脾胃，脾胃运化受阻所致之水肿、痰饮、脘痞、泄泻的患者。

【补充说明】因茯苓也有宁心安神功效，故此粥也适用于心悸、失眠的患者。血糖高者慎用。

三、药膳

(一)健脾消食蛋羹(《临床验方集锦》)

【食材配料】山药 15 克，茯苓 15 克，莲子 15 克，山楂 20 克，麦芽 15 克，鸡内金 30 克，槟榔 15 克，鸡蛋若干枚，食盐、酱油适量。

【制法用法】除鸡蛋外将上述药食研细末，每次 5 克，加鸡蛋 1 枚调匀蒸熟，加适量食盐或酱油调味后直接食用，每日 1～2 次。

【功效应用】补脾益气，消食开胃。适用于脾胃虚弱，食积内停之证，症见纳食减少、脘腹饱胀、嗳腐吞酸、大便溏泻、脉象虚弱等。

【补充说明】也可用于脾胃虚弱之消化不良、胃肠炎等治疗。

(二)荞麦炒面(《中华医药丛书：药膳宝典》)

【食材配料】荞麦面 60 克。

【制法用法】将荞麦面炒黄，加水适量，煎煮成饭。当早餐食用，连服 3～4 天。

【功效应用】健脾除湿，健胃消食，行气止痛。用于食滞胃痛等。

【补充说明】荞麦面性味甘寒，功可消积滞，除湿热，善治腹痛作泻。

(三)荸荠内金饼(《中华医药丛书：药膳宝典》)

【食材配料】荸荠 600 克，鸡内金 25 克，天花粉 20 克，玫瑰 20 克，白糖 150 克，菜油、面粉、糯米粉适量。

【制法用法】将鸡内金制成粉末，加入天花粉、玫瑰、白糖与熟猪油 60 克、面粉 10 克拌匀做成饼馅。荸荠去皮洗净，用刀拍烂、剁成细泥，加入糯米 100 克拌匀上笼蒸熟。趁热把刚蒸熟的荸荠糯米泥分成汤圆大小，逐个包入饼馅，压成扁圆形，撒上细干淀粉备用。炒锅置旺火上，倒入菜油烧至八成熟把包入饼馅的荸荠饼下入油锅内炸至金黄色，用漏勺捞起入盘，撒上白糖即可上桌。当点心直接食用。

【功效应用】开胃消食，清热止渴。主治胸中烦热口渴，脘腹痞闷，恶心厌食，纳食减少，苔黄腻，脉滑数等。

【补充说明】荸荠性寒、猪油滑肠，脾胃虚寒及血寒者不可大量食用。

四、药酒

脾胃湿热患者药酒类慎用或不用。

（田秋月　程喜荣）

第二十节　肠道湿热证

肠道湿热证为中医临床常见证型，多表现为腹胀腹痛，大便溏泻，或黏液便，泻下不爽而秽臭，或有便血，或大便秘结，兼口渴喜饮，小便黄，肛门灼热坠胀，舌质偏红，舌苔黄腻。多见于大肠息肉、细菌性痢疾、溃疡性结肠炎等病症。中医多以清热利湿法治疗，在治疗的同时，配合保持心情舒畅，可以达到较好的效果。

一、药茶

(一)金银花芦根茶《本草纲目》

【食材配料】金银花 20 克，薄荷 10 克，鲜芦根 60 克。

【制法用法】将金银花、芦根加水 500 毫升，煮 15 分钟。放进薄荷煮 3 分钟，滤出，加适量白糖温服。

【功效应用】清热解毒。适用于上火，口干舌燥，咽喉肿痛，高热烦渴，大便黏滞不爽等。

【补充说明】对于风寒患者、胃溃疡患者、脾胃虚弱者、类风湿性关节炎患者及孕妇均不可食用。

(二)凤尾草冰糖茶(《药膳药茶药酒·第一卷》)

【食材配料】凤尾草 60 克，冰糖适量。

【制作方法】将凤尾草与冰糖一起放入砂锅内，加水煎汤。代茶饮用。

【功效应用】清利湿热。适宜于大肠湿热型慢性结肠炎患者饮用。

【补充说明】对于过敏者、脾胃虚寒者、孕妇等人群，一般不建议使用，以免对身体造成不良的影响，同时对于脾胃虚寒、体寒、阳虚者也不建议使用。

二、药粥

(一)绿豆海带粥(《小儿常见食疗方》)

【食材配料】绿豆 50 克，海带 30 克，红糖适量。

【制法用法】绿豆洗净，入锅，加水适量，煮至豆烂，再将海带切丝，加入锅内同煮至海带熟透，加糖少许调味。吃豆、菜，喝汤。每日食用 1 剂，连服数日。

【功效应用】清热利湿。适用于口干口苦、小便黄赤、大便秘结等症状。

【补充说明】绿豆海带粥属于性质寒凉的甜点，脾胃虚寒者食用后可能会出现腹泻等症状。需要注意不要大量食用绿豆和海带，因为它们都属于寒性食物，大量食用容易引起腹泻。另外，喝完绿豆海带粥后不要立即喝茶和吃酸性水果，因可影响海带的营养价值。甲亢患者、寒凉体质者、过敏人群禁用。

(二)马齿苋绿豆粥(《饮食疗法》)

【食材配料】鲜马齿苋 120 克，绿豆 60 克，粳米 100 克。

【制法用法】将鲜马齿苋洗净、切段，备用。绿豆、粳米洗净，一同放入锅内，加水适量，武火煮开后，放入马齿苋，改用文火继续煮至豆烂米熟即成。分早、晚两次食用。

【功效应用】清热解毒，凉血止痢。适用于热毒炽盛所致腹泻、痢疾等。对肺痈、肠痈、乳痈等有一定治疗效果。

【补充说明】脾胃虚寒者、腹泻者、孕妇禁用；儿童、糖尿病患者慎用。

三、药膳

(一)荷叶冬瓜汤《饮食疗法》

【食材配料】鲜荷叶 1/4 张，鲜冬瓜 500 克，食盐适量。

【制法用法】将鲜荷叶洗净、剪碎；鲜冬瓜去皮，洗净，切片。将荷叶和冬瓜片一同放入锅内，加水适量煲汤。临熟时弃荷叶，加少量食盐调味即成。引汤食冬瓜。每日 1 剂，分 2 次食用。

【功效应用】清热祛暑。用于口渴尿赤，暑温，腹痛，大便黏滞，舌苔白腻或微黄腻等。

【补充说明】本膳性质平和，常人、感受暑湿者皆可食用。

(二)新加香薷饮《温病条辨》

【食材配料】香薷 6 克，鲜扁豆花 10 克，厚朴 6 克，金银花 10 克，连翘 10 克。

【制法用法】将香薷、鲜扁豆花、厚朴、金银花和连翘分别洗净，一同放入锅内，加水适量。武火烧开，改用文火继续煎煮，去渣取汁。代茶饮服。

【功效应用】清热化湿。适用于夏季胃脘不舒，腹痛，属暑湿季节外感风寒证者。

【补充说明】若属于表虚汗出，或中暑发热汗出，心烦口渴者，则不可使用。

四、药酒

蒲金酒《药酒验方选》

【食材配料】蒲公英 15 克，金银花 15 克，黄酒 200 毫升。

【制法用法】将蒲公英、金银花洗净。将蒲公英、金银花与黄酒一同放入锅内。武火煮开，改用文火继续煎煮，煮至一半，去渣取汁即成。每日 1 剂，早、晚各温饮一次。药渣可外敷患处。

【功效应用】清热，解毒，消肿。适用于热毒痈肿疮疡等病。

【补充说明】孕妇、儿童、过敏体质者，以及对酒精过敏者禁用。

（黄凯　程喜荣）

第二十一节　湿热下注证

　　湿热下注证为中医临床常见证型，多表现为肛缘肿物隆起，灼热疼痛或局部有分泌物，便干或溏；或便血色鲜，量较多，痔核脱出嵌顿，肿胀疼痛，或糜烂坏死；口干不欲饮，口苦，小便黄；舌质红，苔黄腻，脉滑数。多见于痔疮、肛周脓肿、痢疾、泄泻等病症。中医多以清热解毒治疗，在治疗的同时，配合减少刺激性食物的摄入、进行户外锻炼，可以达到更好的效果。

一、药茶

（一）香薷厚朴茶（《太平惠民和剂局方》）

【食材配料】香薷 3 克，厚朴 5 克，扁豆 5 克，蒲公英 5 克。

【制法用法】厚朴剪碎，扁豆炒黄捣碎，上四味一同放入保温杯中，以沸水冲泡，盖杯焖半小时，代茶频饮。

【功效应用】祛暑解表，清热化湿。适用于暑湿季节腹痛、腹泻辅助调养等。

【补充说明】若属于表虚汗出，或中暑发热汗出，心烦口渴者，则不可使用。

（二）银花地丁茶（《百病中医自我疗养丛书·乳房疾患》）

【食材配料】金银花 30 克，紫花地丁 30 克。

【制法用法】紫地丁花制成粗末，与金银花一同水煎代茶饮。

【功效应用】清热解毒、消肿。适用于肺痈、肠痈等证。

【补充说明】金银花和紫花地丁性均寒凉，故体质虚寒者忌服；另孕妇忌服，过敏体质者慎服。

二、药粥

(一)绿豆白菜粥《中医食疗学》

【食材配料】绿豆 25 克，白菜心 2~3 个。

【制法用法】绿豆加水煮至豆将熟时，入白菜心，再煮约 20 分钟即可。取汁顿服，每日 1~2 次。

【功效应用】清热解暑，解毒。适用于身热多汗，烦躁口渴，精神不振等，也可用于疮痈肿毒。

【补充说明】本膳性质偏凉，适用于夏季暑热证或热毒证。平素脾胃虚寒者不宜多食。

(二)四神粥《健脾食方》

【食材配料】白茯苓 10 克，怀山药 10 克，莲子 10 克，芡实 10 克，粳米适量。

【制法用法】莲子去心，粳米淘洗干净，所有食材全部放入锅中，大火烧开后转小火，焖煮 1 小时左右。

【功效应用】健脾祛湿清热。适用于脾胃虚弱兼有湿热引起的消化不良、腹胀、腹泻等。临床可见于慢性胃肠炎、慢性胃炎、肠道功能紊乱等消化系统疾病。

【补充说明】对于经常便秘、腹胀的人群不宜食用。对于生理期的女性不宜食用。

三、药膳

(一)公英地丁绿豆汤《中国食疗方全录》

【食材配料】蒲公英 30 克，紫地丁 30 克，绿豆 60 克。

【制法用法】将蒲公英、紫花地丁洗净，切碎。将蒲公英、紫花地丁一同放入锅内，加水适量。煎煮 30 分钟，去渣取汁。再将药汁放入锅内，加水适量，入绿豆，煮至豆熟烂即成。候温食用，每日 2 次。

【功效应用】清热解毒。适用于热毒引起的痈肿疮疡，以及湿热下注之痢疾。

【补充说明】本膳方性属寒凉，素体虚寒或是脾胃虚寒者慎用。

(二)马齿苋绿豆汤(《中国食疗方全录》)

【食材配料】鲜马齿苋 120 克，绿豆 60 克，粳米 100 克。

【制法用法】将鲜马齿苋洗净、切段，备用。绿豆、粳米洗净，一同放入锅内。加水适量，武火煮开后，放入马齿苋，改用文火继续煮至豆烂米熟即成。分早、晚两次食用。

【功效应用】清热解毒凉血止痢。适用于里急后重、间有脓血便等表现者，同时对肠痈、乳痈等有一定的治疗效果。

【补充说明】本膳方性味寒凉，素体虚寒或是脾胃虚寒者慎用。

四、药酒

同"肠道湿热证"药酒之蒲金酒。

（黄凯　程喜荣）

第二十二节　脾胃气虚证

脾胃气虚证为中医临床常见证型，多表现为胃脘隐痛；腹胀纳少，食后尤甚；大便溏薄；肢体倦怠，少气懒言；面色萎黄，形体消瘦；舌淡苔白。多见于慢性胃炎、胃溃疡、胃癌等。中医多以扶正益气、健脾化湿等治疗。

一、药茶

(一)姜枣茶(《百病饮食自疗》)

【食材配料】干姜 5 克，红枣 10 枚，饴糖 30 克。

【制法用法】干姜、红枣共煮取汁，调入饴糖稍煮。每日分两次饮服。

【功效应用】健脾益气，温中和胃。用于汗出肢冷，患者多素体虚弱，因陡受
　　　　　　惊恐或过度劳倦、饥饿受寒而诱发。

【补充说明】忌生葱、生冷物、油腻、黏食。血糖增高者及糖尿病慎用，或遵
　　　　　　医嘱。

(二)甘麦大枣汤（《金匮要略》）

同"心虚胆怯证"下药膳之甘麦大枣汤。

二、药粥

(一)大枣滋补粥（《圣济总录》）

【食材配料】大枣 10 枚，粳米 100 克，冰糖汁适量。

【制法用法】将粳米、大枣淘洗干净，放入铝锅内，加水适量先用武火烧开，
　　　　　　后移文火上煎熬至烂成粥，再加入冰糖汁，搅拌均匀，盛碗内。
　　　　　　空腹温服，每日 1 次。

【功效应用】健脾和胃，补中益气，养血安神。适用于脾胃虚弱，中气不足的
　　　　　　倦怠无力、食少、泄泻及妇人脏躁等症；又可用于贫血、血小板
　　　　　　减少、慢性肝炎所致贫血、过敏性紫癜等病症。

【补充说明】味甘则能助湿，食之不当可致脘腹痞闷、食欲不振，故本膳对湿盛
　　　　　　苔腻、脘腹作胀者忌用。血糖增高者及糖尿病慎用，或遵医嘱。

(二)龙眼大枣粥（《中医食疗营养学》）

【食材配料】龙眼 10 枚，枣 5 枚，糯米 100 克，白糖 100 克，姜片少许。

【制法用法】将龙眼去壳去核，洗净切成小块，枣清洗干净去核，糯米淘洗干
　　　　　　净。将以上材料放入锅内，加入清水，旺火煮沸后转文火煮至粥
　　　　　　成，加白糖调味。空腹食用。

【功效应用】温中健脾。用于不思进食，食不知味，食量减少，形体偏瘦，面
　　　　　　色少华，精神欠振，或有大便溏薄夹不消化物。

【补充说明】内有痰火及湿盛中满者忌用。血糖增高者及糖尿病慎用或遵医嘱。

三、药膳

(一)八珍糕《外科正宗》

【食材配料】人参150克，山药180克，芡实180克，茯苓180克，莲子肉180克，糯米1 000克，粳米1 000克，白糖500克，蜂蜜200克。

【制法用法】将人参等各药分研为末，糯米、粳米如常法磨制成粉，将粉放入盆内。蜂蜜、白糖混匀，加水适量烊化，与粉料相拌和匀。摊铺蒸笼内压紧蒸糕，糕熟切块，火上烘干，放入瓷瓶收贮。每日早、晚空腹各食30克。

【功效应用】补中益气，收涩止泻。用于脾胃虚弱证，病后或年老、小儿体虚之神疲体倦，饮食无味，便溏腹泻等。

【补充说明】作为糕点，本膳亦食亦药，香甜可口，不仅是涩肠止泻、健脾除湿、补肾固精之药膳，更是强身健体、延年益寿之佳品。但本药膳偏甜腻，纳呆、腹胀者不宜食用。血糖增高者及糖尿病慎用或遵医嘱。

(二)四君蒸鸭《百病饮食自疗》

【食材配料】嫩鸭1只，党参30克，白术15克，茯苓20克，调料适量。

【制法用法】活鸭宰杀，洗净，去除嘴、足，入沸水中滚一遍捞起，把鸭翅盘向背部。党参、白术、茯苓切片，装入双层纱布袋内，放入鸭腹。将鸭子置蒸碗内，加入姜、葱、绍酒、鲜汤各适量，用湿绵纸封住碗口，上屉武火蒸约3小时。去纸并取出鸭腹内药包、葱、姜。加精盐、味精，饮汤食肉。

【功效应用】益气健脾。适用于脾胃气虚所致的食少便溏，面色萎黄，语声低微，四肢无力，舌质淡，脉细弱等。常人食用可调节胃肠运动，强身健体，提高抗病能力。还可用于肺炎伴脾胃虚弱和再生障碍性贫血的调理。

【补充说明】本药膳药借食味，食助药性，补而不燥，实为年老体弱、脾胃气虚之人的滋补良方。但脾胃虚寒所致食少便溏、脘腹疼痛者不宜用。

四、药酒

白术酒（《普济方》）

【食材配料】 炒白术 200 克，上好白酒 700 毫升。

【制法用法】 将白术弄碎，置砂锅中，加水 600 毫升，煮取 300 毫升，置于净器中，再倒入白酒搅匀，加盖密封置阴凉处，经 7 天后开封，用纱布过滤备饮。每日 3 次，适量饮。

【功效应用】 健脾益气。用于脾胃虚弱之证的辅助调养。

【补充说明】 因其性燥，故阴虚火旺、津少口渴者忌用，也不可与桃李、雀肉同食。

（戴扬　程喜荣）

第二十三节　脾虚湿盛证

脾虚湿盛证为中医临床常见证型，多表现为纳差或胃脘胀满，便溏或黏滞不爽，腹胀，气短，乏力，恶心或呕吐，自汗，口淡不欲饮，面色萎黄，舌质淡或齿痕多，舌苔薄白或腻。多见于慢性胃炎、慢性肝炎、慢性肾炎、慢性心力衰竭、营养不良等。中医多以健脾祛湿法治疗，在治疗的同时，适量的有氧运动，如散步、慢跑等，配合针对性的食疗药膳之品，可以收到更好的效果。

一、药茶

（一）玉米须速溶饮（《药膳食谱集锦》）

【食材配料】 鲜玉米须 1 000 克，白糖 500 克。

【制法用法】 玉米须加水煮 1 小时，去渣取汁，以小火煎煮浓缩，至将要干锅时停火，待冷却后拌入干燥白糖吸净药汁，晒干，压碎，装瓶备用。每日3次，每次10克，以沸水冲化后服用。

【功效应用】 健脾利湿，消肿。适用于头面或肢体浮肿，面色不华，疲倦肢冷，脘闷食减者。

【补充说明】 鲜玉米须具有利尿消肿、利湿退黄的功效，对多种水肿均有效，是物美价廉的药食两用佳品，与白糖制成速溶饮，对脾虚湿盛型水肿有一定疗效。

(二)清爽茶 ［《常用特色药膳技术指南（第一批）》］

【食材配料】 干荷叶3克，鲜荷叶10克，生山楂5克，普洱茶2克。

【制法用法】 荷叶、山楂洗净，切丝，与普洱茶一并放入茶壶中，加入少量沸水，摇晃数次后，立即将沸水倒掉；再在茶壶中加入沸水，盖上盖焖泡，10分钟后即可饮用。待茶水即将饮尽，再加入沸水浸泡续饮。饭后服，可服用1个月以上，见效者更可连服2～3个月或更长时间。

【功效应用】 清暑祛湿，消食化浊。适用于暑湿证、肥胖症及高血脂患者。

【补充说明】 脾胃虚弱无积滞者不宜饮用，孕妇慎用。

二、药粥

(一)薏苡仁茯苓粥（《中国药膳大辞典》）

【食材配料】 薏苡仁60克，茯苓15克，粳米50克。

【制法用法】 薏苡仁茯苓磨细粉，与粳米同煮粥。趁热服食，每日1～2次。

【功效应用】 健脾利湿、止泻等功效，适用于脾胃虚弱之腹泻，舌胖齿印苔腻。

【补充说明】 本药粥药力和缓，适宜常服、久服，方可显效。虽然此粥具有健脾利湿、止泻等功效，但并不能替代药物治疗。如果腹泻等症状严重，建议及时就医。

(二)山药芡实粥（《寿世保元》）

【食材配料】 山药50克，芡实50克，粳米50克，香油、食盐各适量。

【制法用法】山药去皮切块，芡实打碎。二者同入锅中，加水适量，煮粥，待粥熟后加香油、食盐调味即成。每晚温服。本膳味美可口，服食方便，可久服。

【功效应用】补益脾肾，除湿止带。适用于脾虚湿盛患者。

【补充说明】对体内浊气较多者：山药芡实粥难以消化，可能加重腹胀、便秘、嗳气等症状。对肝火旺盛者：山药、芡实偏涩，可能加重口干、口苦、肝区疼痛等症状，应尽量少吃或不吃。

三、药膳

(一)参苓白术散（《太平惠民和剂局方》）

【食材配料】白扁豆750克（姜汁浸，去皮，微炒），人参（去芦）、茯苓、白术、甘草（炒）、山药各1 000克，莲子肉（去皮）、桔梗（炒令深黄色）、薏苡仁、砂仁各500克。

【制法用法】上述各物制成极细末，混匀，每服20克，枣汤调服。

【功效应用】健脾益胃，和胃化湿。用于脾虚湿盛之人。

【补充说明】本食疗方偏于甜腻，胃纳呆滞腹胀者不宜。

(二)赤小豆鲤鱼汤（《外台秘要》）

【食材配料】鲤鱼1条（250克左右），赤小豆100克，生姜1片，食盐、味精、黄酒、食用油适量。

【制法用法】将赤小豆洗净，加水浸泡半小时。生姜洗净；鲤鱼留鳞去内脏，洗净。起油锅，煎鲤鱼，加入中等量清水，放入赤小豆、生姜、黄酒少许。先武火煮沸，改文火焖至赤小豆熟，调入食盐、味精即可。随量食用或佐餐。每周可服食3次。

【功效应用】祛湿健脾。适用于脸肌、肢肌微感浮肿，经前作水肿，肾炎引致聚水，孕妇水肿，乳汁不足等。

【补充说明】尿频的人应少吃。对于肝硬化腹水者以及慢性胆囊炎、胰腺炎患者，本汤也有一定的辅助治疗作用。

四、药酒

脾虚湿盛者不宜饮酒。

（黄凯　程喜荣　毕红萍）

第二十四节　脾胃虚寒证

脾胃虚寒证为中医临床常见证型，常表现为胃脘隐痛，喜暖喜按；空腹痛重，得食痛减，遇寒发作或疼痛加重；纳呆食少；畏寒肢冷；头晕或肢倦；泛吐清水，便溏腹泻；舌体胖，边有齿痕，苔薄白，脉细数或沉迟。多见于慢性胃炎、消化性溃疡等病症，中医多以健脾和胃、散寒止痛、补脾益气等治疗。适当佐以温养脾胃的食疗药膳，可以加强疗效。

一、药茶

(一)紫苏生姜红茶（《药膳宝典》）

【食材配料】鲜紫苏叶 10 克，生姜 3 块，红枣 15 克。

【制法用法】先将鲜紫苏叶切成丝，然后把红枣放在清水里洗净，去掉枣核，再把姜切片，接着把姜片和红枣也放入锅里用大火煮，等到水开后改文火炖 30 分钟。

【功效应用】暖胃散寒，助消行气。适合脾胃虚弱，容易胀气，及胃寒，进食不易消化之人。

【补充说明】平时胃火大、胃热的人不适合服用。螃蟹性寒，喜食螃蟹者也可饮此茶。

(二)神曲丁香茶（《简易中医疗法》）

【食材配料】神曲 15 克，丁香 1.5 克。

【制法用法】上两药放入茶杯中，沸水冲泡，代茶饮用。

【功效应用】温中健胃，消食导滞。适用于胃寒食滞而纳差纳呆，胃脘饱胀，呕吐呃逆等症。

【补充说明】本方所治之证为胃寒而纳运功能减退，可缓解脘腹胀痛，增强消化功能，减轻恶心呕吐，以达到温中散寒、健胃消食的作用。

二、药粥

(一)乌梅粥(《圣济总录》)

【食材配料】乌梅 10～15 克，粳米 60 克，冰糖适量。

【制法用法】先将乌梅洗净，逐个拍破，入锅煎取浓汁去渣，再入粳米煮粥，粥熟后加冰糖少许，稍煮即可。趁温热空腹服之，早晚各 1 次。

【功效应用】涩肠止泄，收敛止血，敛肺止咳，生津止渴。适用于脾虚久泻久痢，肺虚久咳不止，消渴或暑热汗出，口渴多饮等。

【补充说明】本粥以慢性久病之咳嗽、消渴、泻痢、便血等为宜，凡外感咳嗽、泻痢初起及内有实邪者均不宜食用。

(二)薯蓣鸡子黄粥(《医学衷中参西录》)

【食材配料】薯蓣（山药）50 克，熟鸡蛋黄 2 枚，食盐少许。

【制法用法】先将薯蓣捣碎研末，放入盛有凉开水的大碗内调成薯蓣浆。把薯蓣浆倒入小锅内，用文火一边煮，一边不断用筷子搅拌，煮熟后，再将熟鸡子黄捏碎，调入其中，稍煮一两沸，加食盐少许调味即成。一日内分三次空腹食用。

【功效应用】补益脾胃，固肠止泄，养血安神。适用于脾虚日久，食欲不振，肠滑不固，久泻不止者。

【补充说明】本方质润而收涩，凡湿盛、胸腹满闷者，不宜食用。血胆固醇水平高者，应慎用。

三、药膳

(一)乳鸽养胃汤(《圣济总录》)

【食材配料】乳鸽 1 只，砂仁 5 克，淮山药 25 克，胡椒 8 克，生姜 2 片。

【制法用法】将处理好的乳鸽放入油锅中，用生姜爆至微黄，加入淮山药、胡椒及清水适量，用文火煲 2 小时，再加入打碎之砂仁煲 20 分钟，加盐、味精等调味。吃肉，喝汤，每日 1 剂。

【功效应用】健脾散寒，行气止呕。适用于治疗脾胃虚寒证，见胃痛隐隐，嗳气反酸，腹胀，口淡，时泛清涎，舌淡胖有齿印，苔白滑，脉虚弱等。

【补充说明】脾胃有热、素体阴虚者不宜食用。

(二)八珍糕(《外科正宗》)

请参考"脾胃气虚证"下药膳之八珍糕。

【补充说明】八珍糕性味平和，香甜可口，特别适合小儿、老人及素体虚弱者，坚持食用，还可收到强身健体的功效。

(三)炸山药(《外科正宗》)

【食材配料】鲜山药 500 克，豆腐皮 3 张。

【制法用法】将山药洗净，削去皮，切成小块，用豆腐皮包裹，外浇以面糊，入温油锅炸至黄熟为度，佐餐食用。

【功效应用】补脾养胃，生津益肺，补肾涩精。适用于脾胃虚寒所致的胃脘部隐隐作痛，喜温喜按，胀满不适、食后更甚等症状。

【补充说明】可做成菜肴，温胃健脾、消食和中。

四、药酒

姜附酒(《药膳宝典》)

【食材配料】生姜 60 克，制附子 40 克，白酒 500 毫升。

【制法用法】将前两味切薄片或捣碎置容器中，加入白酒，密封，浸泡 3～
　　　　　　5 日过滤去渣即可。每次食前温服 1～2 杯，约 30～60 毫升，每
　　　　　　日服 3 次。

【功效应用】温中散寒，回阳通脉，温肺化饮。适用于虚寒型者，见心腹冷
　　　　　　痛，呕吐，泄泻，痢疾，寒饮喘咳，肢冷汗出。

【补充说明】妊娠期、哺乳期妇女、火热腹痛及阴虚内热者忌服。

（张丹　程喜荣）

第二十五节　肾气亏虚证

　　肾气亏虚证，主要表现为腰脊酸痛（外伤性除外），胫酸膝软或足跟痛，
耳鸣或耳聋，心悸或气短，发脱或齿摇，夜尿频，尿后有余沥或失禁，舌淡
苔白，脉沉细弱。多见于高血压、阳痿、早泄、腰痛等。中医多以补肾益气
为主。可配合下述食疗药膳之品，以增强疗效。

一、药茶

(一)健腰青娥茶《本草纲目药茶养生速查全书》）

【食材配料】杜仲 10 克，补骨脂 5 克，胡桃肉 5 克，肉桂 2 克，熟普洱 3 克，
　　　　　　蜂蜜适量。

【制法用法】将杜仲、补骨脂、胡桃肉、肉桂研成粗末；再将药末与熟普洱放
　　　　　　入杯中，用沸水冲泡 20 分钟后，加入适量蜂蜜，即可饮用。

【功效应用】补肾益气，健腰强身。适用于肾虚证见腰脊酸疼，精神疲乏，四
　　　　　　肢软弱，小便余沥不尽者。

【补充说明】每日 1 剂，不拘时。体内有热者不宜饮用。

(二)何首乌芝麻茶《中华食疗大全》）

【食材配料】何首乌 5 克，芝麻粉 20 克，蜂蜜少许。

【制法用法】将何首乌洗净，切成小块，锅置火上，加入 750 毫升清水，放入何首乌；煮开后小火再煮 20 分钟；滤渣后加入芝麻粉调匀；再加入蜂蜜调匀即可饮用。

【功效应用】补肝肾，益精血。适用于腰膝酸软，头晕耳鸣等症，也可预防白发，脱发。

【补充说明】痰湿停滞、泄泻者忌用。长期饮用者注意观察肝功能变化。

二、药粥

(一)猪肾粥《湖南中医杂志》

【食材配料】猪肾 1 个，粳米 250 克，陈皮 6 克，花椒 10 粒，食盐 2 克。

【制法用法】猪肾洗净后撕去筋膜，剖成两半，去腰臊后，切成约 0.8 厘米见方的块；食材淘洗干净，猪肾、粳米、陈皮、花椒一起下入锅内，加清水约 2 500 毫升，置中火上徐徐煨成粥。煮成之后挑出陈皮，下食盐调味。以上配方制作一次可分 2 次食用。

【功效应用】补肾强腰。适用于肾虚腰痛，脚软无力，小便频数等症。

【补充说明】若想增强补肾的疗效，在喝粥之前，配一点生板栗，细细嚼咽，效果会更好。血脂高、尿酸高者不宜。

(二)桂萸枸杞粥《中医食疗学》

【食材配料】肉桂 10 克，山茱萸 15～30 克，枸杞子 15～30 克，粳米 50 克。

【制法用法】将肉桂、山茱萸、枸杞子洗净放入锅内加入适量清水煎煮 30 分钟以上后，滤渣取汁；粳米淘洗干净，放入砂锅中，将煎煮的汁液一同倒入锅中，用文火煮至米开粥稠即可。

【功效应用】温补肾阳。适用于腰部酸软疼痛、手足不温等症。

【补充说明】体内有热者慎用，如出现咽喉肿痛、口干舌燥等。

三、药膳

(一)杜仲腰花《华夏药膳保健顾问》

【食材配料】杜仲 12 克，猪腰 250 克，绍酒 25 克。

【制法用法】将杜仲清水洗净，以水 300 毫升熬成浓汁，去杜仲留汁，再加淀粉、绍酒、味精、酱油、白砂糖拌兑成芡糊，分成 3 份待用；新鲜猪腰剖成两半，刮去筋膜，切成腰花；生姜洗净去皮，切片；葱洗净切成葱节；炒锅置武火上烧热，倒入混合油，待烧至八成热后，放入花椒烧香，再投入腰花、葱、姜、蒜快速炒散，沿锅倾入芡汁与醋，翻炒均匀，起锅装盘即可。

【功效应用】补肾益精，健骨强体。适用于肾虚所致的腰膝酸软，耳鸣眩晕，夜尿增多等症。

【补充说明】阴虚者不宜使用。血脂高、尿酸高者不宜。

(二)淡菜炒虾球(《食宪鸿秘》)

【食材配料】淡菜 50 克，虾球 200 克，冬笋 20 克，韭菜 20 克。

【制法用法】将淡菜提前用冷水浸泡一天后洗净；冬笋切丝、韭菜切段；炒锅置武火上烧热，倒入混合油，待烧至八成热后，再投入冬笋、虾球、淡菜、韭菜翻炒均匀，加入适量调味料，沿锅倾入少量清水，烹熟，起锅装盘即可。

【功效应用】益肾固精。适用于肾虚腰痛，腰膝酸软，夜尿频等症。

【补充说明】痛风患者少吃。

(三)杜杞脊髓羹(《中华药膳宝典》)

【食材配料】杜仲 15 克，枸杞 30 克，猪脊髓 100 克，冰糖适量。

【制法用法】将杜仲、枸杞同入砂罐，水煎，去渣取汁；将药液与猪脊髓同入砂锅，先武火煮沸再文火煨至骨肉分离；将骨捞出，加入适量冰糖，熬煮至糖化成羹。

【功效应用】补肾强腰，强筋壮骨。适用于腰痛膝软，足痿无力。

【补充说明】每日早、晚空腹食一小碗。阴虚火旺者忌用，糖尿病患者慎用。

四、药酒

三石酒(《普济方》)

【食材配料】白英石 150 克，阳起石 90 克，磁石 12 克，白酒 1.5 升。

【制法用法】将白英石、阳起石、磁石洗净捣碎，置入容器中；倒入白酒，每日振摇1～2次，密封浸泡7日，去渣留液。

【功效应用】补肾气，疗虚损。适用于少气乏力，小便频数余沥不尽，耳鸣耳聋等症。

【补充说明】空腹温饮，每日3次，每次10～20毫升。注意本酒不宜多服、久服，孕妇禁服。

（朱凡　程喜荣）

第二十六节　肺肾气虚证

肺肾气虚证为中医临床常见证型，主要表现为喘息，气短，动则加重；乏力或自汗；易感冒，恶风；腰膝酸软，耳鸣，头昏或面目虚浮；小便频数、夜尿多，或咳而遗尿。多伴食少纳呆，脘腹胀满，便溏，口淡不渴；舌质淡，舌苔白。多见于哮喘、慢性阻塞性肺气肿等。中医多以补肺纳肾、降气平喘为主。可合理选择下述食疗药膳食用。

一、药茶

(一)参味苏梗茶（《本草纲目药茶养生速查全书》）

【食材配料】人参4克，五味子4克，苏梗3克，黄茶3克，蜂蜜适量。

【制法用法】将人参切成薄片，苏梗切碎，与五味子、黄茶共置杯中；用沸水冲泡15分钟后加入适量蜂蜜，即可饮用。

【功效应用】益气敛肺，止咳平喘，适用于老年慢性咳嗽，气急，胸闷，脘腹胀满等症。

【补充说明】每日1剂，不拘时。肥胖体质、湿痰素盛者不宜饮用。

(二)人参核桃茶（《茶疗百疾》）

【食材配料】党参5克，核桃仁5克。

【制法用法】将党参切成小块、核桃仁切碎；同时置入茶杯内，倒入沸水，盖严杯盖，隔 15～20 分钟即可服用。

【功效应用】益气养肺，纳气定喘。适用于哮喘，见喘促胸闷、腰膝酸软等。

【补充说明】1 剂泡 1 次，徐徐饮用，最后药渣嚼烂，同药茶送服。饮用时可将口鼻对着杯口深呼吸，让药液的蒸汽充分进入肺中，能更好发挥药效。饮用期间忌抽烟并应避免着凉感冒。

二、药粥

(一)山药杏仁糊《中华食疗大全》

【食材配料】山药粉 2 大匙，杏仁适量，鲜奶 200 毫升，细砂糖少许。

【制法用法】杏仁研成粉；鲜奶倒入锅中小火煮，倒入山药粉与杏仁粉，并加糖调味，边煮边搅拌；煮至汤汁成糊状。

【功效应用】补中益气，润肺止咳。适用于肺虚久咳、体弱体虚患者使用。

【补充说明】肺结核、慢性结肠炎、干咳无痰患者慎用。血糖高者不宜。

(二)灵芝核桃粥《家庭药膳》

【食材配料】灵芝 20 克，核桃仁 20 克，粳米 100 克。

【制法用法】将灵芝洗净切块；米洗净；核桃仁用开水浸泡 10 分钟，剥去种衣；砂锅置火上，注入清水 1 升，下米、灵芝、核桃仁，烧开后小火煮至米汤烂稠，表面浮有粥油时，放入适量食盐调味即可。

【功效应用】补气安神，止咳平喘。适用于年老体弱者，是常用的补益强身粥品。

【补充说明】实证者慎服。

三、药膳

(一)桑麻丸《药食同源》

【食材配料】黑芝麻 100 克，松子仁 200 克，核桃仁 100 克，蜂蜜 200 克，黄酒 500 毫升。

【制法用法】将黑芝麻、松子仁、核桃仁同捣成膏状，入砂锅中，加入黄酒，文火煮沸约 10 分钟，倒入蜂蜜，搅拌均匀，继续熬煮收膏，冷却装瓶备用。

【功效应用】补益肺肾。适用于久咳不止，腰膝酸软，头晕耳鸣等症。每日 2 次，每次服食 1 汤匙，温开水送服。

【补充说明】血糖高者，或有甲状腺、乳腺、子宫疾病者慎用。

(二)黄芪杜仲羊肾汤(《中医药膳学》)

【食材配料】黄芪 50 克，杜仲 30 克，羊肾 1 只，葱白适量。

【制法用法】将新鲜的羊肾剖洗干净，去内膜，切细；用杜仲、黄芪加水适量，煎 1 小时后取汁；同羊肾、葱白煮，加入调料，稍煮即可。

【功效应用】补肺益肾、利水消肿。用于肺肾气虚之气喘、腰膝酸软、尿频等。

【补充说明】高血压、肝阳旺盛的人不宜多吃。高血脂及尿酸高者不宜。

(三)干姜猪肾汤(《肘后备急方》)

【食材配料】干姜 90 克，猪肾 2 枚。

【制法用法】将猪肾洗净，去臊筋，切细；干姜为末，同入砂锅内，加入适量清水煮熟，再加入少许食盐调味即可。

【功效应用】补肾温肺，止咳平喘。适用于久咳气喘，腰膝酸软，小便清长等症。每日 2 次，喝汤食肉，7 天为 1 个疗程。

【补充说明】阴虚火旺者慎用。高血脂及尿酸高者不宜。

四、药酒

人参蛤蚧酒(《卫生宝鉴》)

【食材配料】人参 12 克，茯苓 12 克，川贝母 12 克，桑白皮 12 克，知母 12 克，杏仁 30 克，甘草 30 克，蛤蚧 1 对。

【制法用法】将上药共研粗粉，装入白纱布口袋，扎口，浸入 1 000 毫升白酒中，14 日后取用，压榨过滤取汁，与药酒混合，兑入白蜜 150 克即得。

【功效应用】补肺益肾，止咳定喘。适用于肺肾气虚之喘息咳嗽、慢性支气管炎、支气管扩张症，属虚喘兼有痰热者均适用。

【补充说明】急性发作期不宜饮用。

（朱凡　程喜荣）

第二十七节　肝肾阴虚证

肝肾阴虚证主要表现为头晕头痛，耳鸣口苦，胁肋胀痛，腰酸膝软，口干咽燥，五心烦热，大便干结，尿少色黄；或面红目赤，耳鸣耳聋，骨松齿摇，失眠多梦，肢体麻木；或膝关节隐隐作痛，腰膝酸软无力，酸困疼痛，遇劳更甚。舌淡红，少苔。多见于眩晕、失眠、高血压、慢性肾脏病、骨质疏松等。中医多以滋阴养血、补益肝肾。

一、药茶

(一)地黄茶(《本草纲目药茶养生速查全书》)

【食材配料】熟地黄 20 克，山药 12 克，山茱萸肉 12 克，茯苓 9 克，泽泻 3 克，红茶 3 克，蜂蜜适量。

【制法用法】将熟地黄、山药、山茱萸肉、茯苓、泽泻研成粗末；将药末和红茶放入杯中，用开水冲泡，去渣取汁后，加入蜂蜜，即可饮用。每日 1 剂，不拘时服。

【功效应用】滋阴补肾、养肝健脾。适用于腰膝酸软，头晕目眩，耳鸣耳聋等人群饮用。

【补充说明】脾胃虚弱、消化不良、阳虚畏寒、大便溏泻者不宜服用。

(二)乌梅竹叶绿茶(《中华食疗大全》)

【食材配料】淡竹叶 10 克，玄参 8 克，乌梅 5 颗，绿茶 1 包。

【制法用法】将玄参、淡竹叶和绿茶、乌梅洗净一起放进杯内；往杯内加入 600 毫升左右的沸水；盖上杯盖焖 20 分钟，滤去渣后即可饮用。

【功效应用】滋阴润燥，生津止渴，利尿通淋。适用于咽喉干燥、灼痛，口渴喜饮，小便短赤等症的辅助治疗。

【补充说明】感冒发热、咳嗽多痰、胸膈痞闷以及菌痢、肠炎的初期忌食乌梅。经期以及孕妇、产前产后忌食。

二、药粥

(一)怀药芝麻糊(《中国药膳》)

【食材配料】怀山药 15 克，黑芝麻 120 克，粳米 60 克，鲜牛乳 200 毫升，冰糖 120 克，玫瑰糖 6 克。

【制法用法】粳米淘净，水泡约 1 小时，捞出沥干，文火炒香；山药洗净，切成小颗粒；黑芝麻洗净沥干，炒香；将炒好的粳米、黑芝麻与山药粒同入盆中，加入牛乳、清水调匀，磨细，滤去细茸，取浆液待用；另取锅加入清水、冰糖，烧沸溶化，用纱布滤净，糖汁放入锅内再次烧沸后，将粳米、山药、芝麻浆慢慢倒入锅内，不断搅动，加入玫瑰糖搅拌成糊状，熟后起锅。

【功效应用】滋补肝肾。适用于肝肾阴虚之病后体弱，大便燥结，须发早白等症。早晚各服一小碗。

【补充说明】方中芝麻重用，因芝麻多油脂，易滑肠，脾弱便溏者慎用。

(二)枣竹灯心粥(《中华临床药膳食疗学》)

【食材配料】酸枣仁 20 克，玉竹 20 克，灯心草 6 克，糯米 200 克。

【制法用法】将酸枣仁、玉竹、灯心草洗净后用纱布包裹，与洗净的糯米同置于砂锅中，加入适量清水，文火煮至粥成弃纱布包即可。每日服

1剂，分早、中、晚三次服用。

【功效应用】滋阴降火，养心安神。适用于五心烦热，头晕目眩，腰酸，耳鸣，失眠等症。

【补充说明】血糖高及脾胃虚弱者慎用。

三、药膳

(一)红枣核桃枸杞汤（《中华食疗大全》）

【食材配料】枸杞子50克，红枣125克，核桃仁150克，白糖适量。

【制法用法】将红枣洗净去核；核桃仁洗净用热水泡开，捞出沥干水；枸杞子用水冲洗干净备用；锅中加水烧热，将红枣、核桃仁、枸杞子放入，煲20分钟左右，再加入白糖即可。

【功效应用】滋阴补肾、调补阴阳、润肠通便。适用于肝肾阴虚所致的大便干结。

【补充说明】糖尿病患者慎用。

(二)双耳汤（《验方》）

【食材配料】银耳10克，黑木耳10克，冰糖30克。

【制法用法】将银耳、黑木耳用温开水泡发，并摘去蒂柄，除去杂质，洗净，放入碗内。冰糖放入双耳碗中，加入适量清水；将盛双耳的碗置锅中蒸1小时，待双耳熟透即可。每次一小碗，每日2次。

【功效应用】滋阴润肺补肾，润肺止咳，补肾健脑。适用于高血压、失眠、目赤、喘息等。

【补充说明】脾胃虚寒者慎用。

(三)生地黄鸡（《肘后备急方》）

【食材配料】生地黄250克，乌雌鸡1只，饴糖150克。

【制法用法】将鸡洗净去内脏备用；生地黄洗净切片，入饴糖，调拌后塞入鸡腹内；将鸡腹朝下置于锅内，于旺火上笼蒸2～3小时，待其煮烂后，食肉饮汁。

【功效应用】滋补肝肾，补益心脾。适用于肝肾阴虚所致的潮热盗汗、虚烦失眠、积劳虚损等症。

【补充说明】脾气素弱、入食不化、大便溏薄者，因本食疗方偏于滋腻，不甚相宜。湿盛之体或湿热病者不宜本食疗方，恐致恋邪益湿。

四、药酒

二至益元酒（《中国药物大全》）

【食材配料】女贞子50克，墨旱莲50克，熟地黄40克，桑椹40克。

【制法用法】将上药粉碎成粗粉，纱布袋装，扎口，用白酒1 500毫升浸泡上药。14日后取出药袋，压榨取液。将榨得的药液与药酒混合，静置、滤过，即得。

【功效应用】滋养肝肾，益血培元。用于肝肾阴虚，腰膝酸痛，眩晕失眠，须发早白。也用于神经衰弱、血脂过高。

【补充说明】脾胃虚寒，大便溏泻者慎用。

（朱凡　程喜荣）

第二十八节　气阴两虚证

气阴两虚证多表现为胃脘痞满，食后尤甚，食欲不振，面色苍白，心烦不舒，或有恶心呕吐，口干咽燥，目涩无泪，神疲乏力，自汗，少寐多梦，头晕肢乏，手足心热，小便淡黄，大便干燥；舌红、苔少，边有齿印，脉细数。多见于感染性疾病后期、慢性胃炎、心律失常、糖尿病、慢性尿路感染、多汗证等。中医多以健脾益气，养阴和胃治疗，同时需要调节情绪，不应有太大波动，以免伤津耗气。下面介绍一些常用食疗药膳，以供选择。

一、药茶

（一）参梅甘草茶（《中国药膳学》）

【食材配料】太子参、乌梅各 15 克，甘草 6 克，白糖适量。

【制法用法】将太子参、乌梅及甘草加入适量水，煎煮取汁，加入适量白糖，每日 1 剂，代茶频饮。

【功效应用】益气养阴，止渴生津。适用于治疗气阴两虚引起的食欲不振、口干少津。

【补充说明】此茶不宜长期服用，胃酸过多，糖尿病及哺乳期妇女禁用。

（二）生脉饮（《备急千金要方》）

【食材配料】人参 10 克，麦门冬 15 克，五味子 10 克。

【制法用法】水煎，取汁，不拘时温服。

【功效应用】益气生津，敛阴止汗。适用于温热、暑热之气阴两伤所致的体倦乏力，气短懒言，汗多神疲，咽干口渴，舌干红少苔，脉虚数；或久咳伤肺、气阴两虚之气弱，口渴自汗等。

【补充说明】外邪未解，或暑病热盛，气阴未伤者，不宜使用。

二、药粥

（一）百合糯米粥（《良药佳馐》）

【食材配料】糯米 100 克，百合 30 克。

【制法用法】将糯米与百合洗净，置砂锅内，加水适量，武火煮沸后，文火煮成粥，加糖适量即成。作早餐服食。

【功效应用】补中益气，健脾养阴，养心安神。适用于气短无力，胃脘疼痛及心烦不眠等症。

【补充说明】此粥性寒凉，脾胃虚弱、哺乳期妇女禁服。

（二）首乌芹菜粥（《常见病药膳食疗》）

【食材配料】何首乌、瘦猪肉末各50克，芹菜、糯米各100克，盐、味精少许。

【制法用法】首乌浓煎取汁，放入粳米熬粥，粥将成时，放入瘦肉末、芹菜末，熬煮片刻后，加盐、味精调味即可。早晚服食。

【功效应用】清热利湿，平肝降脂。主治各种类型的高脂血症，对老年人肝肾阴虚、阴虚阳亢型高脂血症患者尤为适用。

【补充说明】脾胃虚寒，大便溏薄，低血压的患者禁服。久服需注意复查肝功能。

三、药膳

（一）洋参莲肉汤（《中国药膳辨证治疗学》）

【食材配料】西洋参6克（切薄片），莲子15克，冰糖少许。

【制法用法】将西洋参、莲子与冰糖一起置入锅中，加水适量，小火煎煮至莲子熟烂即可。每日1剂，分3次空腹服用。

【功效应用】益气养阴，健脾清心。适用于气阴两虚，脾肾不足的人群。

【补充说明】服用本品时不宜喝浓茶，禁与萝卜同服。不适用于脾胃虚弱、大便频繁者。

（二）龙眼丹参汤（《中国药膳学》）

【食材配料】龙眼肉30克，远志、丹参各15克。

【制法用法】水煎，加红糖适量调服，一日2次。

【功效应用】益气活血，养心安神。适用于心脾两虚、气滞血瘀之心悸气短，食少便溏，面唇青紫，胸痛头晕等症。现多用于冠心病出现慢性心功能不全者。可常服。

【补充说明】孕妇及月经过多、脾胃虚寒者禁服。

四、药酒

参杞酒(《中医名方验方丛书》)

【食材配料】党参15克，枸杞子15克，米酒500毫升。

【制法用法】将党参、枸杞子洗净晾干，党参剪碎，用纱布包好；将纱布包放入干净的小口器皿中，加入米酒，封口，置阴凉处浸泡，每日振摇1～2次，15天后可开封。饮上清药酒，每次15毫升，每日2次。

【功效应用】益气养阴，宁心安神。用于气血不足，腰膝酸软，食少纳呆，四肢无力的患者。

【补充说明】本药酒不宜与藜芦、五灵脂同用，且孕妇、酒精过敏人群应禁用。

（张丹　程喜荣）

第二十九节　脾肾阳虚证

脾肾阳虚证为中医临床常见证型，临床表现主要包括脘腹冷痛、畏寒肢冷、大便溏泄、腰膝酸软、神疲乏力，舌质淡胖，舌苔白滑，脉象沉迟无力。多见于慢性疲劳综合征、慢性细菌性痢疾、慢性肾炎、慢性胃炎等。治疗上以温补脾肾、扶阳为主。为了改善这一状况，除了药物治疗外，食疗也是一种非常重要的辅助手段。

一、药茶

(一)干姜甘草茶(《太平惠民和剂局方》)

【食材配料】干姜3克，炙甘草2克。

【制法用法】将干姜、炙甘草放入杯中，用开水冲泡，焖盖约 30 分钟，代茶饮用。

【功效应用】温阳祛寒，健脾和胃。适用于脾肾阳虚见脘腹冷痛、畏寒肢冷、大便溏泄等症状的人群。

【补充说明】不适用于孕妇及湿热内蕴者。

(二)肉桂姜茶(《本草纲目》)

【食材配料】肉桂 3 克，干姜 2 克。

【制法用法】将肉桂、干姜与茶叶混合，开水冲泡，焖盖约 30 分钟，代茶饮用。

【功效应用】温阳祛寒，温肾壮阳。适用于脾肾阳虚见脘腹冷痛、腰膝酸软、阳痿早泄等症状的人群。

【补充说明】不适用于孕妇、阴虚火旺者。

二、药粥

(一)核桃仁糯米粥(《食疗本草》)

【食材配料】糯米 50 克，核桃仁 30 克，红枣 5 克，生姜 3 克。

【制法用法】将糯米洗净，与其他配料一起放入锅中，加适量水煮至黏稠糯香。

【功效应用】温中和里，补肾健脑。适用于脾胃虚弱、气血不足见食欲不振，乏力等症状。

【补充说明】孕妇、湿热体质以及实热证患者、糖尿病患者等特殊人群应慎用。

(二)山药枸杞粥(《食疗本草》)

【食材配料】山药 30 克，枸杞子 15 克，红枣 5 克，糯米 50 克。

【制法用法】将山药、枸杞子、红枣、糯米洗净，加入适量的水，大火烧开后转小火煮成粥，根据个人口味，可加入适量的冰糖调味。

【功效应用】补脾养胃，益肾养血。适用于脾肾阳虚，出现腰膝酸软、头晕耳鸣、遗精滑精等症状的人群。

【补充说明】不适用于实热证、感冒发热者。

三、药膳

(一)当归羊肉煲(《饮膳正要》)

【食材配料】山羊肉 250 克，黄芪、党参、当归各 25 克，生姜及食盐适量。

【制法用法】将党参、黄芪、当归用纱布包裹，再将羊肉切块，与生姜一同放砂锅内，大火烧开，撇去表面的浮沫，加入料酒，转小火炖煮 1～1.5 小时，直至羊肉熟烂。放入食盐及调料，即可食用。

【功效应用】补脾益气，补肾养血。适用于脘腹冷痛，腰膝酸软，畏寒肢冷，神疲乏力，头晕眼花，面色苍白，心悸失眠，月经不调等。

【补充说明】不适用于大便干结、烦躁易怒、感冒发热期，孕妇慎用。

(二)鸡肉枸杞煲(《随园食单》)

【食材配料】鸡肉 100 克，枸杞子 15 克，山药 30 克，大枣 5 枚。

【制法用法】将鸡肉和山药洗净，切成块，放入砂锅中，加入生姜片、大葱段，加入适量的水，大火烧开，撇去表面的浮沫，加入料酒，转小火炖煮 30 分钟，使鸡肉熟烂，加入枸杞子、红枣，继续炖煮 10 分钟。

【功效应用】温补脾胃，补肾填精。适用于脾肾阳虚见神疲乏力、腰膝酸软、遗精滑精等症状的人群。

【补充说明】不适用于实热证、感冒发热者。

四、药酒

(一)杜仲枸杞酒(《本草纲目》)

【食材配料】杜仲 15 克，枸杞子 15 克，白酒 250 克。

【制法用法】将杜仲、枸杞子放入白酒中浸泡，密封保存 1 个月以上。

【功效应用】补肾固腰，益气养血。适用于脾肾阳虚，腰膝酸软，阳痿早泄，筋骨无力等症状的人群。

【补充说明】不适用于口干口渴、大便干燥、舌苔黄厚者。

(二)肉苁蓉巴戟天酒(《太平惠民和剂局方》)

【食材配料】肉苁蓉 15 克，巴戟天 15 克，白酒 250 克。

【制法用法】将肉苁蓉、巴戟天放入白酒中浸泡，密封保存 1 个月以上。

【功效应用】补肾壮阳，补脾理气。用于大便秘结，小便频数，血尿，淋漓不尽，腰膝酸软，疲劳乏力，四肢酸痛，月经不调，失眠健忘，须发早白等。

【补充说明】不适用于实热证、感冒发热者。

（石雅男　程喜荣）

第三十节　阴阳两虚证

阴阳两虚证是中医学上的一种体质类型，常见症状包括腰膝酸软、精神不振、乏力、畏寒肢冷、五心烦热、口干咽燥、尿频、便秘等。阴阳两虚证者的舌苔通常表现为舌质偏淡，舌苔薄白，舌体胖大；脉象通常表现为沉细无力，或脉象迟缓。常见于失眠、慢性疲劳综合征、慢性眩晕症、闭经等。治疗上以阴阳双补，调和阴阳为主。为了改善这一状况，除了药物治疗外，食疗也是一种非常重要的辅助手段。

一、药茶

(一)五味宁神茶(《本草纲目》)

【食材配料】枸杞子 5 克，黄精 5 克，麦冬 5 克，酸枣仁 5 克，白芍 3 克。

【制法用法】将以上药材放入茶壶中，用开水冲泡，焖 10 分钟即可饮用。

【功效应用】滋阴养血，安神定志。适用于阴阳两虚所致的失眠，心悸，口干等。

【补充说明】不适用于孕妇、哺乳期妇女，实热证者慎用。

(二)龟苓膏茶(《太平惠民和剂局方》)

【食材配料】龟板 10 克，茯苓 10 克，枸杞子 5 克，红枣 5 克，冰糖适量。

【制法用法】将龟板、茯苓、枸杞子、红枣放入锅中，加适量水煮 30 分钟，去渣取汁，加入冰糖，搅拌均匀即可。

【功效应用】滋阴清热，健脾和胃。适用于阴阳两虚所致的体质虚弱、食欲不振、消化不良等。

【补充说明】不适用于孕妇、哺乳期妇女，实热证者慎用。

二、药粥

(一)枸杞子粥(《食疗本草》)

【食材配料】枸杞子 15 克，大米 50 克。

【制法用法】将枸杞子和大米洗净，放入锅中，加适量水煮成粥。

【功效应用】滋阴养阳，益精明目。适用于阴阳两虚所致的目赤肿痛，失眠多梦，腰膝酸软等症状的人群。

【补充说明】不适用于孕妇、哺乳期妇女，实热证者慎用。

(二)山药红枣粥(《食疗本草》)

【食材配料】山药 15 克，红枣 5 克，大米 50 克。

【制法用法】将山药、红枣和大米洗净，放入锅中，加适量水煮成粥。

【功效应用】补中益气，养血安神。适用于阴阳两虚所致的气血不足、脾胃虚弱，表现为食欲不振、心悸失眠等症状的人群。

【补充说明】湿热及实热证者慎用。

三、药膳

(一)当归炖乌鸡(《本草纲目》)

【食材配料】当归10克,乌鸡100克,枸杞子5克,红枣5克,生姜3克,大葱2克,料酒适量。

【制法用法】将当归、乌鸡、枸杞子、红枣、生姜、大葱放入砂锅中,加适量水、料酒,炖煮1小时左右,至乌鸡熟烂。

【功效应用】补血调经,滋阴壮阳。适用于阴阳两虚所致的月经不调、痛经、以及有气血不足等症状的人群。

【补充说明】孕妇、湿热体质以及实热证患者、糖尿病患者等特殊人群应慎用。

(二)核桃仁炖牛骨(《随息居饮食谱》)

【食材配料】核桃仁10克,牛骨100克,枸杞子5克,红枣5克,生姜3克,大葱2克,料酒适量。

【制法用法】将核桃仁、牛骨、枸杞子、红枣、生姜、大葱放入砂锅中,加适量水、料酒,炖煮1小时左右,至牛骨熟烂。

【功效应用】补脑益智,强筋壮骨。适用于阴阳两虚所致的腰膝酸软,筋骨疼痛,智力减退等。

【补充说明】湿热体质、实热证患者以及慢性腹泻患者等特殊人群应慎用。

四、药酒

(一)肉苁蓉巴戟天酒(《本草纲目》)

【食材配料】肉苁蓉30克,巴戟天30克,白酒500毫升,冰糖适量。

【制法用法】将肉苁蓉、巴戟天放入干净的酒瓶中,加入白酒,密封浸泡10天以上,开封后可加入适量冰糖调味。

【功效应用】补肾壮阳，强筋骨。适用于阴阳两虚所致的腰膝酸软、阳痿早泄、筋骨疼痛等。

【补充说明】孕妇、湿热体质、实热证患者以及糖尿病患者等特殊人群应慎用。

(二)鹿茸酒(《本草纲目》)

【食材配料】鹿茸 10 克，枸杞子 10 克，山药 10 克，黄精 10 克，红枣 5 克，白酒 500 毫升，冰糖适量。

【制法用法】将鹿茸、枸杞子、山药、黄精、红枣放入干净的酒瓶中，加入白酒，密封浸泡 30 天以上，开封后可加入适量冰糖调味。

【功效应用】补肾壮阳，益精填髓。适用于阴阳两虚所致的腰膝酸软、阳痿早泄、精神不振等。

【补充说明】孕妇、湿热体质、实热证患者以及糖尿病患者等特殊人群应慎用。

（石雅男　程喜荣）

参考文献

[1]（清）章穆. 调疾饮食辨［M］. 经国堂，1823.

[2]（宋）严用和. 济生方［M］. 影印本. 北京：人民卫生出版社，1956.

[3]（宋）陈言. 三因极一病证方论：十八卷［M］. 北京：人民卫生出版社，1957.

[4]（清）吴瑭（鞠通）. 温病条辨［M］. 北京：人民卫生出版社，1963.

[5] 江苏新医学院. 中药大辞典（上册）［M］. 上海：上海人民出版社，1977.

[6] 彭铭泉. 中国药膳学［M］. 北京：人民卫生出版社，1985.

[7] 胡海天，梁剑辉. 饮食疗法［M］. 广州：广东科技出版社，1985.

[8] 蒋家述. 良药佳馐［M］. 武汉：科学出版社武汉分社，1986.

[9]（清）王士雄. 随息居饮食谱［M］. 聂伯纯，等点校. 北京：人民卫生出版社，1987.

[10] 路志正，焦树德，阎专诚. 痹病论治学［M］. 北京：人民卫生出版社，1989.

[11] 宋大辛. 妇科临床应用"药膳"有效方介绍［J］. 中医临床与保健，1990，2（2）：61.

[12] 马丽春. 现代中医食疗验方［J］. 家庭医学，1991（7）：36.

[13] 窦国祥. 中华食物疗法大全［M］. 南京：江苏科学技术出版社，1992.

[14] 欧阳惠卿. 妇科疾病的药膳治疗［M］. 南京：江苏科学技术出版社，1992

[15] 王者悦主编，春湖养生研究所编纂. 中国药膳大辞典［M］. 大连：大连出版社，1992.

[16] 姚海扬. 中国食疗大典［M］. 天津：天津科学技术出版社，1994.

[17] 林宗广. 对肝硬化腹水如何进行食疗？［J］. 中医杂志，1996，37（2）：119.

[18] 王恒松. 哮喘的食疗方［J］. 南京中医学院学报，1994，10（6）：21-22.

[19] 王树元. 肝硬化腹水病人的食疗［J］. 家庭医学，1995（5）：36-37.

[20] 欧阳军. 痛经药膳［J］. 家庭医学，1996（10）：6.

[21] 马荫笃. 脂肪肝的食疗［J］. 医药与保健，1997（2）：15-16

[22] 曾心礼. 药膳与保健［J］. 成都大学学报（自然科学版），1997，16（2）：58-64，41.

[23] 王树元. 痛经药膳食疗［J］. 医药与保健，1998（3）：43.

[24] 兰景轩. 肝硬化腹水病人的食疗［J］. 中国保健营养，1998（9）：39-40.

[25] 李琳，袁思芳. 中华自然疗法图解：天然药食物疗［M］. 武汉：湖北科学技术出版社，2001.

[26] 欧阳军. 家有滋补酒 健康握在手：介绍几种养生药酒及制作［J］. 黑龙江科技信息，2000（7）：45-46.

［27］田秋姣. 眩晕患者的饮食调护［J］. 时珍国医国药，2001，12（4）：383.

［28］崔军，于向东. 中风恢复期的药膳食疗［J］. 中国食物与营养，2001，7（5）：42-45.

［29］张建涛，曹茂英. 胆石症的中医分型与超声诊断［J］. 中国民间疗法，2001，9（5）：5.

［30］王丽芳. 白细胞减少的食疗方法［J］. 中国保健营养，2002（4）：30

［31］周文泉. 中国药膳辨证治疗学［M］. 北京：人民卫生出版社，2002.

［32］王德鉴. 中医耳鼻喉科学［M］. 上海：上海科学技术出版社，2002.

［33］谭兴贵. 中医药膳学［M］. 北京：中国中医药出版社，2003.

［34］王士贞. 中医耳鼻咽喉科学［M］. 北京：中国中医药出版社，2003.

［35］魏永泉. 妇女经期常见病的药膳调养［J］. 食品与健康，2003（6）：24-25.

［36］米华，邓耀良. 中国尿石症的流行病学特征［J］. 中华泌尿外科杂志，2003（10）：66-67

［37］叶强. 药粥妙用治百病：内外科病症［M］. 广州：广东科技出版社，2003.

［38］蒋森著. 蒋芳莉，贾静鹏整理. 血瘀论［M］. 北京：中国医药科技出版社，2004.

［39］高崇新. 养生保健汤茶谱［M］. 北京：中国林业出版社，2004.

［40］王军文. 黄褐斑的预防及食疗［C］//第四届国际传统医学美容学术大会论文集. 2005.

［41］吴阶平. 吴阶平泌尿外科学［M］. 济南：山东科学技术出版社，2005.

［42］（汉）张仲景撰. 何任，何若苹整理. 金匮要略［M］. 北京：人民卫生出版社，2005.

［43］李玄，邓小琴. 胆囊炎和胆石症的饮食疗法［J］. 中国民间疗法，2006，14（6）：62-64.

［44］北京中医医院. 赵炳南临床经验集［M］. 北京：人民卫生出版社，2006.

［45］（唐）甄权撰. 尚志钧辑释. 药性论（辑释本）［M］. 合肥：安徽科学技术出版社，2006.

［46］中央电视台《中华医药》栏目组. 药膳宝典［M］. 上海：上海科学技术文献出版社，2007.

［47］郝建新，丁艳蕊. 中国药膳学［M］. 北京：科学技术文献出版社，2007.

［48］岳炜，陈润清，吴静欢. 运用中医药膳防治妇科疾病［J］. 光明中医，2007，22（8）：29-31.

［49］紧张型头痛诊疗专家共识组. 紧张型头痛诊疗专家共识［J］. 中华神经科杂志，2007，40（7）：496-497.

［50］叶锦先. 性保健家庭药膳［M］. 北京：金盾出版社，2007.

［51］严锴. 胃肠病食疗药膳：美食与保健［M］. 北京：北京燕山出版社，2008.

［52］古月. 这十种食疗方可治疗痤疮［J］. 求医问药，2008（3）：43-44.

［53］储成志，胡军平，王东方. 慢性鼻炎中医辨证分型与病理类型的相关性研究［J］. 光明

中医，2008，23（6）：814－815.

［54］容小翔. 治疗肝硬化的食疗方［J］. 求医问药，2008（8）：9－11.

［55］王延群. 脂肪肝的药膳调理［J］. 食品与健康，2008（10）：42－43.

［56］陈继英. 黄褐斑的饮食调养［J］. 医药与保健，2009，17（2）：59.

［57］赵东平. 浅谈眩晕发作期的饮食调护［J］. 山西中医，2009，25（4）：61－62.

［58］郁汉明. 颈肩腰腿痛［M］. 北京：中国医药科技出版社，2009.

［59］中华中医药学会. 中医体质分类与判定［S］. 北京：中国中医药出版社，2009.

［60］叶水泉. 防治痤疮食疗有方［J］. 武当，2009（5）：50.

［61］袁婉丽，康明祥，吴智惠，等. 慢性疲劳综合征中医辨证分型标准的临床研究［J］. 陕西中医，2009，30（5）：515－517.

［62］李宏. 新编咳喘病配餐宜忌［M］. 北京：北京燕山出版社，2009.

［63］陆恒. 女性青少年期保健［M］. 武汉：湖北科学技术出版社，2009.

［64］张声生，李乾构，黄穗平，等. 慢性浅表性胃炎中医诊疗共识意见（2009，深圳）［J］. 中国中西医结合消化杂志，2010，18（3）：207－209.

［65］由能力主编. 赵春阳编写 药食同源祛百病：中医民间药膳食疗防治病方1600例［M］. 北京：人民军医出版社，2010.

［66］吴向红，余杰. 药食同源 经典药膳（七）：药膳效不同 选用要对症［J］. 家庭医学（下半月），2011（3）：52－53.

［67］刘正才，蒋勇. 慢性胆囊炎胆石症食疗药膳［J］. 健康指南：中老年，2011（6）：2.

［68］胡元会. 胸痹心痛中医诊疗指南［J］. 中国中医药现代远程教育，2011，9（23）：106－107.

［69］赵蕾，潘鸿贞，徐君. 试述福州八珍药膳［J］. 浙江中医杂志，2011，46（10）：22.

［70］李明梅. 常见妇科病药茶疗法［J］. 农村百事通，2011（15）：70－76.

［71］美食天下编委会. 常见病食疗妙方［M］. 重庆：重庆出版社，2012.

［72］姚嵩梅，王洪，潘多. 中医养生药膳与食疗全书［M］. 长春：吉林科学技术出版社，2012.

［73］《本草纲目》（金陵本）新校注［M］. 王庆国校. 北京：中国中医药出版社. 2012

［74］吴庆光，蓝森麟，刘明平. 中华养生药茶［M］. 合肥：安徽科学技术出版社，2012.

［75］辜翔，辜苇. 酒疗良方［M］. 武汉：湖北科学技术出版社，2013.

［76］陈香美，邓跃毅，谢院生. IgA肾病西医诊断和中医辨证分型的实践指南［J］. 中国中西医结合杂志，2013，33（5）：583－585.

［77］刘小虹，钟亮环，单丽囡，等. 浅议哮病的食疗［J］. 辽宁中医杂志，2013，40（6）：1060－1062.

［78］晁恩祥，孙增涛，刘恩顺. 支气管哮喘中医诊疗专家共识（2012）［J］. 中医杂志，

2013，54（7）：627－629.

[79]（明）王肯堂辑．倪知宪点校．证治准绳［M］人民卫生出版社．2013.

[80] 纪光．祛病药酒［M］．天津：天津科学技术出版社，2013.

[81] 张明．中华食疗大全［M］．天津：天津科学技术出版社，2014.

[82] 祁公任．中华药酒精选800方［M］．北京：化学工业出版社，2014.

[83] 张广清，林美珍．精编药食同源手册［M］．上海：上海科学技术出版社，2014.

[84] 蔡晓蕾，王常松，李灿东．慢性浅表性胃炎中医病因病机研究概况［J］．光明中医，2014，29（7）：1582－1583.

[85] 梁浩荣．茶疗养生指南［M］．上海：上海科学技术出版社，2014.

[86] 孙树侠、邵曙光等．本草纲目药茶养生速查全书［M］．南京：江苏科学技术出版社，2014.

[87] 张明．百病食疗大全［M］．天津：天津科学技术出版社，2014.

[88] 王爱华，庞保珍，庞慧卿，等．围绝经期食疗药膳养生保健［J］．光明中医，2014，29（11）：2399－2401.

[89] 王付．传统药茶方［M］．北京：人民军医出版社，2014.

[90] 补肾粥［J］．湖南中医杂志，2015，31（03）：147.

[91] 王春艳，胡国华．胡国华妇科药膳调治思路浅析［J］．中医文献杂志，2015，33（5）：43－46.

[92] 曲玉梅，刘柏岩，董福华，等．慢性咽炎的中医辨证治疗［J］．航空航天医学杂志，2015，26（4）：487－488.

[93] 张俊莉．简单易学治病药酒［M］．西安：西安交通大学出版社，2016.

[94] 何清湖，潘远根．中医药膳学［M］．2版．北京：中国中医药出版社，2015.

[95] 曾青山，刘佳，林江虹．中药药膳治疗原发性高尿酸血症疗效观察［J］．现代医院，2015，15（6）：64－65，68.

[96] 白俊毅，黄娟，杨向东．中医药"治未病"理论在便秘防治中特色优势探讨［J］．中药与临床，2015，6（6）：47－49.

[97] Sipponen P，Maaroos H I．Chronic gastritis［J］．Scandinavian Journal of Gastroenterology，2015，50（6）：657－667.

[98] 张会明，焦万田．高血压合理用药与调养［M］．北京：金盾出版社，2015.

[99] 潘国忠．高血压养生保健知识888问［M］．南京：江苏凤凰科学技术出版社，2015.

[100] 孙丽凤，杨华，韩峰，等．扶正防哮茶饮对哮喘缓解期患者免疫功能调节作用的研究［J］．新中医，2015，47（10）：48－50.

[101] 温梦霞．传世药膳方［M］．福州：福建科学技术出版社，2015.

[102] 张群湘．升级滋补王［M］．哈尔滨：黑龙江科学技术出版社，2015.

［103］左铮云，刘志勇，乐毅敏. 中医药膳学［M］. 北京：中国中医药出版社，2015.

［104］美食杰. 适合痛风患者的药膳［J］. 家庭科技，2016（3）：30－31.

［105］陈志农. 古今茶饮膳食方新编［M］. 上海：上海交通大学出版社，2016.

［106］裴学义，裴胜. 中国人应该这样用药［M］. 长春：吉林科学技术出版社，2016.

［107］周丽霞. 药膳药茶药酒［M］. 乌鲁木齐：新疆人民卫生出版社，2016.

［108］史翔. 百病食疗大全：药食同源的祛病养生之道［M］. 北京：北京联合出版公司，2016.

［109］李广瑞. 皮肤病效验秘方［M］. 2版. 北京：化学工业出版社，2016.

［110］李睿. 第一次泡药茶就上手［M］. 2版. 哈尔滨：哈尔滨出版社，2016.

［111］陈涤平，丁亮. 中医脾胃病养生精粹［M］. 南京：江苏科学技术出版社，2016.

［112］申涛，刘延云. 慢性荨麻疹的病因病机探讨及食疗［J］. 家庭医学（下半月），2016（12）：55－57.

［113］贾佩琰. 肝肾阴虚饮药茶 最佳时间在冬日［J］. 家庭中医药，2016，23（12）：64－66.

［114］薛博瑜，吴伟. 中医内科学［M］. 3版. 北京：人民卫生出版社，2016.

［115］施洪飞，方泓. 中医食疗学［M］. 北京：中国中医药出版社，2016.

［116］（宋）王怀隐等编. 郑金生，汪惟刚，董志珍校点. 太平圣惠方：校点本［M］. 北京：人民卫生出版社，2016.

［117］杨希，高利孝，冯丽娟. 中医名方验方丛书［M］. 北京：人民卫生出版社 2017.

［118］刘步平，陈宏斌. 中华药酒配方大全［M］. 北京：化学工业出版社，2017.

［119］冯丽莉，张睿，王湘，等. 中医食疗在痤疮护理中的应用［C］// 第八届全国中西医结合营养学术会议论文资料汇编. 银川，2017.

［120］杨丽萍. 呼吸疾病偏验方［M］. 北京：中国医药科技出版社，2017.

［121］张锐，衣晓峰，郑文韬. 促进学生身体健康 养生药膳益处多多［N］. 中国中医药报，2017－05－24（7）.

［122］陈玉玲，张岩，曹玉凤. 中医药治疗更年期综合征新进展［J］. 河北医学，2017，23（5）：838－840.

［123］田后谋，田艺嘉. 健脑药膳［M］. 西安：世界图书出版西安有限公司，2017.

［124］聂宏，蒋希成. 中医食疗药膳学［M］. 西安：西安交通大学出版社，2017.

［125］范文昌，梅全喜，葛虹. 中医药膳食疗［M］. 北京：化学工业出版社，2017.

［126］张声生，王垂杰，李玉锋，等. 消化性溃疡中医诊疗专家共识意见（2017）［J］. 中华中医药杂志，2017，32（9）：4089－4093.

［127］张声生，沈洪，张露，等. 便秘中医诊疗专家共识意见（2017）［J］. 中医杂志，2017，58（15）：1345－1350.

[128] 张声生，魏玮，杨俭勤. 肠易激综合征中医诊疗专家共识意见（2017）[J]. 中医杂志，2017，58（18）：1614-1620.

[129] 赵辨. 中国临床皮肤病学 [M]. 2版. 南京：江苏凤凰科学技术出版社，2017.

[130] 程爵棠，程功文. 药茶疗法治百病 [M]. 2版. 郑州：河南科学技术出版社，2017.

[131] 李军祥，陈誩，吕宾，等. 慢性萎缩性胃炎中西医结合诊疗共识意见（2017年）[J]. 中国中西医结合消化杂志，2018，26（2）：121-131.

[132] 时毓民. 儿童荨麻疹，食疗来帮忙 [J]. 中南药学（用药与健康），2018（3）：55.

[133] 王阶，陈光. 冠心病稳定型心绞痛中医诊疗专家共识 [J]. 中医杂志，2018，59（5）：447-450.

[134] 中华中医药学会皮肤科分会，中国医师协会皮肤科医师分会中西医结合专业委员会. 黄褐斑中医治疗专家共识 [J]. 中国中西医结合皮肤性病学杂志，2019，18（4）：372-374.

[135] 中华医学会神经病学分会，中华医学会神经病学分会睡眠障碍学组. 中国成人失眠诊断与治疗指南（2017版）[J]. 中华神经科杂志，2018，51（5）：324-335.

[136] 孙丽红. 慢性肾炎药膳食方 [J]. 家庭科技，2018（5）：38-39.

[137] 汪碧涛，王丽，杨凤琼. 常见病药膳食疗 [M]. 北京：化学工业出版社，2018.

[138] 朱雯雯. 高脂血症的中医临床证型分布及辨证规律研究 [J]. 中国继续医学教育，2018，10（22）：135-136.

[139] 许壅荣，赵海洋，王璐瑶，等. 中医辨证论治原发性痛经的研究进展 [J]. 中国民族民间医药，2018，27（23）：62-64.

[140] 王彦芳，韩晓春，王媛，等. 参苓白术散对脾虚水湿不化模型大鼠健脾功效的研究 [J]. 中华中医药学刊，2019，37（1）：60-63.

[141] 徐小元，丁惠国，李文刚，等. 肝硬化诊治指南 [J]. 实用肝脏病杂志，2019，22（6）：770-786.

[142] 唐旭东，王凤云，张声生，等. 消化系统常见病慢性非萎缩性胃炎中医诊疗指南（基层医生版）[J]. 中华中医药杂志，2019，34（8）：3613-3618.

[143] 卜爱，杜姗. 艾司奥美拉唑镁肠溶片治疗幽门螺杆菌相关性胃溃疡临床研究 [J]. 陕西医学杂志，2019，48（10）：1381-1383.

[144] 王琨翎子，辛雪红，蒋力生. 中医食疗药膳调治围绝经期抑郁症的探讨 [M]. 世界最新医学信息文摘，2019，19（93）：252-253.

[145] 中华中医药学会心血管病分会. 高血压中医诊疗专家共识 [J]. 中国实验方剂学杂志，2019，25（15）：217-221.

[146] 赵丽，苗兰兰. 中医治疗慢性鼻炎临床研究进展 [J]. 光明中医，2019，34（16）：2583-2586.

［147］董欣. 痛经的药膳食疗探讨［D］. 哈尔滨：黑龙江省中医药科学院，2019.

［148］朱向东，冯胜利. 实用中医药膳食疗学［M］. 北京：中国中医药出版社，2020.

［149］张北平，程怡，赵喜颖. 炎症性肠病中医药疗效与机制研究进展［J］. 北京中医药，2020，39（3）：216－219.

［150］（唐）孙思邈. 备急千金要方［M］. 山西：山西科学技术出版社，2020.

［151］赵翔凤，相光鑫，王加锋，等. 当归功效主治及用药禁忌的本草考证［J］. 中华中医药杂志，2020，35（5）：2479－2482.

［152］余瀛鳌，陈思燕. 古方中的保肝家常菜［M］. 北京：中国中医药出版社，2020.

［153］李春燕，刘燕. 内镜下止血联合不同剂量生长抑素治疗消化性溃疡出血的疗效及其对胃肠功能的影响［J］. 陕西医学杂志，2020，49（9）：1165－1167，1171.

［154］周波，姚钰宁，付高爽，等. 偏头痛中医证型分布情况的文献分析［J］. 中西医结合心脑血管病杂志，2020，18（11）：1696－1699.

［155］廉万营. 黄芪粥可治肾炎［J］. 农村百事通，2020（17）：54.［知网］

［156］王婧琳，付新军，李亚军.“茯苓”之文献考察：名称、来源和功效［J］. 中药材，2021，44（1）：219－223.

［157］佟丽，袁怿，马艳新. 苡仁实脾粥联合生活方式干预肥胖脾虚湿盛证38例效果观察［J］. 北京中医药，2021，40（2）：168－171.

［158］曹淑芬. 巧用药膳 缓解痛风［J］. 家庭中医药，2021，28（5）：30.

［159］谢梦洲，朱天民. 中医药膳学［M］. 4版. 北京：中国中医药出版社，2021.

［160］罗丹，董秋梅. 痛风中医证型分布与相关因素关系的研究进展［J］. 风湿病与关节炎，2021，10（8）：69－71.

［161］史素影，杜倩倩，邢丽花，等. 白芍赤芍分用的本草沿革［J］. 中药材，2021，44（10）：2464－2469.

［162］王琦，秦国政. 王琦男科学［M］. 3版. 郑州：河南科学技术出版社，2021.

［163］国家市场监督管理总局，国家标准化管理委员会. 中医临床诊疗术语 第2部分：证候. GB/T 16751. 2—2021［S］.

［164］冯晓玲，张婷婷. 中医妇科学习题集［M］. 2版. 北京：中国中医药出版社，2022.

［165］肥胖症中医诊疗方案专家共识［J］. 北京中医药大学学报，2022，45（8）：786－794.

［166］（唐）孟诜撰. 食疗本草［M］. 北京：中国商业出版社，2022.

［167］金秀莲，郑燕飞. 1＋X中医体质评估与应用：初级·中级·高级［M］. 北京：中国科学技术出版社，2022.

［168］孙清廉. 海带的六大保健功效［J］. 家庭医学，2020（12）：41.

［169］谢文凭，余忠舜. 基于未病先防理论探讨黄褐斑的食疗养生［J］. 中国中医药现代远程教育，2022，20（19）：89－90.

[170] 佚名撰. 神巧万全方［M］. 影印本. 北京：中医古籍出版社，2022.

[171] 郭旭光. 妇科病症蜜疗方［J］. 蜜蜂杂志，2023，43（1）：51.

[172] 中国老年学和老年医学学会. 老年骨关节炎慢病管理指南［J］. 中西医结合研究，2023，9（6）：374－387.

[173]《中国心血管健康与疾病报告》编写组.《中国心血管健康与疾病报告 2022》要点解读［J］. 中国心血管杂志，2023，28（4）：297－312.

[174] 刘春生，张晓芹，詹鑫婕. 药膳巧调经，安度更年期［J］. 家庭医药（快乐养生），2013（5）：46－47.

[175] Global Initiative for Asthma. Global Strategy for Asthma Management and Prevention ［EB/OL］. （2023－05－02）［2023－06－26］. https：//ginasthma. org/wp－content/up－loads/2023/05/GINA－2023－Full－Report－2023－WMS. pdf.

[176] 周俭. 中医营养学［M］. 2版. 北京：中国中医药出版社，2023.

[177] 中华人民共和国国家卫生健康委员会. 成人高血压食养指南（2023 年版）［J］. 全科医学临床与教育，2023，21（6）：484－485，507.

[178] 史奇，陈正君，刘雪枫，等. 党参治疗胃溃疡的作用机制研究进展［J］. 中草药，2023，54（7）：2338－2348.

[179] 金志春，黄佳梅，蔡紫璨. 更年期综合征中西医结合诊治指南（2023 年版）［J］. 中国实用妇科与产科杂志，2023，39（8）：799－808.

[180] 林勇，曾欣，胡平方. 中国肝硬化临床诊治共识意见［J］. 临床肝胆病杂志，2023，39（9）：2057－2073.

[181] 黄梦哲. 冬季食养［J］. 开卷有益-求医问药，2023（12）：50－51.

[182] 王萍，卞立群，杨倩，等. 慢性胃炎中医诊疗专家共识（2023）［J］. 中华中医药杂志，2023，38（12）：5904－5911.

[183] 王晓静，冯颖，刘尧，等. 肝硬化腹水中医诊疗专家共识（2023）［J］. 临床肝胆病杂志，2023，39（12）：2775－2781.

[184] 颜晓. 基于抑制黑素生成与抗氧化穴位贴敷治疗黄褐斑的凝胶贴膏制备、临床及机制研究［D］. 济南：山东中医药大学，2022.

[185] 张莉，季光. 非酒精性脂肪性肝病中医诊疗专家共识（2023）［J］. 中国中西医结合消化杂志，2024，32（1）：1－7.

[186] 史瑞，李军祥，沈洪，等. 溃疡性结肠炎中医诊疗专家共识（2023）［J］. 中华中医药杂志，2024，39（1）：288－296.